CB068140

Histerossalpingografia

Um Novo Olhar

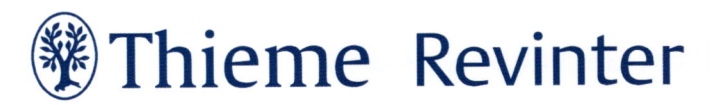

Thieme Revinter

Histerossalpingografia

Um Novo Olhar

Carmen L. Navarro
Graduação em Medicina pela Fundação Técnico-Educacional Souza Marques, RJ
Residência em Radiologia e Diagnóstico por Imagem no Hospital dos Servidores do Estado do Rio de Janeiro
Especialização em Tomografia Computadorizada no Centre Hospitalier et Universitaire de Besançan, França
Especialização em Ressonância Magnética no Centre Hospitalaux et Universitaires de Strasbourgo, França

Thieme
Rio de Janeiro • Stuttgart • New York • Delhi

Dados Internacionais de Catalogação na Publicação (CIP)

N322h

Navarro, Carmen L.
   Histerossalpingografia: Um Novo Olhar/ Carmen L. Navarro. – 1. Ed. – Rio de Janeiro – RJ: Thieme Revinter Publicações, 2021.

   208 p.: il; 21 x 28 cm.
   Inclui Índice Remissivo e Bibliografia
   ISBN   978-65-5572-012-9
   eISBN 978-65-5572-013-6

   1. Radiologia. 2. Histerossalpingografia. 3. Ginecologia. I. Título

CDD: 618.1
CDU: 618.1

Contato com o autor:
cnavarro.histero@gmail.com

Nota: O conhecimento médico está em constante evolução. À medida que a pesquisa e a experiência clínica ampliam o nosso saber, pode ser necessário alterar os métodos de tratamento e medicação. Os autores e editores deste material consultaram fontes tidas como confiáveis, a fim de fornecer informações completas e de acordo com os padrões aceitos no momento da publicação. No entanto, em vista da possibilidade de erro humano por parte dos autores, dos editores ou da casa editorial que traz à luz este trabalho, ou ainda de alterações no conhecimento médico, nem os autores, nem os editores, nem a casa editorial, nem qualquer outra parte que se tenha envolvido na elaboração deste material garantem que as informações aqui contidas sejam totalmente precisas ou completas; tampouco se responsabilizam por quaisquer erros ou omissões ou pelos resultados obtidos em consequência do uso de tais informações. É aconselhável que os leitores confirmem em outras fontes as informações aqui contidas. Sugere-se, por exemplo, que verifiquem a bula de cada medicamento que pretendam administrar, a fim de certificar-se de que as informações contidas nesta publicação são precisas e de que não houve mudanças na dose recomendada ou nas contraindicações. Esta recomendação é especialmente importante no caso de medicamentos novos ou pouco utilizados. Alguns dos nomes de produtos, patentes e design a que nos referimos neste livro são, na verdade, marcas registradas ou nomes protegidos pela legislação referente à propriedade intelectual, ainda que nem sempre o texto faça menção específica a esse fato. Portanto, a ocorrência de um nome sem a designação de sua propriedade não deve ser interpretada como uma indicação, por parte da editora, de que ele se encontra em domínio público.

© 2021 Thieme
Todos os direitos reservados.
Rua do Matoso, 170, Tijuca
20270-135, Rio de Janeiro – RJ, Brasil
http://www.ThiemeRevinter.com.br

Thieme Medical Publishers
http://www.thieme.com

Capa: Thieme Revinter Publicações Ltda.

Impresso no Brasil por BMF Gráfica e Editora Ltda.
5 4 3 2 1
ISBN 978-65-5572-012-9

Também disponível como eBook:
eISBN 978-65-5572-013-6

Todos os direitos reservados. Nenhuma parte desta publicação poderá ser reproduzida ou transmitida por nenhum meio, impresso, eletrônico ou mecânico, incluindo fotocópia, gravação ou qualquer outro tipo de sistema de armazenamento e transmissão de informação, sem prévia autorização por escrito.

AGRADECIMENTOS

Aos meus pais, Gentil e Leonice, pelo amor, apoio e confiança incondicionais. Apesar das dificuldades, incentivaram-me a lutar por meus sonhos. Eles são meu porto seguro. Fizeram-me acreditar que, com trabalho, as conquistas são possíveis, e, pelo exemplo, a respeitar a essência das pessoas, mostrando que todas têm igual valor. Eles são responsáveis por quem sou.

Ao Professor Dr. Vilmon de Freitas *(in memoriam)* pela sua iniciativa de me convidar a participar do Setor de Reprodução Humana da Escola Paulista de Medicina.

Ao Professor Dr. Jacob Szejnfeld por me incentivar e desenvolver o aprimoramento técnico da histerossalpingografia. Um admirável radiologista.

Ao professor Dr. Agnaldo Pereira Cedenho pela acolhida no Setor de Reprodução Humana. Por seu grande conhecimento generosamente compartilhado e por seu trabalho incansável na formação acadêmica de todos os profissionais ao seu redor. Gratidão pela paciência e tempo preciosos que foram dispensados na revisão desta obra.

Ao Dr. Sérgio Santos Lima, a quem devo muito de minha formação acadêmica, por sempre acatar e tornar viáveis novas ideias.

Às pacientes, aos técnicos de raios X e profissionais da enfermagem que tornaram possível esta obra.

PREFÁCIO

A histerossalpingografia, há mais de 100 anos, é um procedimento radiológico que, sob vários aspectos, permanece insubstituível. Este exame foi executado pela primeira vez por Rinderfleisch em 1910, e, até os dias de hoje, representa o único recurso técnico que nos permite avaliar a permeabilidade e o delineamento da mucosa das tubas uterinas, bem como a dispersão do contraste radiológico na pelve feminina.

Outrossim, sem essas informações, nenhum profissional pode, de forma segura, avaliar a capacidade de reprodução natural de uma determinada mulher. Esta afirmação deve ser observada tanto por aqueles que realizam o exame quanto pelos profissionais que atuam no campo da medicina reprodutiva, ou seja, ginecologistas, urologistas e obstetras. Em outras palavras, *data maxima venia* de todos que, em detrimento de outros exames por imagem ou endoscópicos, subestimam o verdadeiro valor da histerossalpingografia, este recurso técnico mantém-se, até o momento, em *condicio sine qua non*.

Todavia, para que informações corretas sejam obtidas com a histerossalpingografia, muitas orientações e cuidados técnicos devem ser tomados antes e durante sua execução, tornando-se assim óbvio que este exame é fortemente operador-dependente. Desta forma, consistentemente pode-se afirmar que, de acordo com o profissional que o realiza, diagnósticos e tratamentos diferentes serão instituídos, determinando indeléveis consequências para as pacientes.

No Setor Integrado de Reprodução Humana da Escola Paulista de Medicina, temos plena consciência de tudo que foi abordado até este momento, graças, em grande parte, à presença constante nas nossas reuniões semanais da Dr. Carmen Lucia Navarro. Graduada em Medicina em 1987 pelo estado do Rio Janeiro, completou sua especialização em Diagnóstico por Imagem nos Hospitais Universitários de Besançon e Strasbourg, no leste da França. Dotada de grande espírito acadêmico, a Dra. Carmem tem ensinado voluntariamente, há mais de 20 anos, sem nenhuma compensação financeira, centenas de alunos e residentes no Setor de Reprodução. Em função de tudo que já realizou, por diversas vezes foi estimulada pelos professores do Setor e por outros colegas a escrever um livro com base na sua grande experiência.

Consciente da importância desta contribuição e imbuída de grande apreço pelo ensino, a Dra. Carmem aceitou o desafio e escreveu esta obra assentada em um acervo de mais de 21.000 exames, enfocando a execução e a interpretação da histerossalpingografia.

Professor Agnaldo Pereira Cedenho
Titular da Disciplina de Urologia
Escola Paulista de Medicina/Universidade Federal de São Paulo

PRÓLOGO

As primeiras referências de realização da histerossalpingografia datam de 1910 por Rindfleisch e 1914 por Cory e Rubin*. É surpreendente que um exame persista mais de 100 anos com poucas diferenças técnicas, para oferecer informações sobre a anatomia e doenças do aparelho reprodutor feminino.

Muitas técnicas foram desenvolvidas ao longo dos anos permitindo uma ampla avaliação anatômica e um amplo diagnóstico das doenças dos órgãos genitais femininos, acrescentando informações específicas cada vez mais importantes para o diagnóstico, terapêutica e acompanhamento da saúde da mulher.

Exames sofisticados do sistema reprodutor feminino, como ultrassom, tomografia computadorizada e ressonância magnética, incorporaram-se ao cotidiano, na avaliação da saúde e das doenças das mulheres.

É surpreendente que, nos primórdios do século XXI, um método possa persistir com utilidade e informações únicas, não oferecidas por outros métodos de imagem.

A simplicidade e eficácia na detecção da perviedade e estudo da mucosa tubária persiste como técnica única, ainda, insubstituível.

Ao longo do tempo, as cânulas de cateterização cervical, para o acesso ao óstio cervical, evoluíram em seu *design* e materiais de fabricação; os meios de contraste evoluíram em sua formulação, hidrossolúveis (hiperosmolar ou iso-osmolar) ou oleosos; os equipamentos de raios X tornaram-se mais rápidos e potentes; as doses de radiação foram reduzidas. Tudo evoluiu...

Foi fundamental a melhoria dos cuidados com assepsia e principalmente atenção dispensada às pacientes, contribuindo de forma significativa para a tolerância das mulheres a este procedimento, tão importante para o diagnóstico da infertilidade feminina.

Este livro levará ao leitor um conhecimento especializado e profundo de uma técnica centenária que não perdeu a sua importância.

A experiência adquirida e praticada pela Dra. Carmen L. Navarro, meticulosamente desenvolvida por mais de 20 anos, com correlação clínica-cirúrgica precisa e repleta de detalhes, está exposta, de forma brilhante e objetiva, nesta obra imprescindível a todos médicos interessados em atuar no diagnóstico e tratamento da infertilidade feminina.

Prof. Dr. Jacob Szejnfeld
Professor Titular do Departamento de Diagnóstico por Imagem da
Escola Paulista de Medicina da Universidade Federal de São Paulo (UNIFESP)

---

* Sancho RB, Monte RS. Esterilidad e infertilidad feminina. Diagnóstico clinico y radiológico. Barcelona: Editorial JIMS; 1976. p. 1.

SUMÁRIO

1 COMO REALIZAR O EXAME DE HISTEROSSALPINGOGRAFIA 1
   Indicações 1
   Contraindicações 1
   Quando Realizar 1
   Orientações Pré-Exame 1
   Material Necessário para o Procedimento 3
      Dentro da Sala de Exames 3
      Para Uso da Paciente 3
      Para Uso Direto Durante o Procedimento ... 3
   Passo a Passo do Exame 4
   Preparo do Material para o Exame 5
   Complicações, Informações e Orientações Pós-Exame 12
   Algumas Dificuldades Técnicas e como Resolvê-Las 13
      Para Visibilizar o Colo Uterino 13
      Para Introdução do Cateter 13
      Colo Uterino Lateralizado 13
      Colo Uterino em Posição Cranial 14
      Colo Uterino em Posição Caudal 14
      Colo Uterino com Orifício Largo ou Colo Uterino Curto 14
      Sem Progressão do Contraste pelo Cateter 14
      Orifício Externo do Colo Muito Estreito 17
      Orifício Externo do Colo Encoberto por uma Membrana .. 18
      Refluxo do Meio de Contraste para a Cavidade Vaginal 19
      Refluxo do Meio de Contraste para a Cavidade Vaginal com o Balão Posicionado na Cavidade Uterina 19
      Cavidade Uterina com Aspecto de Útero Unicorno 20
      Contratura da Cavidade Uterina 21
   Cálculo do kV e do mAs Para Aquisição das Imagens Radiográficas 22
      Cálculo do kV 22
      Cálculo do mAs 22
   Contraste 22
   Referências Bibliográficas 24

2 COMO INTERPRETAR O EXAME DE HISTEROSSALPINGOGRAFIA 25
   Como Interpretar 25
   Histerossalpingografia Normal 26
   Colo Uterino e Istmo Cervical Normais 32
      Pregas Palmadas do Colo Uterino 32
      Glândulas Proeminentes do Colo Uterino 33

      Muco Endocervical 34
      Cavidade Uterina Normal 40
   Tubas Uterinas Normais 40
      Segmento Intersticial ou Intramural 41
      Segmento Ístmico 42
      Segmento Ampular 43
      Peritonização do Meio de Contraste 45
      Alterações na Radiografia Simples 46
      Desvios Uterinos 54
   Doenças do Colo Uterino e do Istmo Cervical 55
      Aumento do Diâmetro do Istmo Cervical 55
      Redução no Diâmetro do Colo Uterino e do Istmo Cervical 57
      Sinéquias 58
      Divertículos 61
      Peristência do Ducto Gartner 62
      Cicatriz Pós-Cesária 62
      Istmocele 65
      Colo Uterino de Grandes Dimensões 68
      Pólipos Endocervicais 70
      Miomas 72
   Cavidade Uterina 72
      Alterações da Cavidade Uterina 73
         Pregas Miometriais 73
         Miomas e Pólipos Endometriais 74
         Fístulas Uterinas 89
         Hiperplasia Endometrial 91
         Sinéquias 93
      Adenomiose 99
      Malformações Mullerianas 106
         Útero Unicorno 107
         Útero Didelfo 108
         Útero Bicorno 110
         Útero Septado 112
         Útero Arqueado 114
         Outros Tipos de Malformações Mullerianas 115
   Alterações Das Tubas Uterinas 123
      Alterações do Segmento Intersticial 123
         Pólipos dos Segmentos Intersticiais 123
         Gravidez Ectópica do Segmento Intersticial 125
      Alterações no Segmento Ístmico 127

Dilatações ou Estenoses Focais ou Difusas dos
　　Segmentos Ístmicos.. 127
Permeabilidade Tubária Pós-Salpingectomia ou
Laqueadura 133
Salpingite Ístmica Nodosa e Endometriose Tubária 135
Alterações do Segmento Ampular................................... 139
Complicações Pós-Histerossalpingografia com
Dilatação das Tubas Uterinas 152
Dispersão Não Homogênea do Meio de Contraste........ 153
Gravidez Ectópica do Segmento Ampular 156
Reversão de Laqueadura 158
**Achados Uterinos e Tubários Frequentes, mas não
necessariamente Relacionados a Alterações Estruturais
Uterinas e Tubárias** 162

Passagem do Meio de Contraste para Vasos 162
Tubas Uterinas Enoveladas 167
Tubas Uterinas Elevadas ou Tracionadas Superiormente 168
Tuberculose Genital Feminina 171
Alterações Tubárias da Tuberculose à
Histerossalpingografia 172
　　Calcificações na Projeção Tubária ou Ovariana 172
　　Alterações Tubárias da Tuberculose à
　　Histerossalpingografia... 182
Estigma 184
Referências Bibliográficas.. 184

ÍNDICE REMISSIVO **187**

Histerossalpingografia

Um Novo Olhar

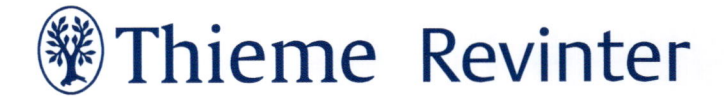

Thieme Revinter

COMO REALIZAR O EXAME DE HISTEROSSALPINGOGRAFIA

CAPÍTULO 1

INDICAÇÕES
A principal indicação da histerossalpingografia é a reprodução humana, embora existam outras indicações, como: abortos de repetição, pré-operatórios de miomas uterinos, cirurgias das tubas uterinas (p. ex.: patência e reversão de laqueadura, reconstrução tubária).[1,2]

CONTRAINDICAÇÕES
Gravidez e infecções pélvicas em atividade. Também não é aconselhável realizar o exame com sangramento abundante, uma vez que essa condição pode induzir à conclusão por lesões falso-positivas na cavidade uterina ou em pacientes com dispositivo intrauterino (DIU), em face do risco de deslocamento do DIU durante o procedimento.[1]

QUANDO REALIZAR
O exame de histerossalpingografia deve ser realizado do sétimo ao décimo segundo dia do ciclo menstrual (portanto, na fase proliferativa) quando o endométrio está mais fino, o que facilita a detecção de lesões intracavitárias, assegurando ausência de gravidez. Como primeiro dia do ciclo deve-se considerar o primeiro dia de sangramento menstrual.[1]

Em mulheres com ciclos menstruais curtos, menores que 28 dias, é aconselhável realizar o exame até o décimo primeiro dia do ciclo.

Na segunda fase do ciclo menstrual (fase secretora), as alterações do endométrio podem ocasionar lesões falso-positivas na cavidade uterina.

Em mulheres com ciclos menstruais irregulares ou mulheres que não apresentam menstruação, recomenda-se a dosagem da gonadotrofina coriônica quantitativa (Bhcg) até 72 h antes do procedimento.[1]

ORIENTAÇÕES PRÉ-EXAME
- Pedido médico;
- Abstinência sexual de pelo menos três dias;
- Exames anteriores;
- Quatro horas de jejum;
- Limpeza ou esvaziamento da ampola retal, que podem ser feitos utilizando-se duas bisnagas de laxativo osmótico retal, duas horas antes do exame, ou uma drágea de bisacodil, no jantar da véspera do procedimento, ou ainda microclister duas horas antes do procedimento (**Fig. 1-1**);
- Em pacientes com retocolite ulcerativa ou outro antecedente que contraindique o uso de medicamentos laxativos, a limpeza da ampola retal com uso de medicamentos não deve ser realizada. Nesses casos, recomenda-se apenas dieta leve na véspera do procedimento;
- Uma drágea de antiespasmódico oral uma hora antes do procedimento;
- A paciente deve ser orientada a contatar o médico assistente ou o serviço onde será realizado o procedimento para esclarecer possíveis dúvidas.

Normalmente não há indicação de antibióticos profiláticos. Todavia, essa orientação pode ser alterada de acordo com o médico assistente.[1]

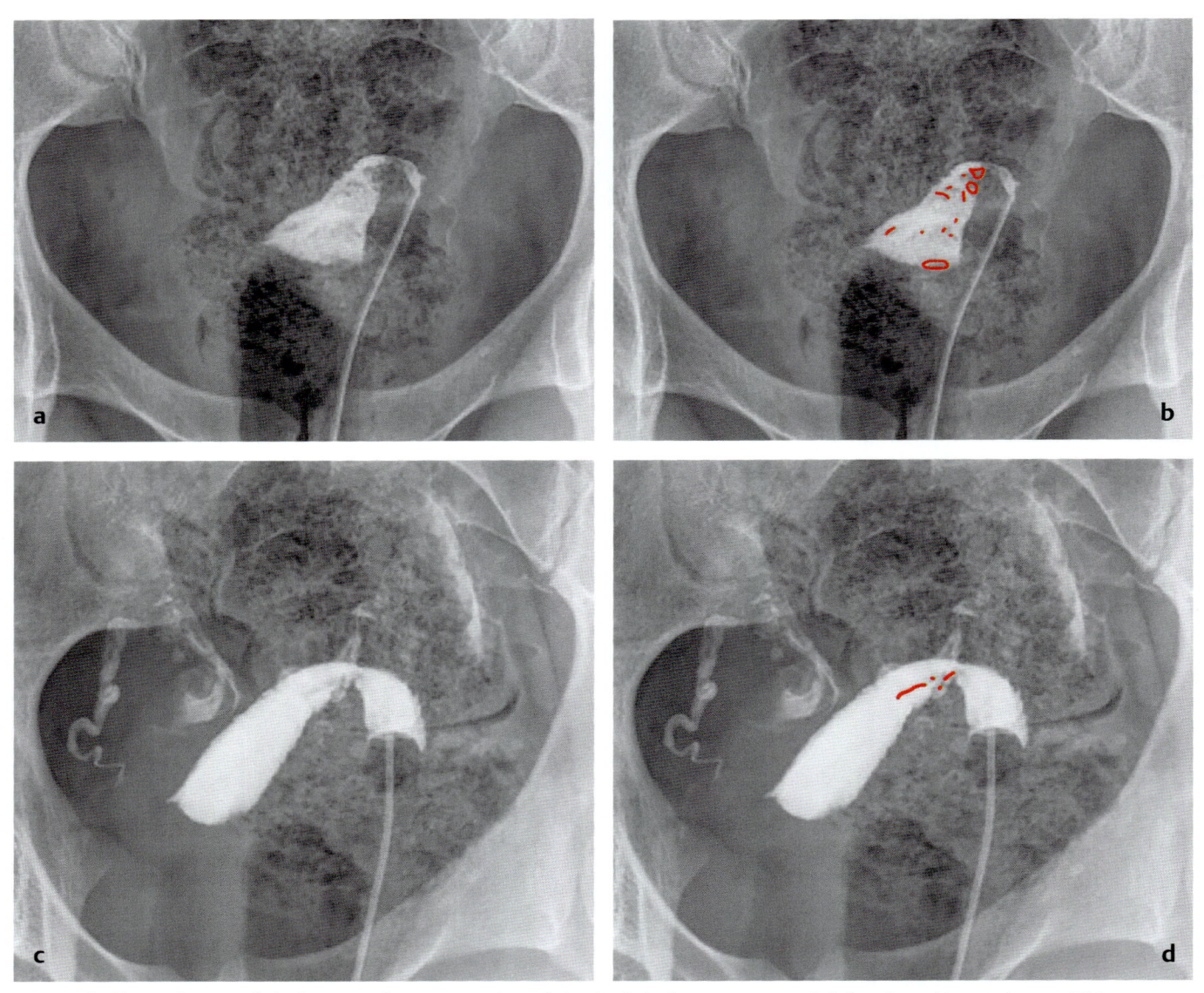

Fig. 1-1. (**a**, **b**) Grande quantidade de gases e fezes na ampola retal simulando lesões com aspecto de falhas de enchimento intracavitárias na incidência anteroposterior. (**c**, **d**) Cavidade uterina, em incidência oblíqua anterior direita, parcialmente fora da projeção do reto, as imagens de falhas de enchimento desaparecem quase que por completo. Na transição istmocorpórea, persiste ainda projeção de gases e fezes.

MATERIAL NECESSÁRIO PARA O PROCEDIMENTO
Dentro da Sala de Exames
- Aparelho de raios X com intensificador de imagens;
- Espessômetro;
- Mesa de apoio;
- Boa fonte de luz;
- Avental de chumbo;
- Óculos de proteção radiológica;
- Duas unidades de protetores de chumbo para tireoide;
- Técnico de raios X ou tecnólogo;
- Profissional da área de enfermagem;
- Lixeira para descarte de material reciclável;
- Lixeira para descarte de material contaminado;
- Local apropriado para descarte de material perfurocortante;
- Banheiro com pia (recomendável, também, presença de ducha higiênica);
- Estufa para aquecimento do contraste;
- Termômetro para controle de temperatura da estufa, que deve ser 37°C;
- Material para ressuscitação;
- Biombo (dependendo da posição da mesa de raios X) para privacidade da paciente;
- Questionário preenchido de próprio punho e devidamente assinado pela paciente, no qual constem as seguintes informações: nome completo, data da última menstruação, antecedentes de alergia, doenças preexistentes e antecedentes cirúrgicos da região pélvica. Essas informações têm validade jurídica.

Para Uso da Paciente
- Pulseira de identificação com nome completo e data de nascimento;
- Pulseiras de identificação para risco de queda e de antecedentes de reações alérgicas, quando pertinentes;
- Vestuário:
  - Avental de tecido ou descartável escuro até a altura dos tornozelos, para que cubra adequadamente a paciente quando em posição ginecológica, preservando sua privacidade. Evite colocar um lençol suplementar para esse fim, minimizando artefatos técnicos.
- Sapatilhas descartáveis;
- Lençóis de tecido ou lençóis descartáveis resistentes;
- Travesseiro;
- Bolsa de água morna;
- Lenços umedecidos em embalagens individuais;
- Absorvente higiênico.

Para Uso Direto Durante o Procedimento
- Luvas estéreis;
- Campo estéril;
- Pinça Cheron ou pinça Cheron descartável para assepsia.
- Gazes estéreis;
- Compressas estéreis;
- Espéculos descartáveis (P, M, G e espéculo para virgens);
- Gel vaginal lubrificante, vaselina líquida ou cloridrato de lidocaína gel;
- 30 mL de degermante (iodopovidona ou gluconato de clorexidina);
- Cuba para o degermante;
- Cuba para o descarte das gazes utilizadas;
- Frasco com 50 mL de contraste iodado hidrossolúvel (300 mg de iodo por mL);
- Frasco com gadolínio;
- Agulha para aspiração do meio de contraste;
- Seringa de rosca de 10 mL;
- Cateter de histerossalpingografia (Ver Fig. 1-2);
- Dilatador descartável;
- Bisturi descartável.

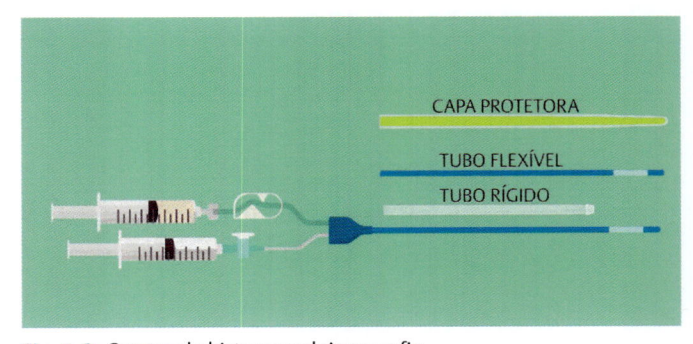

Fig. 1-2. Cateter de histereossalpingografia.

PASSO A PASSO DO EXAME

Quando recebida no setor de exames por um profissional treinado, a paciente deve ter sua pulseira de identificação conferida e seus sinais vitais aferidos.

Então, deve ser orientada a despir-se, vestir o avental com abertura para trás e esvaziar completamente a bexiga urinária.

A paciente deve ser encaminhada à sala de exames para os próximos passos.

Utilizando um espessômetro, um técnico de raios X ou tecnólogo deve medir a espessura da área a ser examinada. Com base nessa medida serão calculados o kV e o mAs utilizados para as aquisições radiográficas (há equipamentos que realizam o cálculo do mAs automático).

A paciente deve ser posicionada na mesa de exames, devidamente arrumada com lençol e travesseiro, em decúbito dorsal, com as pernas estendidas, mãos sobre as mamas e com o protetor de chumbo da tireoide corretamente colocado (**Fig. 1-3**).

Uma radiografia simples da pelve deve ser adquirida.

Uma bolsa de água morna deve ser colocada sobre a região pélvica, tendo como propósito relaxar a musculatura. Todavia, muitas pacientes referem, também, sentir-se reconfortadas pela calidez que essa bolsa propicia (**Fig. 1-4**).

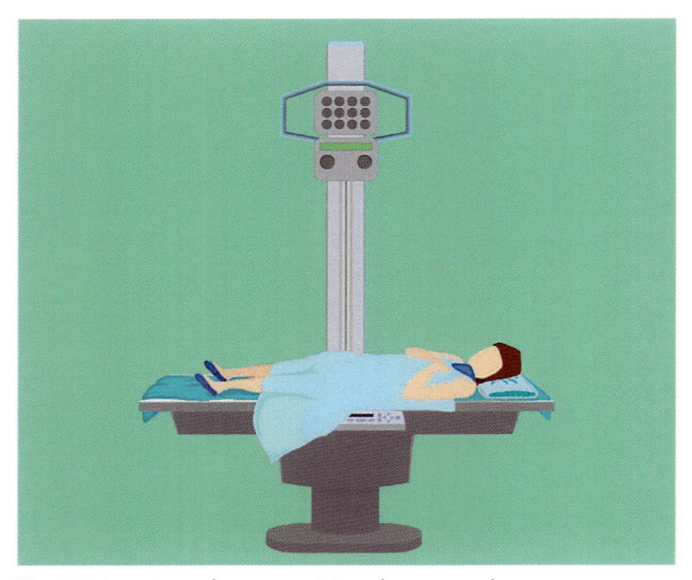

Fig. 1-3. A paciente deve ser posicionada na mesa de exames em decúbito dorsal, com as pernas estendidas, mãos sobre as mamas e com o protetor de chumbo da tireoide corretamente colocado.

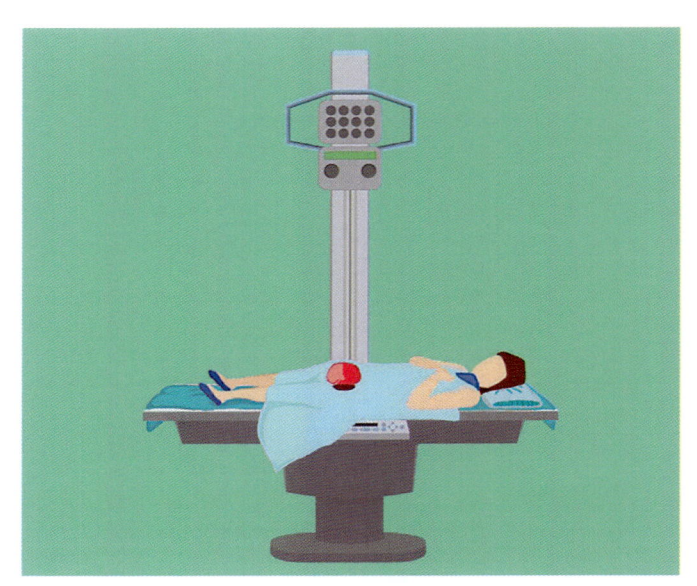

Fig. 1-4. Uma bolsa de água morna deve ser colocada sobre a região pélvica, tendo como propósito relaxar a musculatura.

PREPARO DO MATERIAL PARA O EXAME

Ao entrar na sala de exames, o radiologista deve cumprimentar e identificar-se à paciente. Em seguida, deve explicar o procedimento, assegurando-lhe que a histerossalpingografia é habitualmente um exame indolor, mas que pode causar pequeno desconforto.

O radiologista deve lavar cuidadosamente as mãos e calçar as luvas estéreis.

Com o auxílio da profissional de enfermagem, o radiologista deve preparar o material na mesa de apoio estendendo inicialmente o campo estéril, e, sobre este campo, dispor as cubas para o degermante e para o descarte das gazes utilizadas, a pinça para assepsia e o conjunto de compressas estéreis.

Deve-se acoplar a agulha de aspiração na seringa e desprezar a pequena quantidade de ar que normalmente fica represada.

Aspirar o meio de contraste do vidro aquecido a 37°C (que nesse momento foi retirado da estufa e teve seu lacre removido). A aspiração dever ser lenta para não haver formação de bolhas de ar que possam simular lesões intracavitárias e tubárias (**Fig 1-5**).

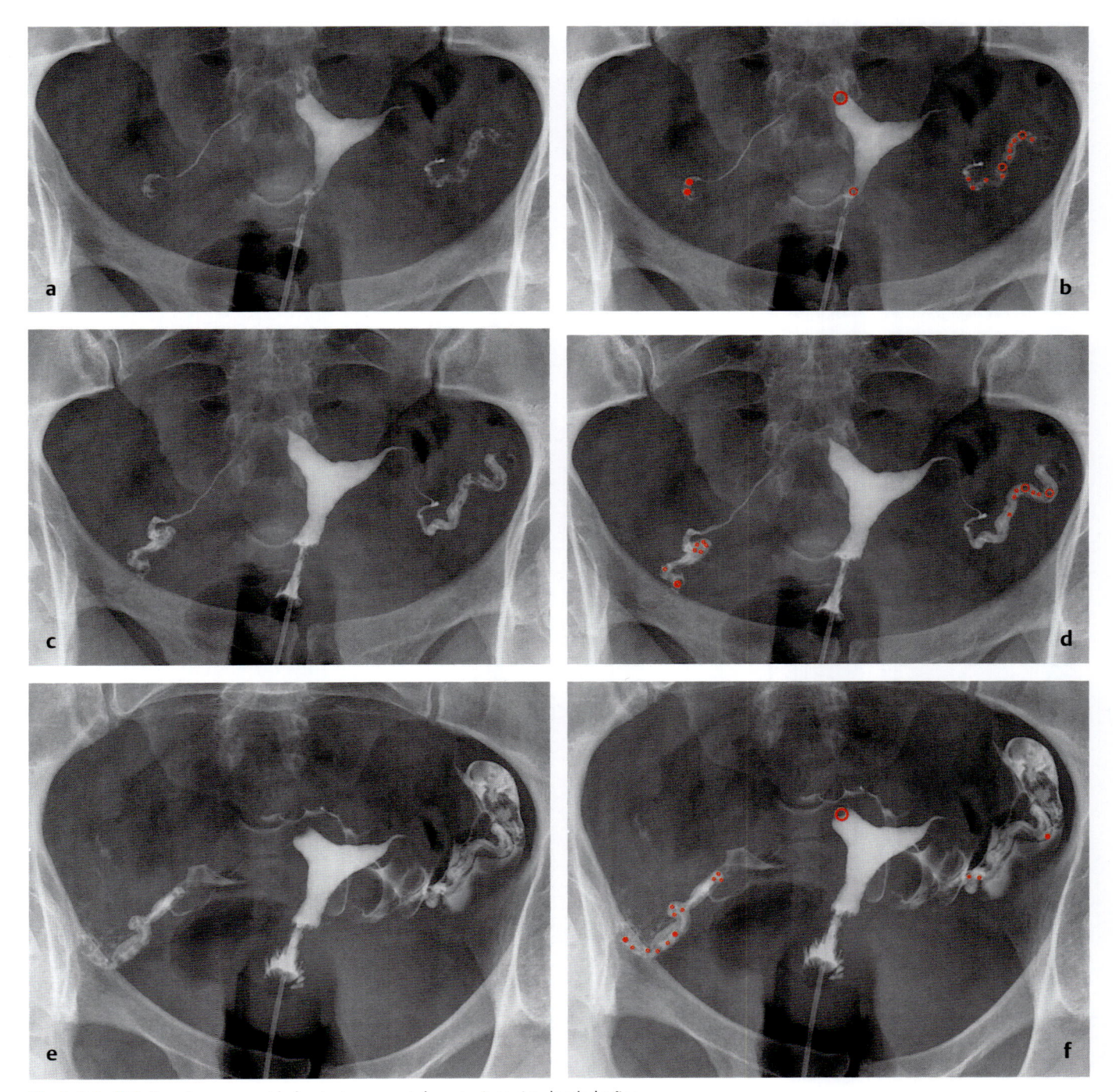

Fig. 1-5. (a-f) Bolhas de ar na cavidade uterina e nas tubas uterinas simulando lesões.

É muito importante que o contraste seja mantido a 37°C, pois o útero é praticamente constituído de musculatura lisa e o contraste frio pode causar choque térmico quando colocado em contato com a cavidade uterina, levando à contratura da musculatura, o que pode vedar os óstios tubários, impedindo a passagem do meio de contraste para as tubas uterinas. Por outro lado, se o contraste estiver acima da temperatura preconizada, pode causar algia importante quando entra em contato com o peritônio.

Deve-se remover a agulha e desprezar uma pequena quantidade de contraste numa gaze com a seringa na posição vertical.

Preparado o material, a profissional de enfermagem deve colocar a paciente em posição semelhante à ginecológica, deslizando o lençol seguro pela extremidade próxima aos pés da paciente até a extremidade da mesa **(Fig. 1-6)**. Uma vez que a maioria das mesas de raios X não dispõem de suporte para as pernas, suportes estes presentes nas mesas ginecológicas clássicas, a paciente deve ficar com as pernas fletidas, os joelhos afastados ao máximo e os calcâneos apoiados na extremidade da mesa. Para facilitar o apoio dos pés, as sapatilhas descartáveis devem ser removidas da parte posterior dos mesmos **(Fig. 1-7)**.

Realizar assepsia com a substância degermante da vagina com extensão até o terço proximal da face interna das coxas.

Colocar uma compressa estéril na mesa de exame, abaixo e à frente da região perineal.

Escolher o espéculo adequado ao biotipo da paciente.

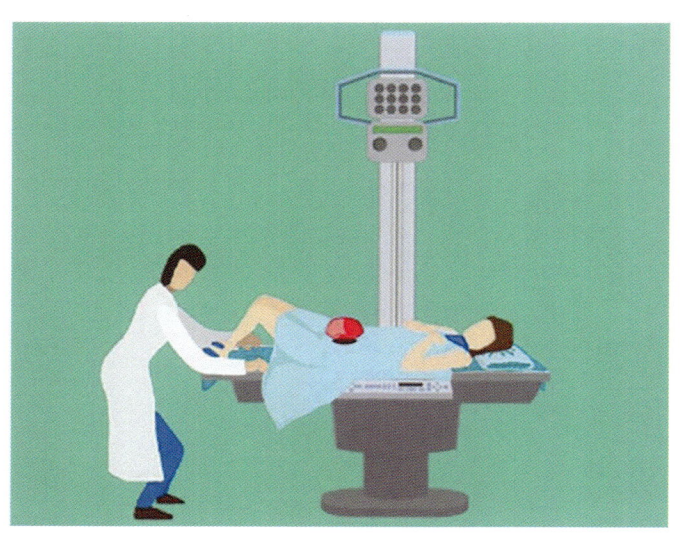

Introduzir delicadamente o espéculo lubrificado com gel vaginal, vaselina líquida, ou cloridrato de lidocaína gel na vagina sem tocar os pequenos lábios vaginais com as mãos.

A abertura do espéculo deve ser suficiente para deixar visível o orifício externo do colo uterino.

Realizar assepsia do colo uterino e do interior da vagina com uma gaze embebida da substância degermante, de maneira delicada, e repetir o processo. Em seguida, secar o colo uterino com uma gaze, e, de acordo com a forma e o tamanho de seu orifício externo, optar pelo cateter 5 F (de menor calibre) ou 7 F (de maior calibre) **(Fig. 1-8)**.

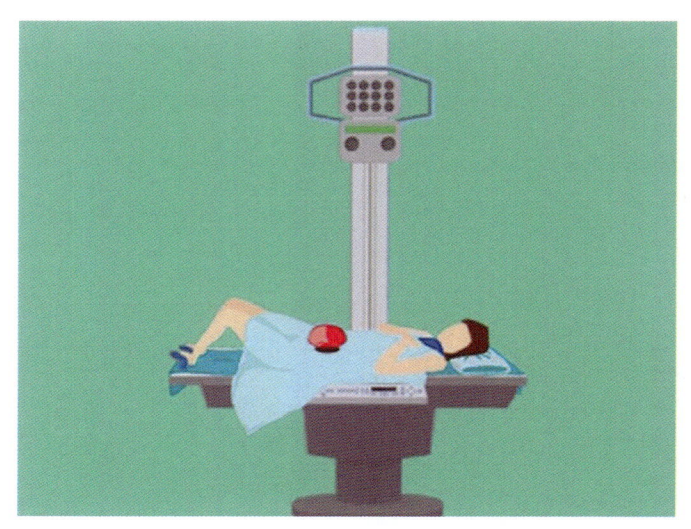

Fig. 1-7. A paciente deve permanecer com as pernas fletidas, os joelhos afastados ao máximo e os calcâneos apoiados na extremidade da mesa com a parte posterior das sapatilhas removidas, para facilitar o apoio dos pés na mesa de exames.

Fig. 1-6. Colocar a paciente em posição semelhante à ginecológica, deslizando o lençol seguro pela extremidade próxima aos pés da paciente até a extremidade da mesa.

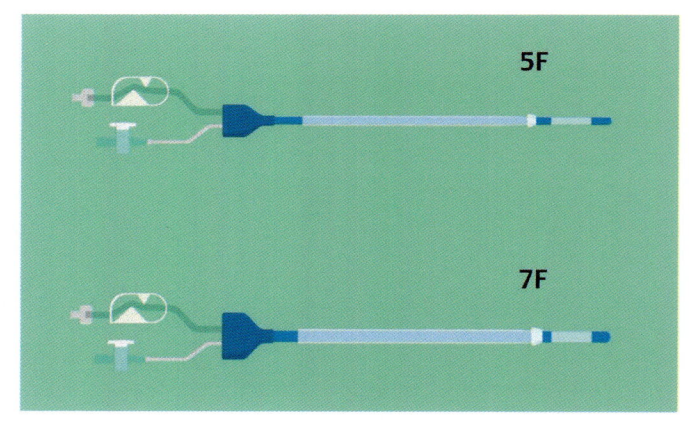

Fig. 1-8. Cateteres de calibre 5 F e 7 F.

Em orifícios externos semelhantes ao da **Figura 1-9a**, utilizar preferencialmente o cateter 5 F.

Em orifícios externos semelhantes ao da **Figura 1-9b**, utilizar preferencialmente o cateter 7 F.

Em orifícios externos semelhantes ao da **Figura 1-9c, d**, é aconselhável optar pelo cateter 5 F. Quando o balão do cateter de histerossalpingografia é insuflado em orifícios externos em fenda ou de grandes dimensões, pode não se fixar e ser expulso para a vagina ou pode-se fixar, mas vedar inadequadamente o orifício do colo com vazamento de contraste para a vagina, com progressão insatisfatória do mesmo para a cavidade uterina. Nesses casos, é indicado que o balão ultrapasse o istmo cervical e seja instalado na cavidade uterina. O cateter 5 F ultrapassa mais facilmente o istmo cervical com menos desconforto à paciente.

A embalagem do cateter deve ser aberta pela profissional de enfermagem e apresentada ao radiologista pela extremidade oposta àquela que vai ser introduzida no colo uterino.

O radiologista deve segurar o cateter pelo guia rígido e pelo guia flexível concomitantemente e retirar o invólucro que protege a ponta do cateter. O invólucro não deve ser desprezado, devendo permanecer na mesa de apoio (**Fig. 1-10**).

Testar o balão com a seringa repleta de ar, que vem acoplada a uma das vias distais do cateter (**Fig. 1-11**).

Acoplar a seringa previamente preenchida pelo meio de contraste na outra via distal do cateter (a do tubo flexível) e preenchê-lo completamente com o líquido, fechando em seguida a presilha dessa via, evitando a entrada de ar no tubo flexível (**Figs. 1-12 e 1-13**).

Levar a extremidade distal do cateter, protegida pelo tubo rígido, até o orifício externo do colo uterino, preferencialmente sem que o cateter toque a parede vaginal, inserindo somente o tubo flexível no colo até que o balão seja introduzido. A seguir, insuflar gradativamente o balão até que o cateter se fixe no colo (**Figs. 1-14 e 1-15**).

O espéculo pode ser parcialmente fechado para conforto da paciente, mas deve permanecer na vagina após a instalação do cateter. Sendo de material radiotransparente, não interfere nas imagens radiográficas. Caso removido antes do cateter, pode desinseri-lo do colo.

Com o auxílio da profissional de enfermagem, trazer a paciente para o centro da mesa de exames, deslizando novamente o lençol, desta vez, seguro pela extremidade próxima à cabeça da paciente, que deve estar com os pés um pouco elevados e com as mãos sobre o corpo. Se os pés da paciente

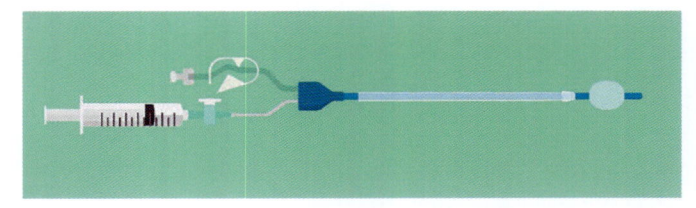

Fig. 1-11. Testar o balão com ar antes de preencher o tubo flexível com o meio de contraste.

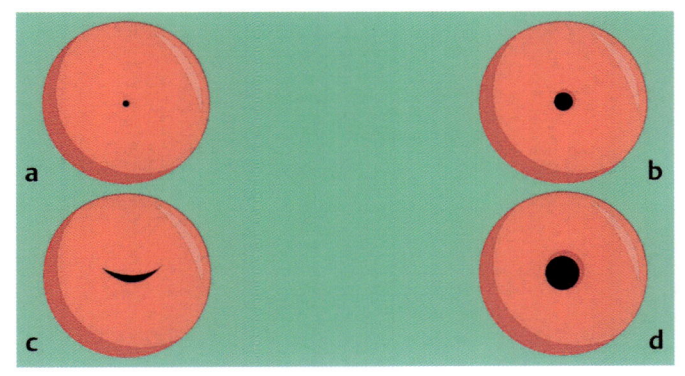

Fig. 1-9. Tipos mais comuns de orifícios externos do colo uterino.

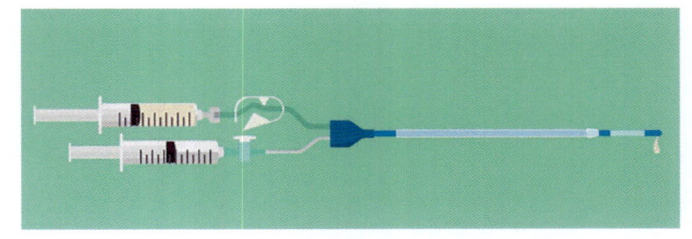

Fig. 1-12. Preencher completamente o tubo flexível com o meio de contraste.

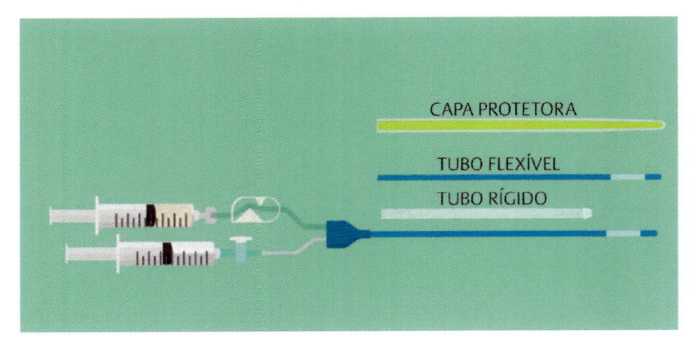

Fig. 1-10. Componentes do cateter.

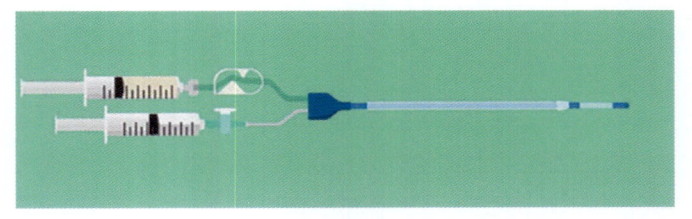

Fig. 1-13. Em seguida fechar a presilha para impedir a entrada de ar no pertuito.

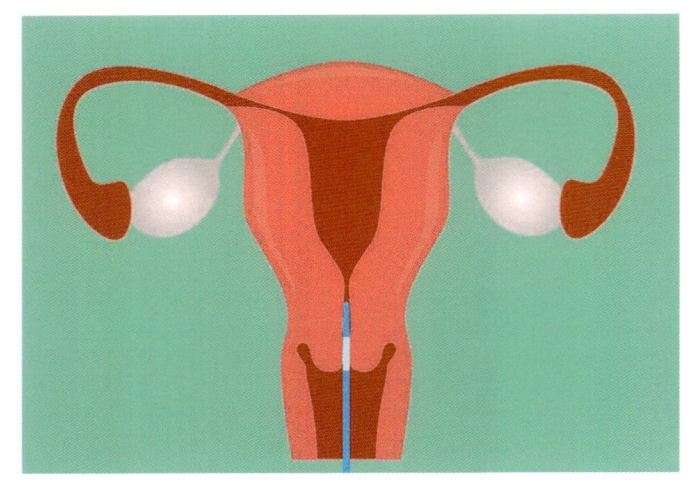

Fig. 1-14. Inserir o cateter no orifício externo do colo uterino até que a extremidade proximal do balão não seja mais visível.

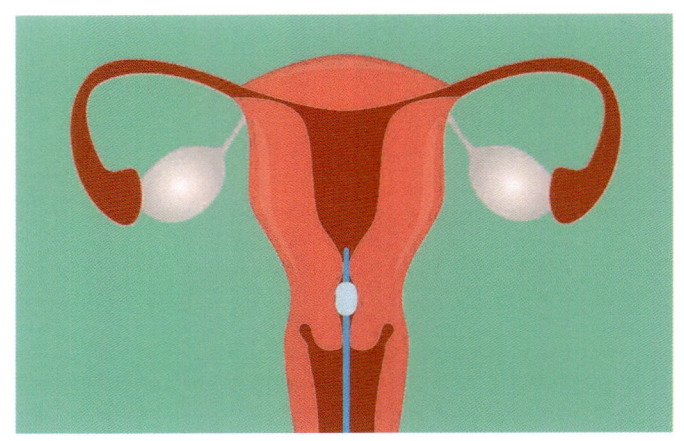

Fig. 1-15. Com o balão inteiramente inserido no colo uterino iniciar sua insuflação de forma gradual.

permanecerem na mesa enquanto a mesma é tracionada pelo lençol, suas pernas vão-se estender e o cateter pode ser desinserido do colo uterino e deslocado para a vagina. Enquanto o lençol é tracionado, o radiologista deve acompanhar o movimento segurando o cateter para que este não se desloque (**Fig. 1-16**).

Reposicionada, a paciente pode recolocar seus pés na mesa, mantendo as pernas fletidas e as mãos sobre as mamas. O cateter deve então ser apoiado em algumas compressas empilhadas, evitando que se desprenda do colo uterino. A bolsa de água morna deverá ser removida (**Fig. 1-17**).

A presilha do tubo flexível deve ser aberta (**Fig. 1-18**).

A administração do meio de contraste deve ser fracionada, com radioscopia utilizada de maneira intermitente e as imagens radiográficas adquiridas de permeio. O radiologista deve estar devidamente paramentado com colete de chumbo, óculos de proteção radiológica, protetor de chumbo para a tireoide e dosímetro. Para as aquisições radiográficas, o radiologista pode proteger-se atrás do vidro plumbífero, se assim o desejar.

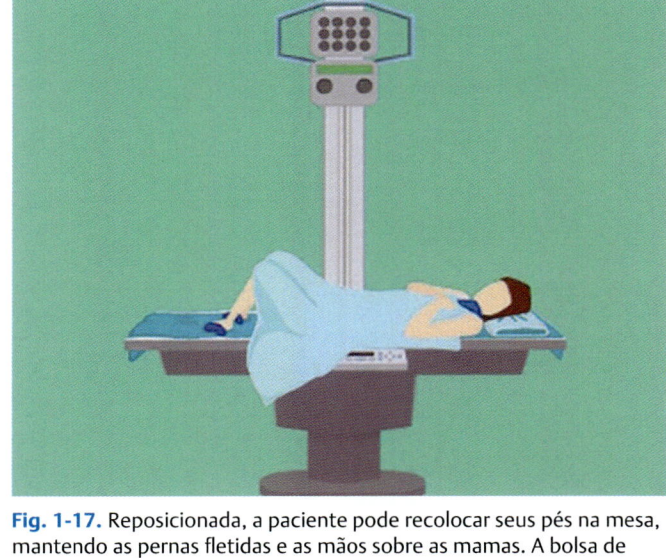

Fig. 1-17. Reposicionada, a paciente pode recolocar seus pés na mesa, mantendo as pernas fletidas e as mãos sobre as mamas. A bolsa de água morna deverá ser removida.

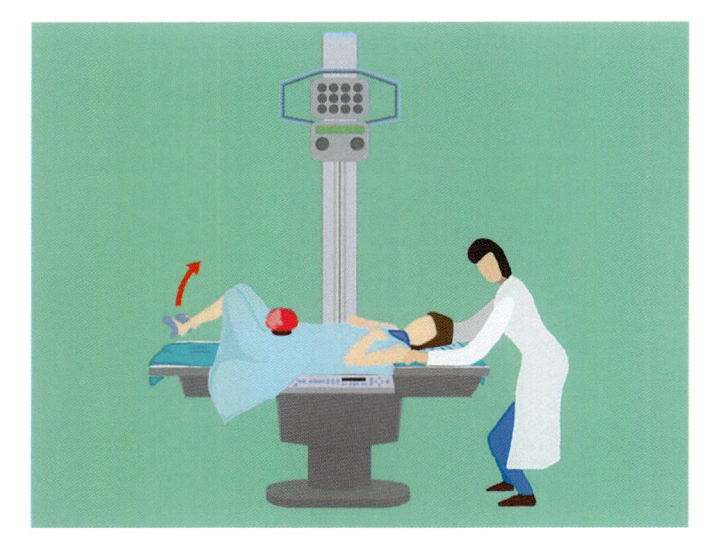

Fig. 1-16. Reposicionar a paciente no centro da mesa de exames, deslizando o lençol seguro pela extremidade próxima à cabeça da paciente, que deve estar com os pés um pouco elevados e com as mãos sobre o corpo.

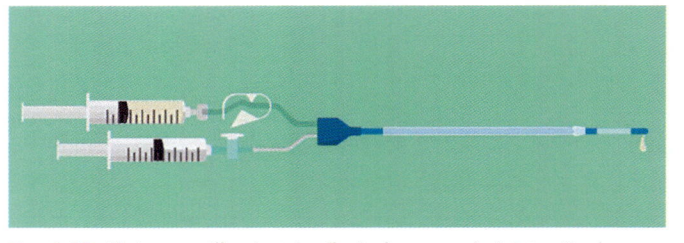

Fig. 1-18. Abrir a presilha do tubo flexível para a administração do meio de contraste.

COMO REALIZAR O EXAME DE HISTEROSSALPINGOGRAFIA

Nota: Depois de anos de observação e com equipamentos de raios X mais modernos, com aquisições de imagens radiográficas mais rápidas, constatei que não existe perda significativa na qualidade das imagens nem nos resultados dos exames quando se administra o meio de contraste de maneira intermitente, em mínimas doses, estando o radiologista protegido pelo vidro plumbífero, na observação à radioscopia e na aquisição das imagens radiográficas. Todavia, essa escolha cabe ao radiologista, baseada em sua vivência e nos equipamentos disponíveis.

Na nossa prática adquirimos, após a radiografia simples:

a) Uma imagem radiográfica anteroposterior com a cavidade uterina preenchida com pouca quantidade de contraste.

A pequena repleção da cavidade uterina facilita a visibilidade de pequenas lesões, como diminutos pólipos e sinéquias lineares que podem perder definição quando a cavidade está completamente repleta de meio de contraste (**Fig. 1-19**).

b) Uma imagem radiográfica anteroposterior, com plena repleção da cavidade uterina pelo meio de contraste e com opacificação das tubas uterinas.

c) Duas imagens radiográficas oblíquas, sendo uma oblíqua direita e outra oblíqua esquerda, que facilitam muito a avaliação da cavidade uterina e das tubas uterinas, sobretudo quando são enoveladas, superpostas ou sobrepostas ao útero.

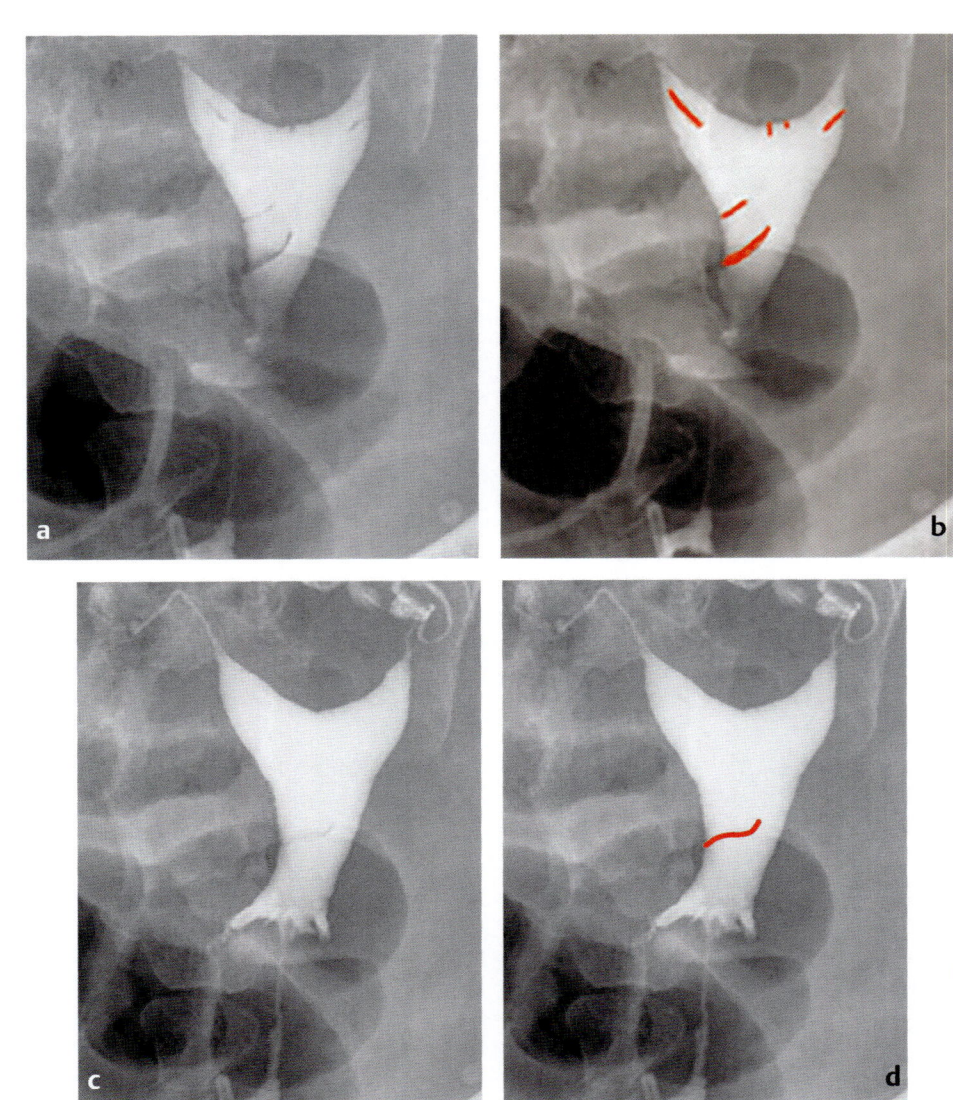

Fig. 1-19. (**a**, **b**) Sinéquias lineares visibilizadas com o pequeno enchimento da cavidade uterina pelo meio de contraste. (**c, d**) Com a repleção plena da cavidade uterina pelo meio de contraste, as sinéquias perdem definição ou deixam de ser visíveis.

Para imagens oblíquas, a paciente deve estender parcialmente uma das pernas.

Para a oblíqua direita, a paciente deve estender parcialmente a perna direita e girar levemente o quadril para a direita, e, para a oblíqua esquerda, estender parcialmente a perna esquerda e girar levemente o quadril para a esquerda (**Fig. 1-20**).

Se a paciente estender completamente a perna, o balão do cateter pode ser deslocado para a vagina (**Fig. 1-21**).

Convém administrar o contraste enquanto a paciente estende parcialmente uma das pernas, em geral as pacientes referem dor quando se administra o contraste na posição oblíqua.

d) Duas imagens radiográficas em decúbito dorsal, com as pernas parcialmente fletidas, sendo uma com o tubo de raios X com angulação cefálica (**Fig. 1-22**) e a outra com angulação podálica (**Fig. 1-23**). Essas aquisições podem facilitar a visibilização das tubas uterinas superpostas ao útero e sobre si mesmas e ainda a avaliação e extensão de lesões intracavitárias (**Fig. 1-24**).

Estudadas adequadamente todas as estruturas pertinentes ao exame, desinsuflar o balão e retirar o cateter.

Fechar completamente o espéculo e retirá-lo da vagina.

Utilizando uma compressa como absorvente, a paciente deve levantar-se e andar por alguns minutos, para que todo contraste escoe da cavidade uterina.

Nesse intervalo, a mesa de exames deve ser limpa, higienizada e recoberta por um lençol limpo.

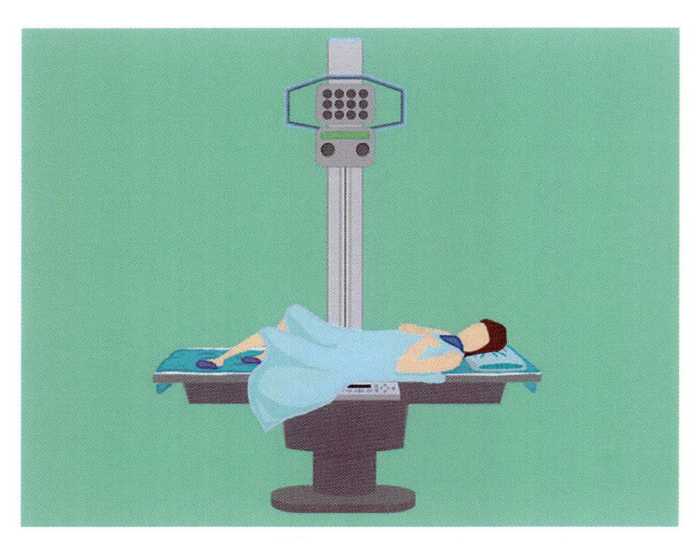

Fig. 1-20. Para as imagens oblíquas a paciente deve estender apenas parcialmente uma das pernas.

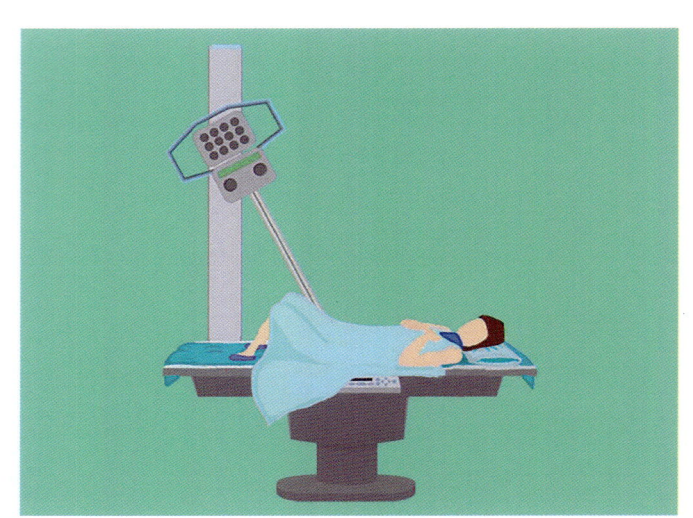

Fig. 1-22. Tubo de raios X com angulação cefálica.

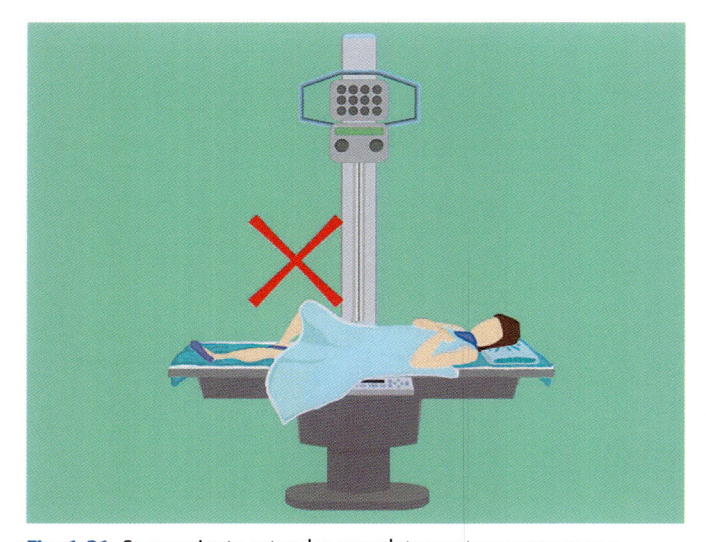

Fig. 1-21. Se a paciente estender completamente a perna para a posição oblíqua, o balão do cateter pode ser deslocado para a vagina.

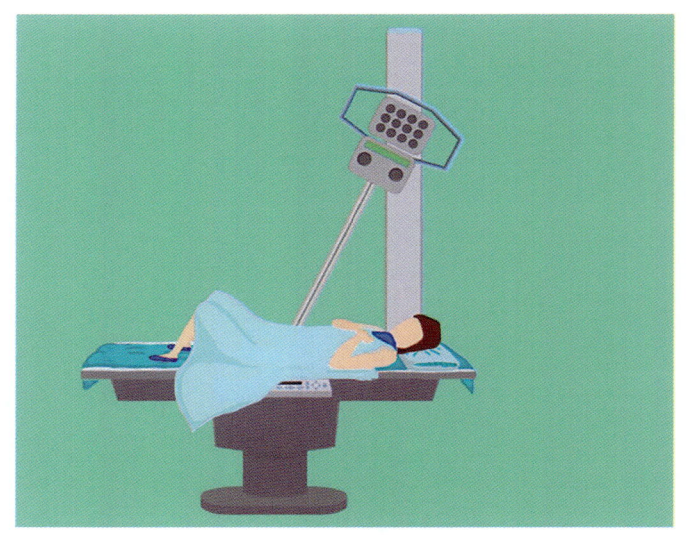

Fig. 1-23. Tubo de raios X com angulação podálica.

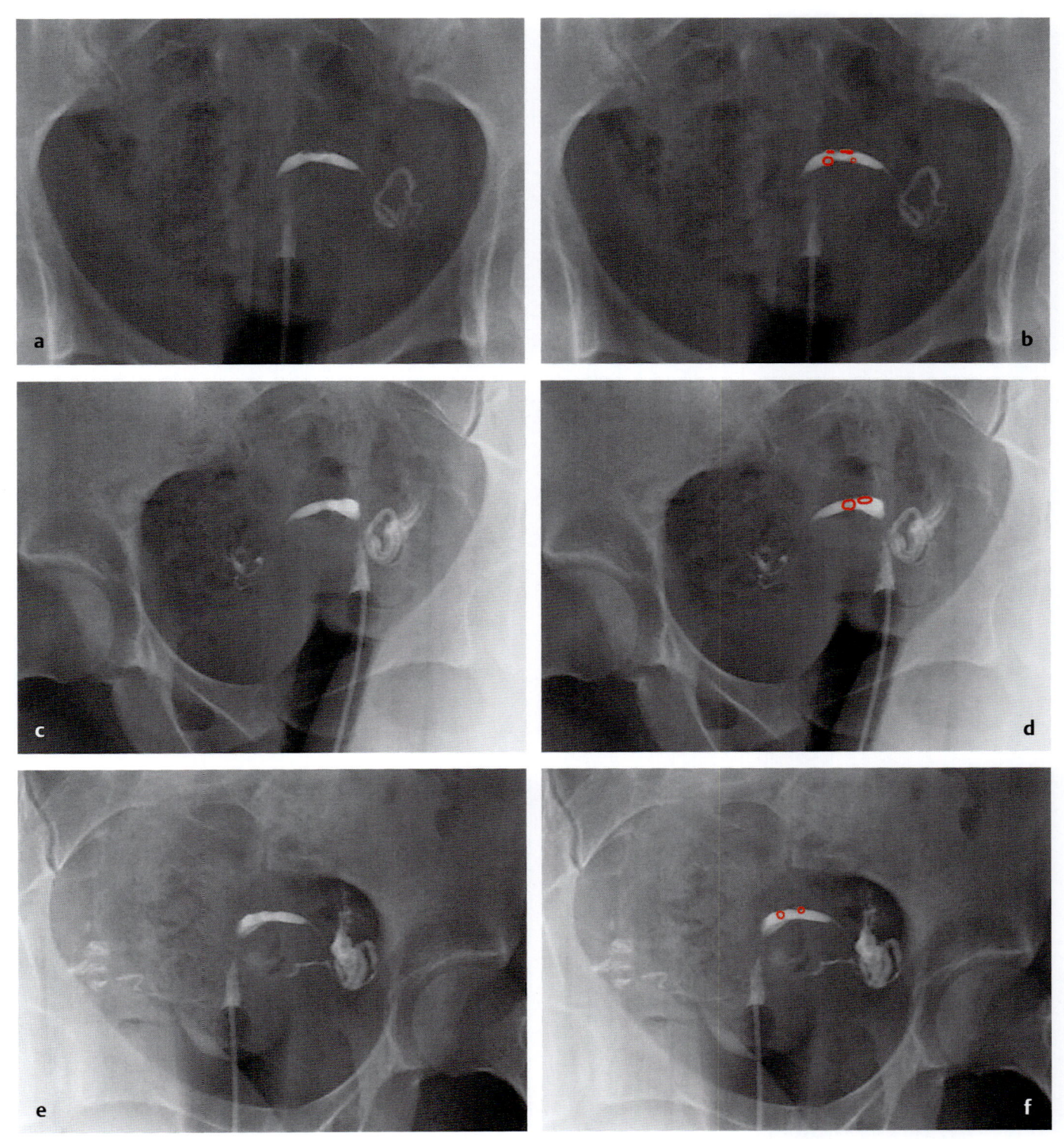

COMO REALIZAR O EXAME DE HISTEROSSALPINGOGRAFIA

Fig. 1-24. (a-j) Imagens mostrando melhor caracterização e extensão das lesões com aspecto de falhas de enchimento na cavidade uterina (sinéquias) com o tubo de raios X com angulação cefálica. *(Continua.)*

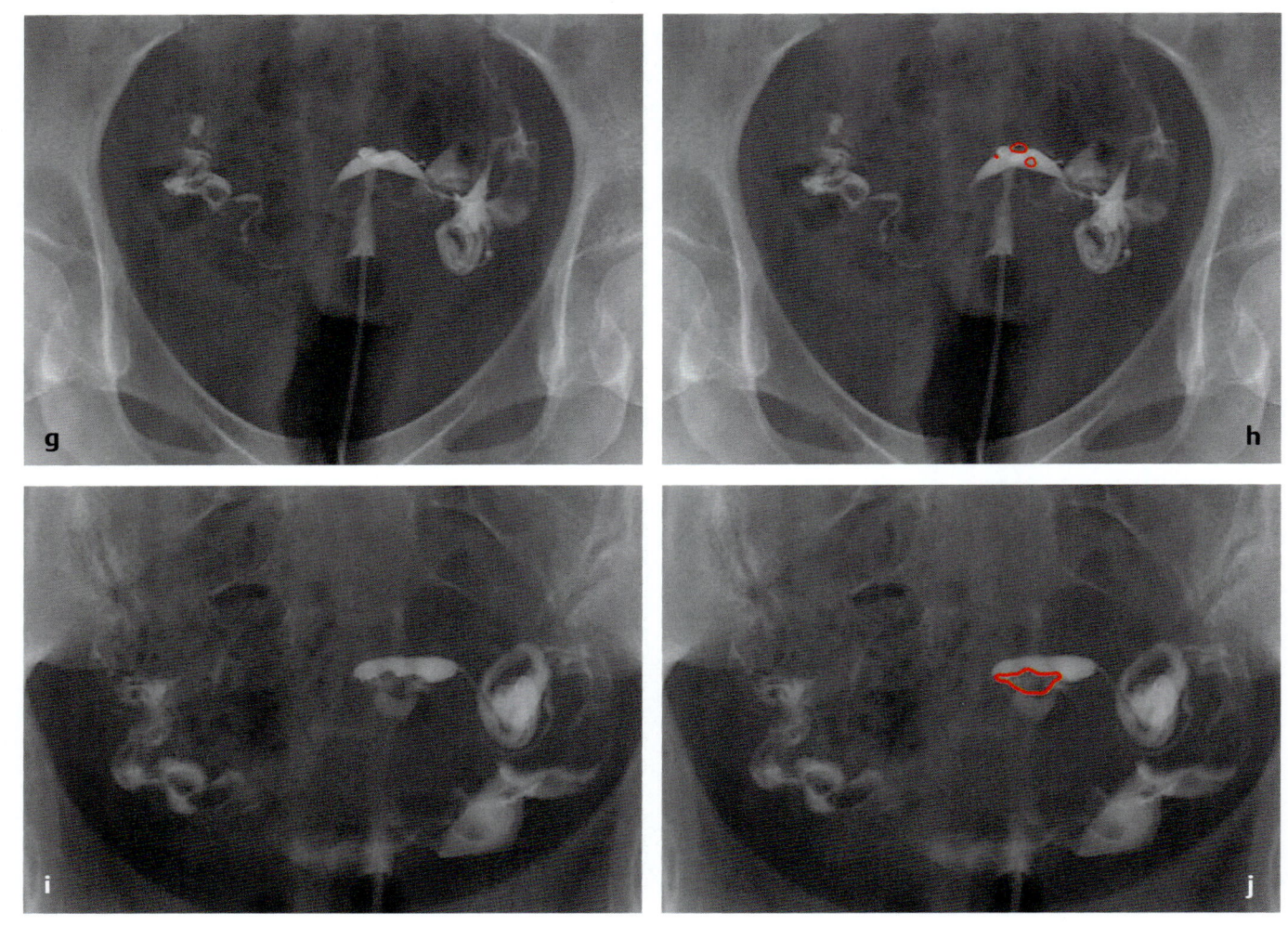

Fig. 1-24. (Cont.)

Após alguns minutos, a última imagem radiográfica deve ser realizada com a paciente em decúbito dorsal, o protetor de chumbo da tireoide devidamente colocado, as pernas estendidas e as mãos sobre as mamas, para demonstrar a dispersão do contraste na cavidade peritoneal. (A passagem do meio de contraste para a cavidade peritoneal através das tubas uterinas é conhecida como prova de Cotté positiva).[3]

COMPLICAÇÕES, INFORMAÇÕES E ORIENTAÇÕES PÓS-EXAME

A paciente deve ser orientada que pode existir pequeno sangramento vaginal, que, em geral, regride em 24 h, mas pode persistir por alguns dias.

No caso de dor abdominal ou febre, que podem indicar algum processo infeccioso,[4] a paciente deve procurar assistência médica para que possa ser devidamente orientada e medicada.

Caso apresente reações de hipersensibilidade ao meio de contraste[4] após o procedimento, sobretudo cutâneas, que são mais comuns quando tardias, a paciente deve procurar assistência médica para que possa ser orientada e devidamente medicada.

As reações alérgicas tardias – que podem ocorrer em até 7 dias após o procedimento – em geral não implicam em risco de morte.

Dores por irritação peritoneal pelo meio de contraste são mais raras[4] e, em geral, regridem após utilização de anti-inflamatórios ou analgésicos.

Perfurações uterinas e tubárias são citadas como complicações graves por alguns autores,[1,4] mas nunca foram evidenciadas na nossa prática clínica.

Manter a paciente no setor de exames por cerca de trinta minutos após a administração do meio de contraste em pacientes com história prévia de reações alérgicas ao meio de contraste, em pacientes asmáticas ou com antecedentes de alergias a medicamentos e alimentos que necessitem de tratamento médico, e com maior risco de desenvolver eventos alérgicos. Os eventos alérgicos mais graves em geral ocorrem até 30 minutos após a utilização do meio de contraste.

ALGUMAS DIFICULDADES TÉCNICAS E COMO RESOLVÊ-LAS

Para Visibilizar o Colo Uterino

Solicite à paciente para fazer manobra de Valsalva e, na maioria dos casos, o colo uterino e o seu orifício externo ficarão visíveis.

Se o colo do útero não foi localizado, feche o espéculo e o redirecione numa posição mais cranial.

Também é possível que a escolha do espéculo não tenha sido a ideal. Nesse caso, recomenda-se substituir o espéculo por um de tamanho maior.

Para Introdução do Cateter

Se existir resistência à introdução do cateter no colo uterino, solicitar que a paciente faça manobra de Valsalva para concomitantemente imprimir com o cateter uma leve força contrária, facilitando sua entrada.

Todavia se o orifício externo do colo uterino for central, mas o restante do pertuito cervical angulado, essa manobra pode não ser suficiente. Nesses casos, imaginar o colo uterino como um mostrador de relógio de ponteiros e mobilizar o cateter em, 3, 6, 9 e 12 h fazendo uma leve pressão concomitantemente com manobras intermitentes de Valsalva (**Figs. 1-25 e 1-26**).

Colo Uterino Lateralizado

Colocar o tubo rígido, seguro pelo polegar e o indicador de uma das mãos em contato com o orifício externo do colo uterino, angulando-o no mesmo eixo do colo, fazendo uma ligeira pressão e, com outra mão, introduzir o tubo flexível. Se necessário, solicitar à paciente manobra de Valsalva e concomitantemente mobilizar o espéculo para o lado contrário do colo uterino (mais comumente) alinhando-o com o maior eixo do colo (**Figs. 1-27 e 1-28**).

Também é possível girar lentamente o espéculo no sentido horário ou anti-horário. Com essa manobra pode-se mobilizar o colo uterino para uma posição mais central. Essa manobra deve ser feita muito lentamente, prevenindo a paciente de que ela poderá sentir certo desconforto.

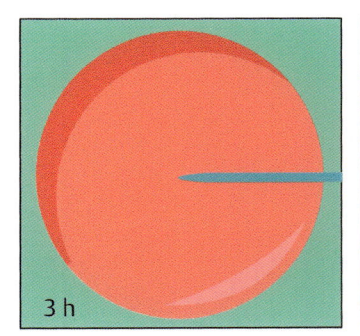

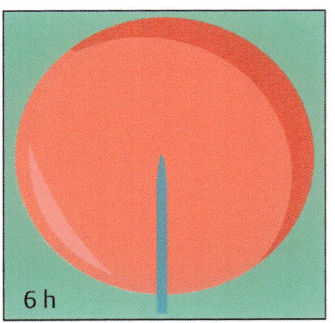

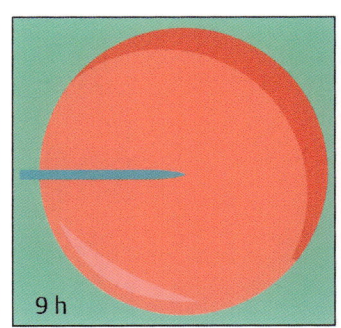

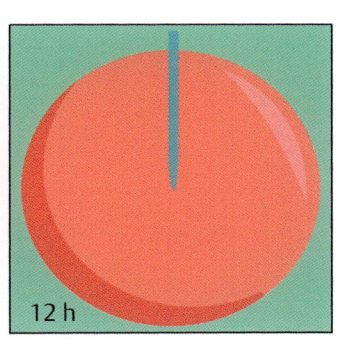

Fig. 1-25. Imagens considerando o colo uterino como um mostrador de relógio de ponteiros com o cateter em, 3, 6, 9 e 12 h

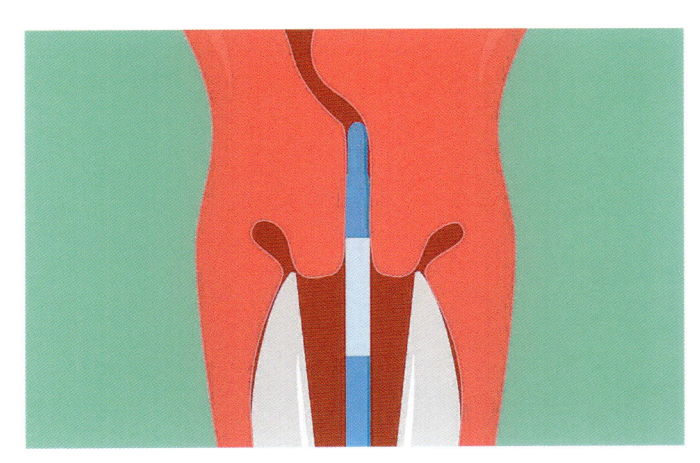

Fig. 1-26. Imagem no plano coronal do colo uterino ilustrando seu orifício externo em posição central e o restante do pertuito cervical angulado, o que pode dificultar a introdução do balão do cateter. A angulação do cateter em 3, 6, 9 e 12 h conforme ilustrado na Figura 1-25, facilitará a progressão do balão para o interior do colo uterino.

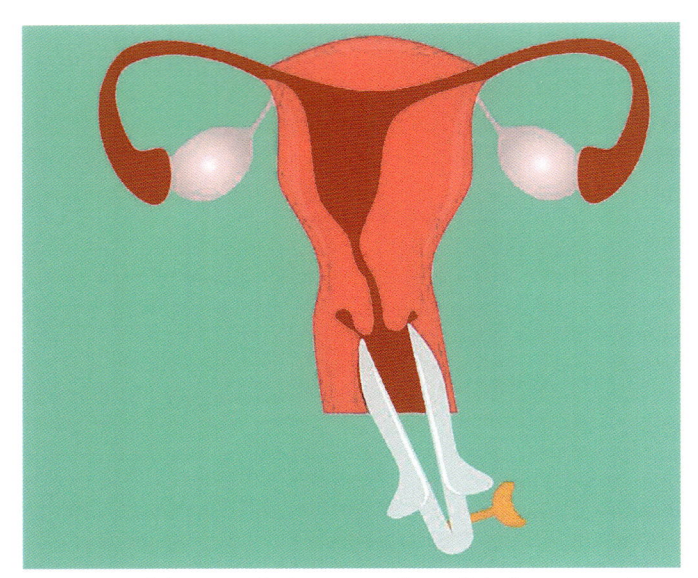

Fig. 1-27. Mobilizar o espéculo para que fique alinhado com o maior eixo do colo uterino.

Se o istmo cervical também tiver grande calibre, a introdução do cateter até a cavidade uterina se faz com muita facilidade. Caso seu calibre seja normal, a passagem do cateter deve ser feita muito delicadamente, prevenindo a paciente que essa manobra poderá causar certo incômodo (**Figs. 1-29 e 1-30**).

Na última aquisição radiográfica antes da retirada do cateter, conferindo primeiramente se o balão está bem visível à radioscopia, este deve ser desinsuflado, concomitantemente com a administração de pequena quantidade do meio de contraste, permitindo que a região por ele obscurecida seja opacificada e devidamente documentada (**Fig. 1-31**).

Sem Progressão do Contraste pelo Cateter

Embora o cateter esteja fixo no colo uterino, a extremidade distal pode estar voltada para a parede do colo.

Nesses casos, tracionando-se levemente o cateter em direção ao operador, sua ponta vai se afastar da parede do colo uterino permitindo que o contraste flua sem resistência (**Figs. 1-32 e 1-33**).

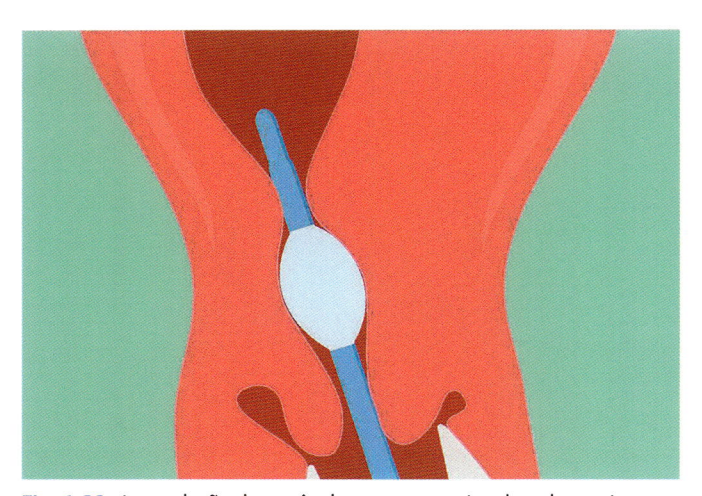

Fig. 1-28. A angulação do espéculo no mesmo eixo do colo uterino facilita a introdução do balão para o interior do colo.

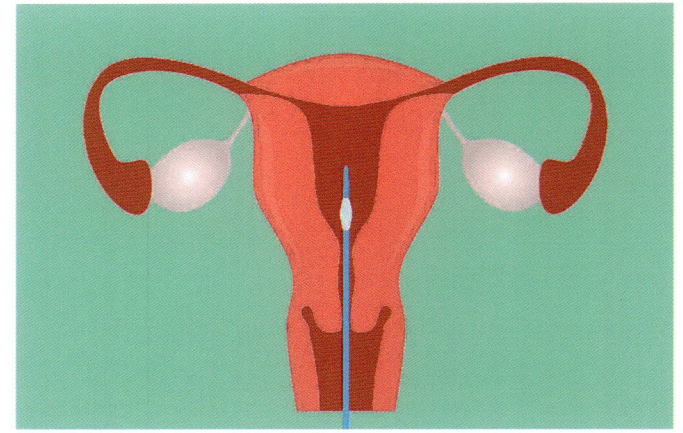

Fig. 1-29. A introdução do cateter através do istmo cervical deve ser lenta e delicada.

Colo Uterino em Posição Cranial

Elevar o cateter para que ele se alinhe ao maior eixo do colo uterino.

Também é possível tracionar um pouco o espéculo em direção ao operador, então o colo tende a se retificar, facilitando a introdução do cateter.

Colo Uterino em Posição Caudal

Mobilizar o cateter para mantê-lo em linha reta com o maior eixo do colo uterino.

Colo Uterino com Orifício Largo ou Colo Uterino Curto

Se o balão do cateter não se fixar no colo uterino, será necessário introduzi-lo até a cavidade uterina, possibilitando o estudo parcial da cavidade uterina e o estudo adequado das tubas uterinas.

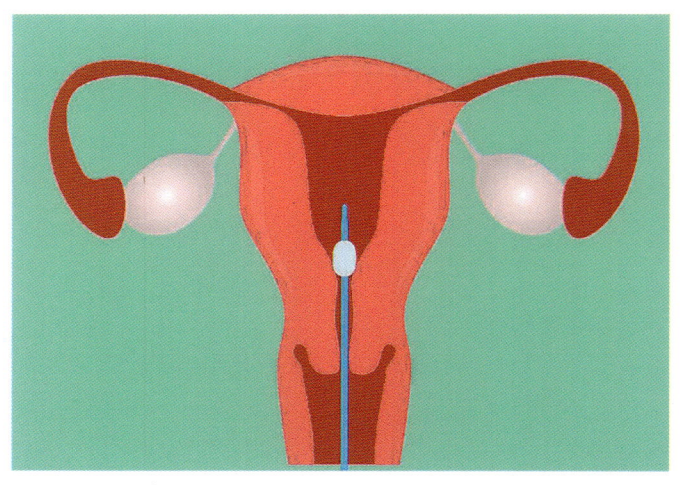

Fig. 1-30. O balão do cateter quando introduzido na cavidade uterina deve vedar o orifício interno.

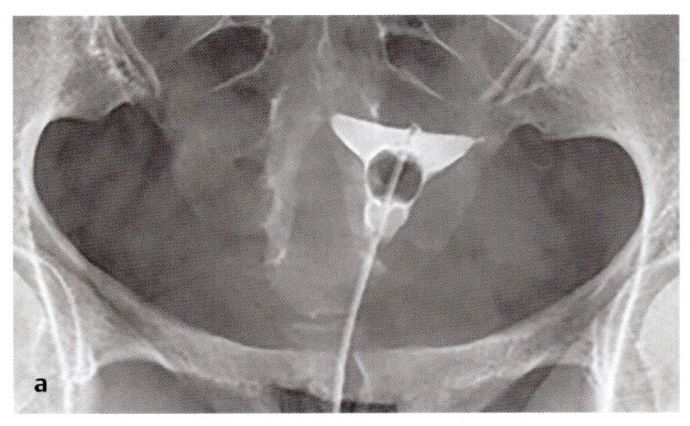

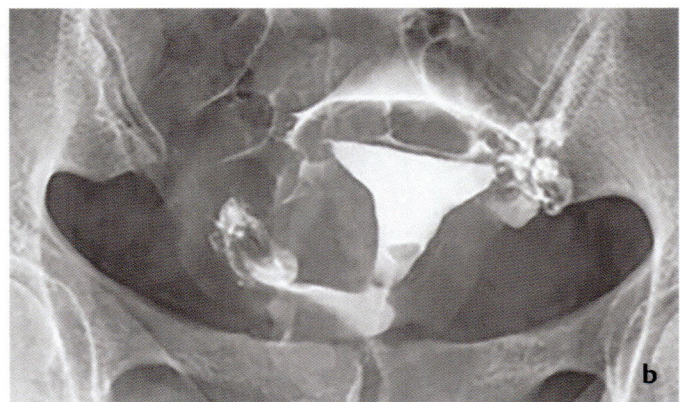

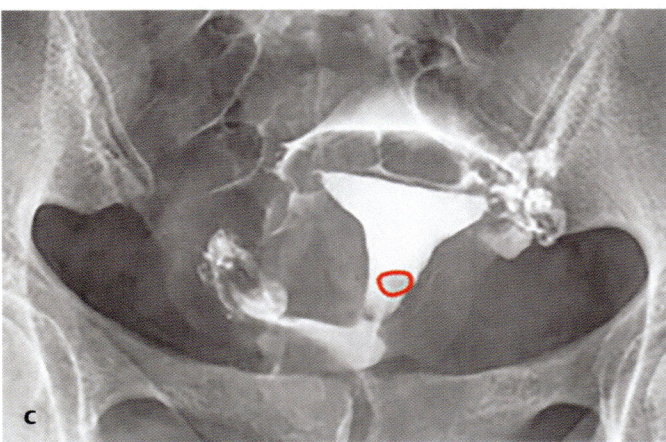

COMO REALIZAR O EXAME DE HISTEROSSALPINGOGRAFIA

Fig. 1-31. As imagens mostram inicialmente o balão do cateter no interior da cavidade uterina (**a**) e após desinsuflação do balão (**b**), evidencia-se falha de enchimento próximo à transição istmocorpórea (**c**).

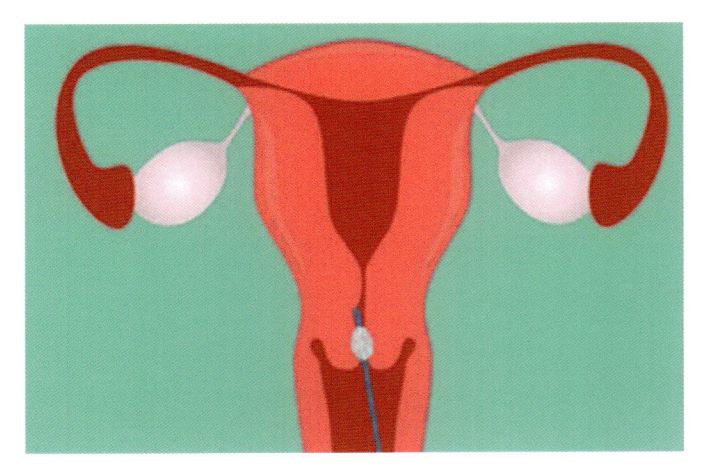

Fig. 1-32. Cateter posicionado no colo uterino mas com extremidade distal voltada para a parede do colo, o que pode impedir a progressão do meio de contraste.

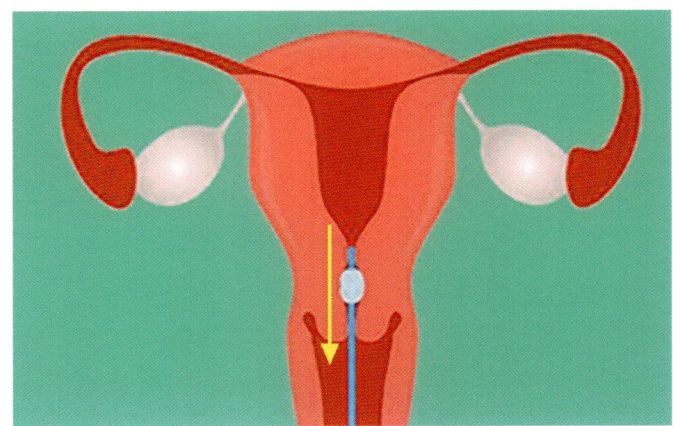

Fig. 1-33. O cateter deve ser levemente tracionado em direção ao operador para alinhá-lo ao pertuito do colo uterino.

Se mesmo com a tração do cateter não existir progressão de qualquer volume de contraste, é provável que a extremidade distal do mesmo tenha se dobrado formando um acotovelamento. Isso costuma ocorrer quando o istmo cervical é estreito e o orifício do colo uterino é largo. É necessário desinsuflar o balão e reposicionar o cateter. Se o acotovelamento se repetir, levar o balão para a cavidade uterina atravessando o istmo cervical lentamente.

Na última aquisição radiográfica antes da retirada do cateter, simultaneamente com a administração de pequena quantidade de contraste na cavidade uterina, o balão do cateter, bem visível à radioscopia, deve ser desinsuflado para o estudo adequado da área por ele obscurecida (**Figs. 1-34 a 1-36**).

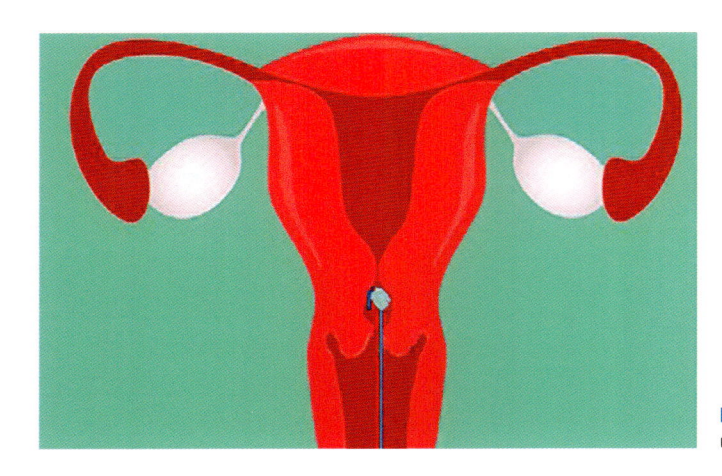

Fig. 1-34. Extremidade distal do cateter dobrada no interior do colo uterino, impedindo a progressão do meio de contraste.

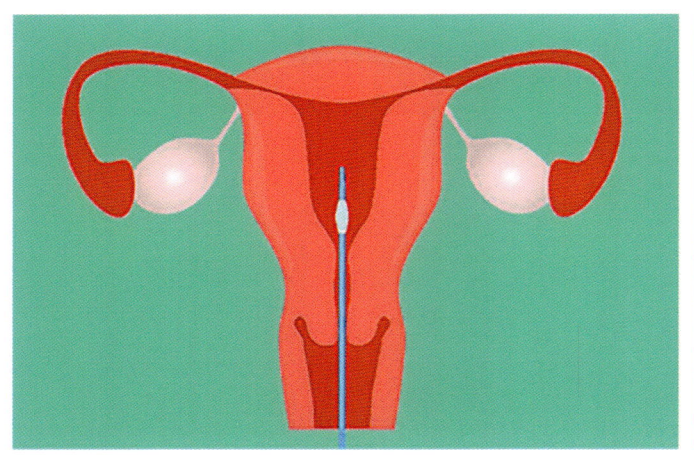

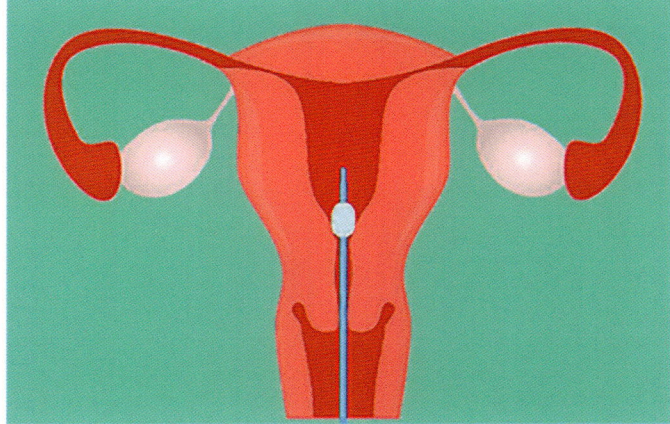

Fig. 1-35. Se o acotovelamento da extremidade distal do cateter no interior do colo uterino for persistente, levar o balão do cateter para a cavidade uterina.

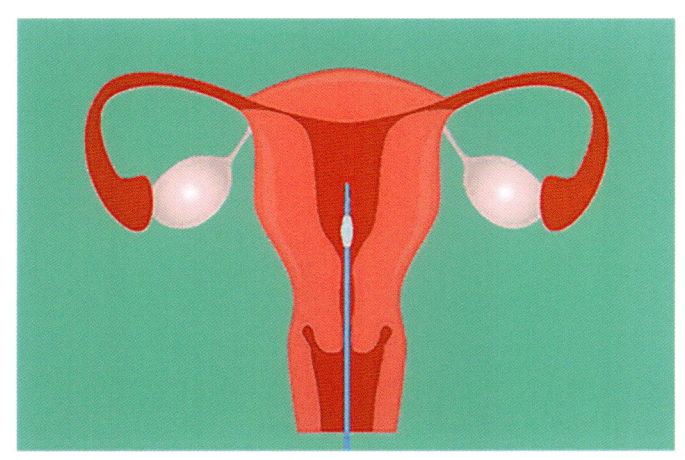

Fig. 1-36. Antes de retirar o cateter da cavidade uterina, o balão deve ser desinsuflado, concomitantemente com a administração de pequeno volume de contraste, para o estudo adequado da área da cavidade uterina por ele obscurecida.

Orifício Externo do Colo Uterino Muito Estreito

Nesses casos, com o do dilatador flexível, realizar delicadamente movimentos de vai e vem até que o orifício se alargue e, mantendo o dilatador no colo uterino, aproximar a ponta do cateter do orifício externo do colo. Retirar o dilatador e imediatamente introduzir o cateter. Se o dilatador for retirado com antecedência, o pertuito do colo uterino, por complacência, pode voltar ao calibre original **(Fig. 1-37 a 1-39)**.

Em condições extremamente raras, quando não for possível aumentar o diâmetro do orifício externo do colo apenas com o dilatador, com um bisturi fazer dois cortes superficiais em cruz ou em "x" no orifício externo do colo, e, então, introduzir o cateter ou o dilatador e posteriormente o cateter.

É aconselhável nova limpeza do colo uterino com degermante após a retirada do cateter **(Fig. 1-40 a 1-44)**.

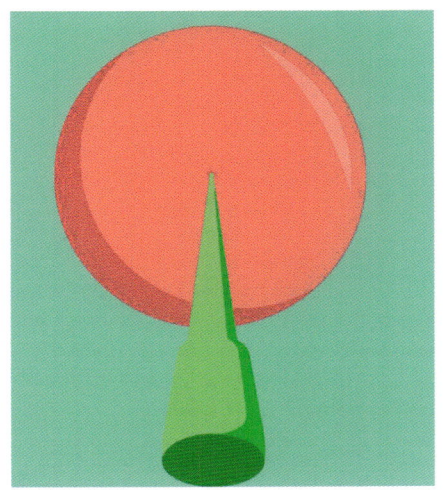

Fig. 1-37. Introduzir o dilatador flexível no orifício externo do colo uterino e realizar suavemente, movimentos de vai e vem.

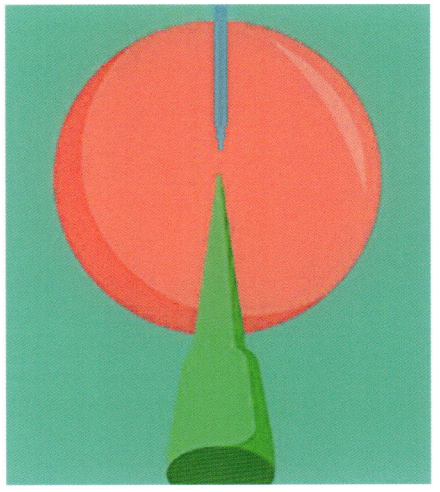

Fig. 1-38. Aproximar a extremidade distal do cateter do orifício externo do colo uterino.

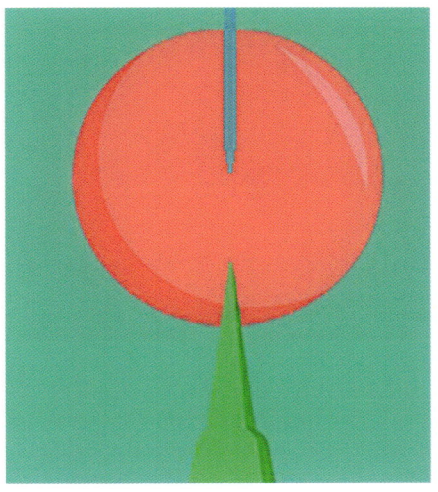

Fig. 1-39. Retirar o dilatador e imediatamente introduzir a ponta do cateter no orifício externo do colo uterino.

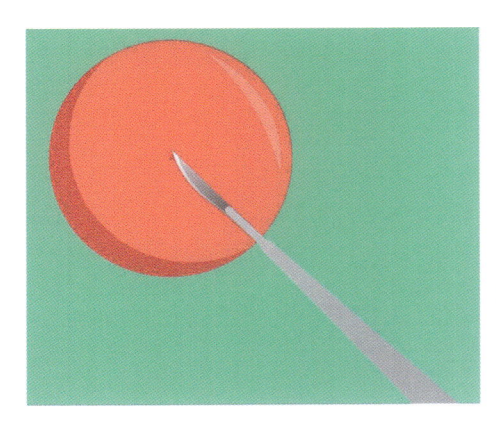

Fig. 1-40. Introduzir um bisturi até o orifício externo do colo uterino.

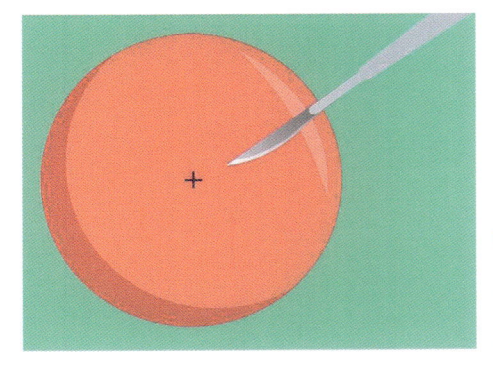

Fig. 1-41. Fazer dois cortes em cruz ou em "x" no orifício externo do colo uterino.

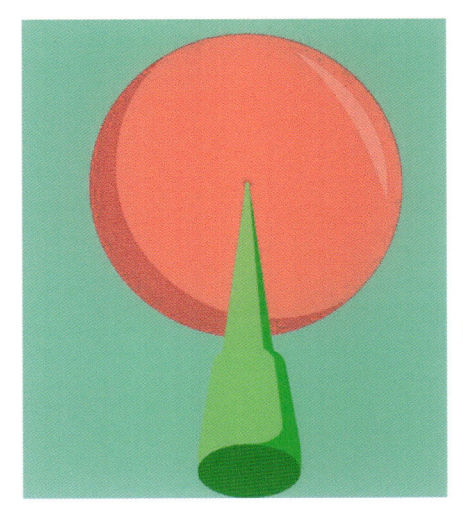

Fig. 1-42. Se ainda houver dificuldade da introdução do cateter no colo uterino, com o dilatador realizar movimentos delicados de vai e vem.

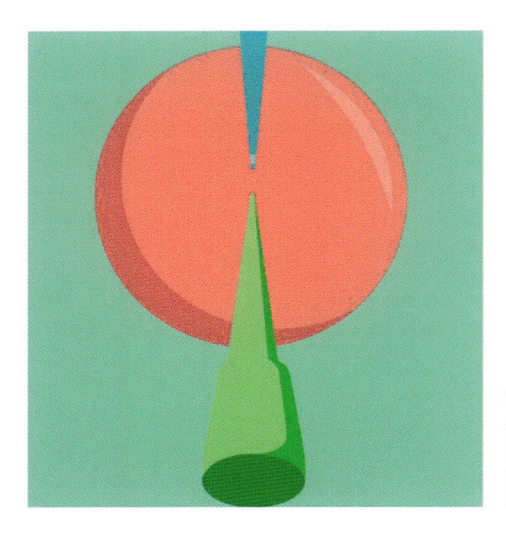

Fig. 1-43. Aproximar a ponta do cateter no orifício externo do colo uterino.

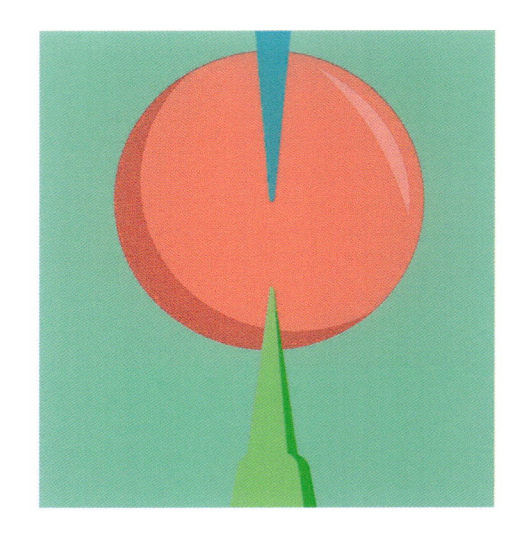

Fig. 1-44. Retirar o dilatador e introduzir imediatamente o cateter no colo uterino.

Orifício Externo do Colo Uterino Encoberto por uma Membrana

Essa membrana é constituída por muco cervical ressecado, assumindo um aspecto vitrificado. Tal barreira pode ser rompida pelo dilatador.

Caso o colo uterino apresente consistência amolecida, essa membrana pode não ser rompida apenas pelo dilatador, mesmo se associando manobras de Valsalva solicitadas à paciente.

Uma agulha de aspiração, aberta para esse fim e segura por sua extremidade plástica pela pinça de Cheron, pode ser introduzida por alguns milímetros no orifício externo do colo uterino. Fazer movimentos suaves com a agulha no sentido horário ou anti-horário facilitará a entrada do cateter ou do dilatador e depois do cateter (**Fig. 1-45 a 1-49**).

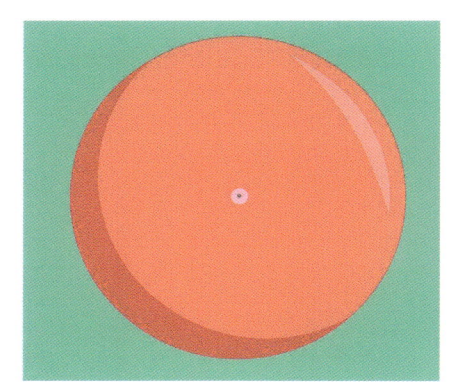

Fig. 1-45. Membrana recobrindo o orifício externo do colo uterino, constituída por muco cervical com aspecto vitrificado.

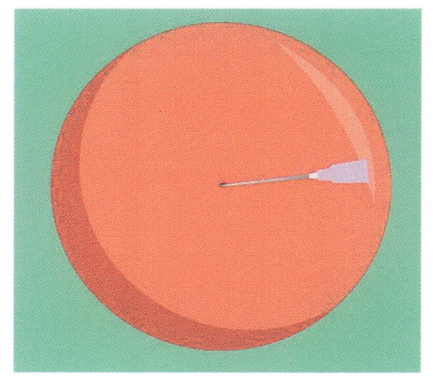

Fig. 1-46. Com uma agulha de aspiração segura com a pinça de Cheron romper a membrana de muco, com aspecto vitrificado, do colo uterino.

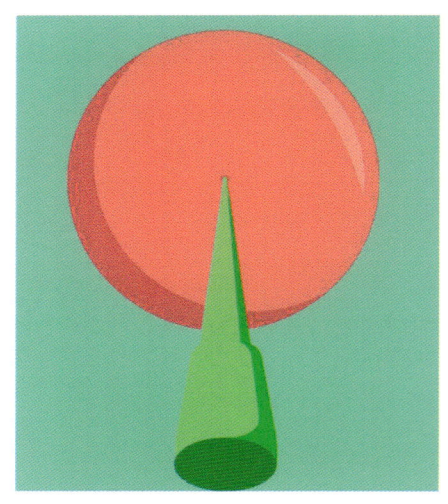

Fig. 1-47. Introduzir o dilatador no orifício externo do colo uterino e realizar movimentos suaves de vai e vem.

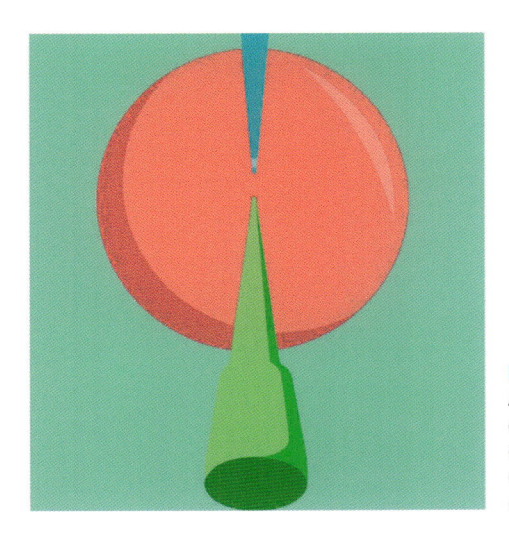

Fig. 1-48. Aproximar a extremidade distal do cateter do orifício externo do colo uterino.

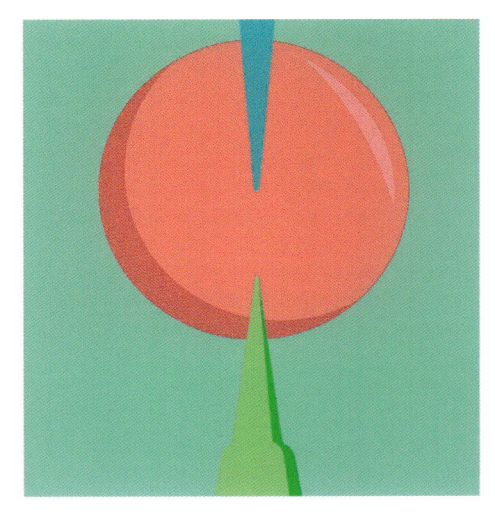

Fig. 1-49. Retirar o dilatador do colo uterino e imediatamente introduzir o cateter.

Refluxo do Meio de Contraste para a Cavidade Vaginal

Secar a vagina com gaze, segura pela pinça de Cheron, sempre abaixo do cateter, e esperar até que a gaze absorva o contraste.

É recomendado não fazer movimentos circulares com a pinça, evitando-se assim que o cateter se desprenda do colo uterino.

Com o auxílio da fonte de luz, verificar se o cateter está bem fixo no colo uterino, com o balão insuflado corretamente. Se o refluxo para a cavidade vaginal persistir, inicialmente tracionar levemente o cateter no sentido do operador e injetar uma pequena quantidade de contraste. Se com essa manobra o problema não for solucionado, reposicionar o balão do cateter na cavidade uterina. Na última aquisição radiográfica, antes da retirada do cateter, o balão bem visível à radioscopia, deve ser desinsuflado.

Refluxo do Meio de Contraste para a Cavidade Vaginal com o Balão Posicionado na Cavidade Uterina

Tracionar levemente o cateter em direção ao operador para que o orifício interno do colo seja corretamente vedado, possibilitando a opacificação correta da cavidade e das tubas uterinas.

Na última aquisição radiográfica, desinsuflar o balão. Antes verificar à radioscopia se ele é bem visível nessa incidência, para que a região por ele obscurecida seja devidamente opacificada e documentada (**Fig. 1-50**).

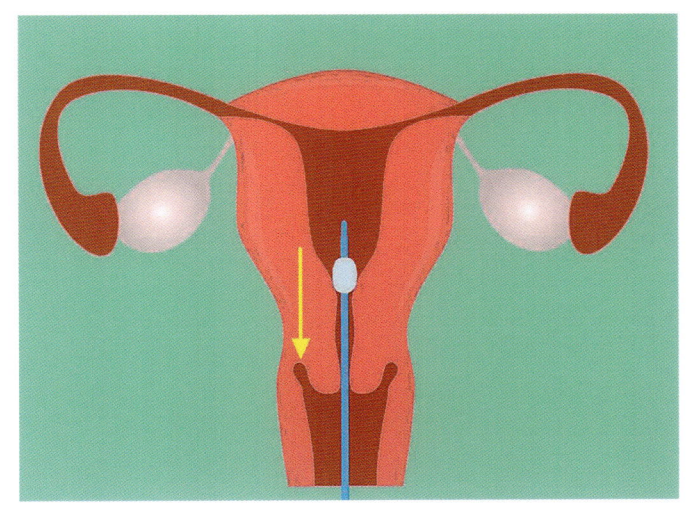

Fig. 1-50. Tracionar levemente o cateter em direção ao operador para que o balão possa vedar o orifício interno.

Cavidade Uterina com Aspecto de Útero Unicorno

Quando a cavidade uterina apresentar aspecto de útero unicorno, é necessário afastar a possibilidade de útero didelfo, sobretudo quando outros exames de imagens que comprovem a real natureza da malformação mülleriana não estejam disponíveis (p. ex.: ultrassonografia transvaginal ou ressonância magnética da pelve).[5,6]

Se no exame físico for identificado septo vaginal longitudinal, deve-se suspeitar de útero didelfo. Se forem evidenciados dois colos uterinos independentes, a cateterização dos mesmos e a administração do meio de contraste devem ser preferencialmente simultâneas, reduzindo assim a dose de exposição aos raios X.

Se a cavidade uterina apresentar aspecto de útero unicorno e, ao exame físico, for identificado apenas um colo uterino, ainda não é possível afastar a possibilidade de útero didelfo. É possível que exista um septo vaginal longitudinal acoplado à parede vaginal, o qual pode ser identificado deslizando-se o dilatador flexível pela parede da vagina de fora para dentro em 3 e 9 h.

Caso o septo seja confirmado, desinsuflar o balão do cateter utilizado, protegendo sua extremidade distal pelo tubo plástico de proteção para esse fim antes de colocá-lo na mesa de apoio.

Mantendo o espéculo aberto, colocar um segundo espéculo, para virgens, entre a parede vaginal e o septo uterino acoplado a esta parede (**Fig. 1-51 a 1-53**).

Muitas vezes é possível cateterizar o segundo colo uterino, que, em geral, apresenta dimensões menores que o primeiro colo estudado.

Caso não seja possível a cateterização do segundo colo uterino, os achados do exame físico devem ser minuciosamente descritos e o exame complementado com outros métodos de imagem.

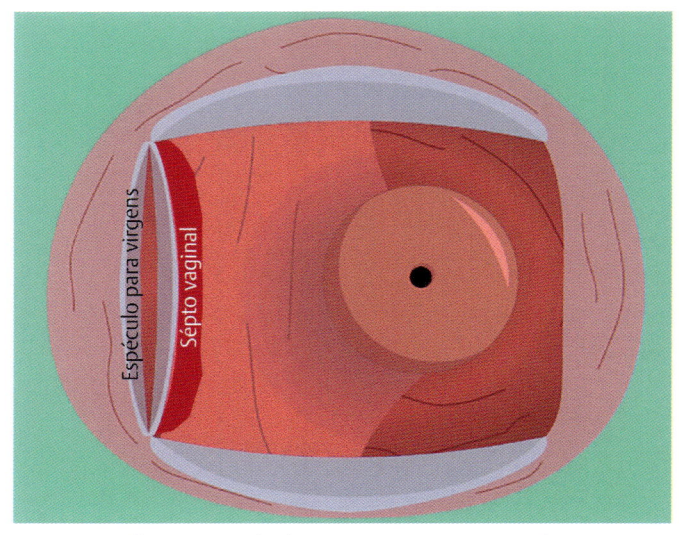

Fig. 1-52. Colocar um espéculo para virgens entre a parede uterina e o septo vaginal acoplado a ela.

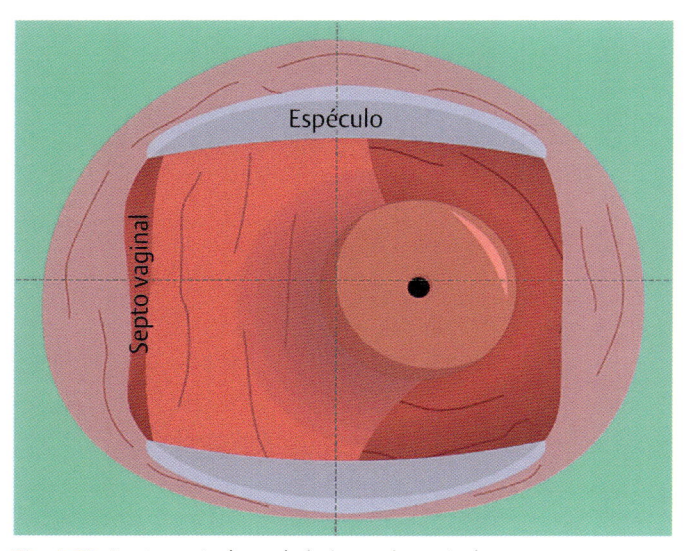

Fig. 1-51. Septo vaginal acoplado à parede vaginal.

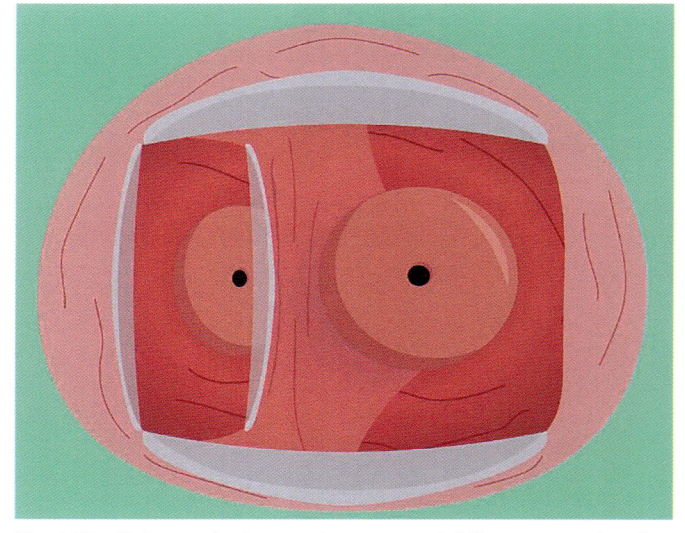

Fig. 1-53. Abrir o espéculo para virgens para visibilizar o segundo colo uterino.

Contratura da Cavidade Uterina

Nos casos de contratura da cavidade uterina que assume o aspecto em "bico de seio" **(Fig. 1-54)**, colocar a bolsa de água morna sobre a pelve por alguns minutos **(Fig. 1-55)**.

Com essa medida, a musculatura uterina tende a se descontrair, abrindo os óstios tubários, o que permite a passagem do meio de contraste para as tubas uterinas.

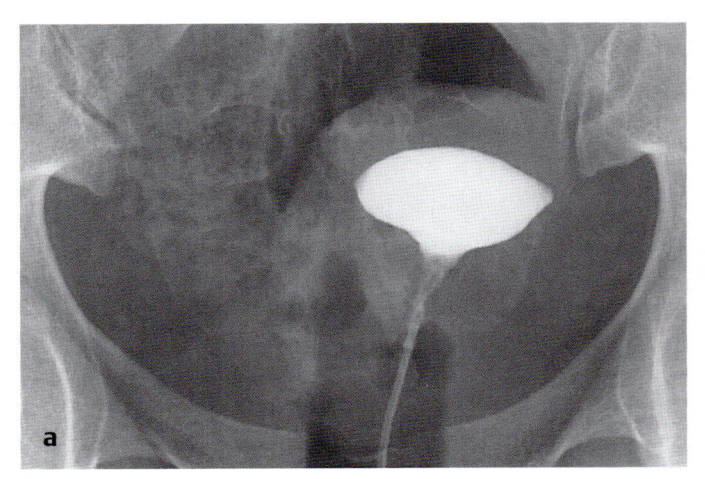

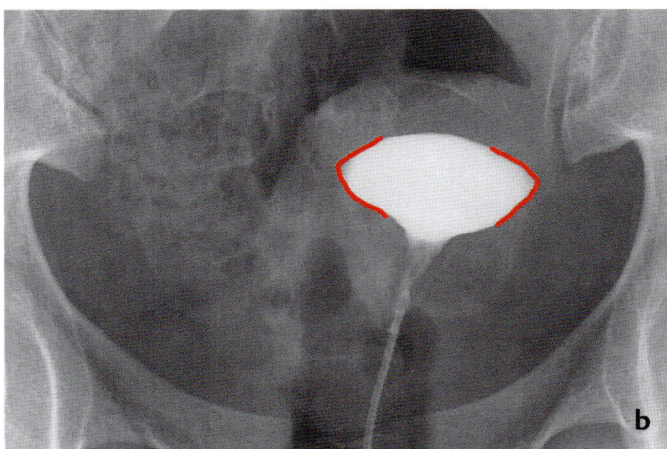

Fig. 1-54. Contratura da musculatura uterina dando à cavidade uterina aspecto em "bico de seio".

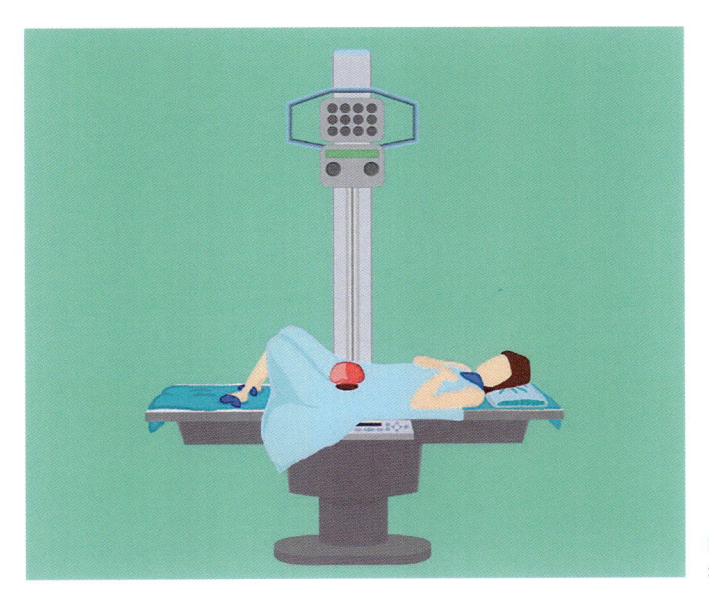

Fig. 1-55. Bolsa de água morna sobre a pelve.

CÁLCULO DO kV E DO mAs PARA AQUISIÇÃO DAS IMAGENS RADIOGRÁFICAS

Cálculo do kV

Inicialmente, tomar a espessura da área a ser estudada com o espessômetro, que é um instrumento utilizado para medir a espessura do paciente no trajeto do feixe radiológico.

A espessura deve ser multiplicada por 2 e somada à constante do equipamento.

Podemos considerar a constante de um equipamento (C) em condições ideais = 20.

$$\text{Espessura} \times 2 + C = kV$$

Cálculo do mAs

Há equipamentos que calculam automaticamente o mAs.

Quando é necessário, seu cálculo é obtido a partir do kV multiplicado pelo índice denominado de constante miliampérica regional (CMR).

A CMR segue os seguintes parâmetros:

- 1,0 para estruturas ósseas
- 0,8 para partes moles
- 0,05 para pulmão

$$kV \times CMR = mAs$$

Em histerossalpingografia, portanto: $kV \times 0,8 = mAs$

A dose de radiação absorvida nos exames de histerossalpingografia é de 1,2 a 23 mGy.

- Calcula-se que 1 minuto de fluoroscopia é igual a uma exposição radiológica.[7]
- Sequências filmadas produzem doses maiores – cerca de 50 mGy por minuto.[8,9]

Todas as técnicas utilizadas seguem rigorosamente as diretrizes internacionais de justificação, limitação e otimização das doses, sendo seguras e eficientes para um diagnóstico preciso e confiável.

CONTRASTE

Ao abordarmos esse tema, inicialmente é preciso esclarecer uma questão que surge com frequência.

"Qual a dose ideal de contraste a ser administrada no exame de histerossalpingografia?"

A dose administrada deve ser a menor possível para o estudo adequado do colo uterino, do istmo cervical, da cavidade uterina, das tubas uterinas e a peritonização do meio de contraste.

A dose deve ser ajustada para cada paciente. Em algumas pacientes, o exame pode ser realizado com apenas 2 mL de contraste, todavia há casos em que serão necessários até 50 mL de contraste ou ainda mais.

Na maior parte dos exames, menos de 10 ml de contraste são administrados.

O contraste pode promover irritação peritoneal em raros casos. Isso reforça o argumento de que é aconselhável utilizar a menor dose necessária para cada paciente.

Na nossa prática clínica, utilizamos contraste iodado hidrossolúvel de baixa osmolaridade, não iônico.

Podem ocorrer eventos alérgicos após a utilização do meio de contraste.

A maioria das reações alérgicas ao meio de contraste é de baixa gravidade e de natureza transitória, podendo ocorrer angioedema leve, prurido, rinite e espirros.

Os eventos alérgicos ocorrem em 5 a 15% dos pacientes quando são utilizados contrastes iodados iônico, de maior osmolaridade e de 0,2 a 3% quando são utilizados os iodados não iônico, de baixa osmolaridade.[10,11]

Reações mais graves como broncoespasmo e choque podem ocorrer. Em casos extremos pode ocorrer a morte na proporção 1/400.000 procedimentos realizados com contraste. As reações graves após uso de contraste em geral se manifestam precocemente, cerca de trinta minutos após sua administração, e, portanto, equipamentos de ressuscitação devem estar disponíveis de imediato.

Reações alérgicas tardias (em geral manifestações cutâneas) podem ocorrer até 7 dias após a administração do meio de contraste iodado, numa frequência de 0,16/1.000 para os contrastes de baixa osmolaridade (não iônico).

O risco de reações alérgicas é maior em pacientes com história prévia de reações alérgicas ao meio de contraste de natureza grave ou moderada, em pacientes asmáticos ou em pacientes com antecedentes de alergias a medicamentos e alimentos que necessitem de tratamento médico.

As reações alérgicas ao meio de contraste iodado podem ocorrer independentemente da via de administração e da dose administrada, inviabilizando a realização de testes cutâneos.[10]

Podem ser utilizados previamente anti-histamínicos ou glicocorticoides em pacientes com hipersensibilidade ao contraste e com maior risco de reações alérgicas, mas essa profilaxia não é 100% eficaz.[11]

O tratamento adequado das reações alérgicas deve ser instituído de acordo com sua gravidade.[12]

Em pacientes com antecedentes importantes de reações alérgicas ao iodo, o exame de histerossalpingografia pode ser realizado com gadolínio, agente paramagnético utilizado como meio de contraste nos exames de ressonância magnética, se a paciente não referir hipersensibilidade a essa droga.[13]

As imagens do exame realizado com gadolínio não têm a mesma definição do exame realizado com iodo, mas aportam informações importantes ao médico assistente (**Fig. 1-56**).

Com o uso do agente paramagnético (gadolínio), também é possível ocorrer reações alérgicas que podem ser mais ou menos intensas e mesmo fatais, não tendo relação com a dose administrada.

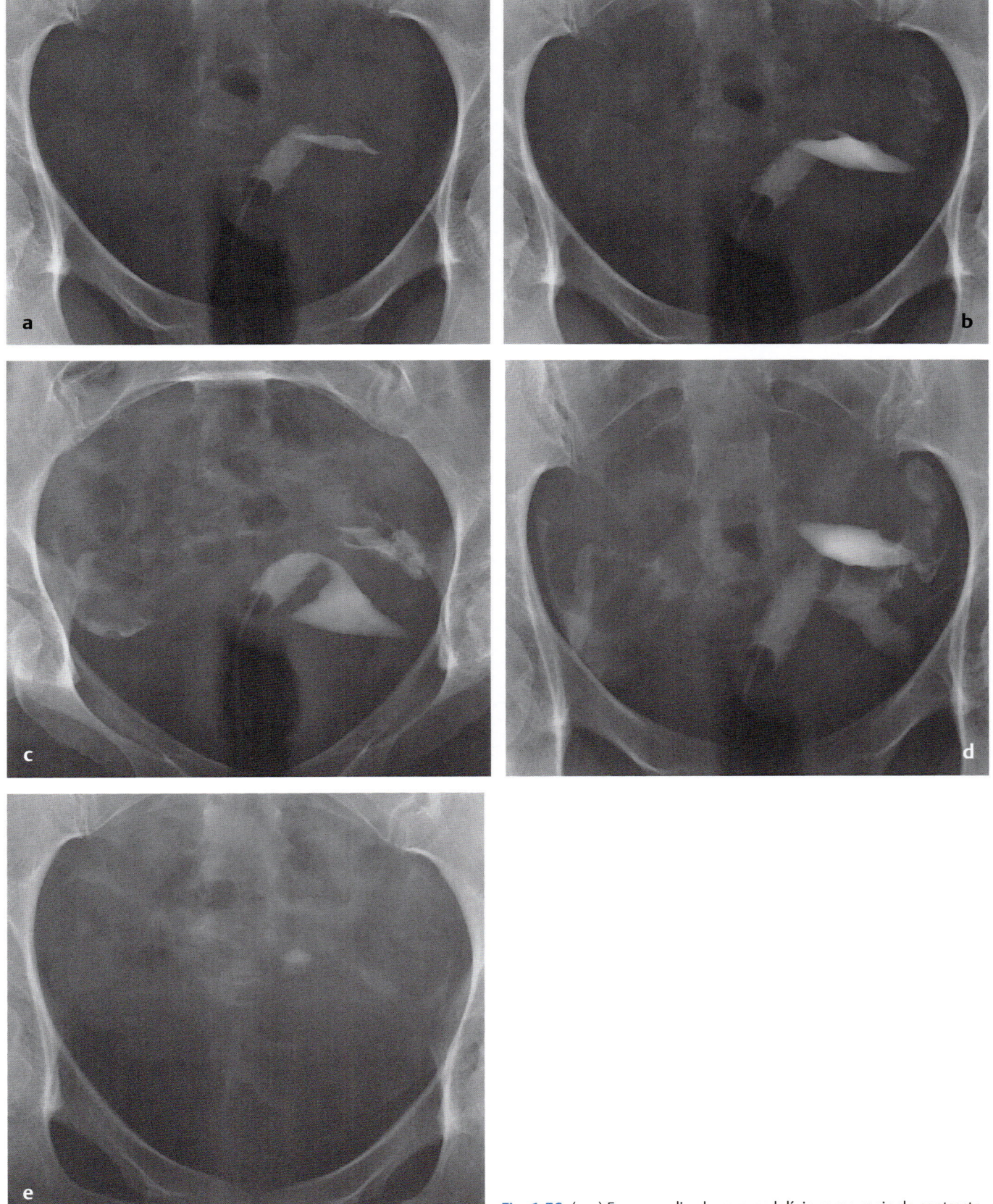

Fig. 1-56. (a-e) Exame realizado com gadolínio como meio de contraste.

REFERÊNCIAS BIBLIOGRÁFICAS

1. Simpson WL Jr, Beitia LG, Mester J. Hysterosalpingography: a reemerging study. Radiographics 2006 Mar-Apr;26(2):419-31.
2. Chang MC, Shim JJ. Venous intravasation: a potential pitfall of confirmatory hysterosalpingogram following essure hysteroscopic sterilization. J Radiol Case Rep 2012 Sep;6(9):18-22.
3. Sancho RB, Monte RS. Esterilidad e infertilidad feminina. Diagnóstico clinico y radiológico. 1ª ed. Barcelona: Editorial JIMS; 1976. pág 1 e pág 5.
4. Hernández JA, Pineda R, Granados Palacio LF. Hysterosalpingography: technique, findings and results from our experience. Barcelona/ES; 2014.
5. Grimbizis GF, Gordts S, Di Spiezio Sardo A, Brucker S, De Angelis C, Gergolet M, et al. The ESHRE/ESGE consensus on the classification of female genital tract congenital anomalies. Hum Reprod 2013 Aug;28(8):2032-44.
6. Grimbizis GF, Di Spiezio Sardo A, Saravelos SH, Gordts S, Exacoustos C, Van Schoubroeck D, et al. The Thessaloniki ESHRE/ESGE consensus on diagnosis of female genital anomalies. Gynecol Surg 2016;13:1-16.
7. Ruiz R. Aprenda nesse artigo como realizar o cálculo de KV e MAS de forma correta. Radiologia na palma da mão [Internet]. [acesso em 17 nov 2018]. Disponível em: https://radiologianapalmadamao.com.br/2018/04/14/calculo-de-kv-e-mas/
8. Pereira WS, Kelecom A, Pereira JR. Comparação entre a norma brasileira de radioproteção e a recomendação da International Commission on Radiological Protection. Braz J Rad Sci 2015;3(2). [acesso em 21 jan 2019]. Disponível em: https://www.bjrs.org.br/revista/index.php/REVISTA/article/view/3/56.
9. Val FL. Manual de técnica radiográfica. Barueri: Manole; 2006.
10. American College of Radiology. ACR Manual on contrast media. Version 10.3 Washington (DC): ACR; 2018. [acesso em 12 mar 2019]. Disponível em: https://www.acr.org/-/media/ACR/Files/Clinical-Resources/Contrast_Media.pdf.
11. Pasternak JJ, Williamson EE. Clinical pharmacology, uses, and adverse reactions of iodinated contrast agents: a primer for the non-radiologist. Mayo Clin Proc 2012 Apr;87(4):390-402.
12. European Society of Urogenital Radiology. ESUR guidelines on contrast media. Austria: 2018. [citado em 12 mar 2019]. Disponível em: http://www.esur.org/guidelines/pt/index.php#a.
13. Noorhasan D, Heard MJ. Gadolinium radiologic contrast is a useful alternative for hysterosalpingography in patients with iodine allergy. Fertil Steril 2005 Dec;84(6):1744.

COMO INTERPRETAR O EXAME DE HISTEROSSALPINGOGRAFIA

CAPÍTULO 2

COMO INTERPRETAR

Com o exame de histerossalpingografia é possível estudar o colo uterino, o istmo cervical, a cavidade uterina e as tubas uterinas **(Fig. 2-1)**.

É aconselhável montar um roteiro para interpretar corretamente um exame de imagens minimizando a possibilidade de pequenas lesões passarem despercebidas.

Um roteiro a seguir:

- Radiografia simples;
- Estudo do colo uterino e do istmo cervical;
- Estudo da cavidade uterina;
- Estudo das tubas uterinas;
  - Segmento intersticial ou intramural;
  - Segmento ístmico;
  - Segmento ampular;
- Peritonização do meio de contraste.

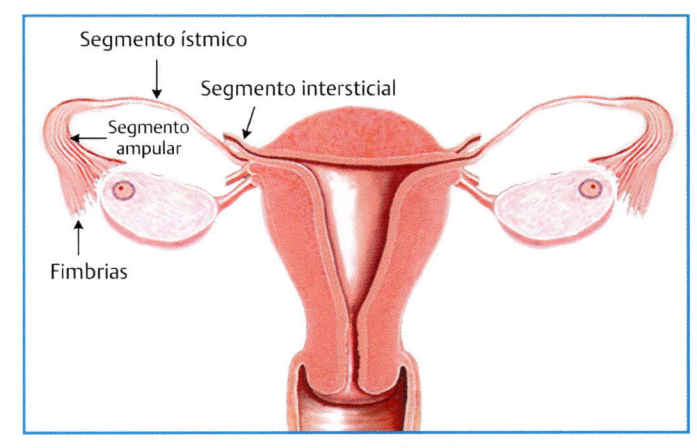

Fig. 2-1. Figura esquemática do útero e das tubas uterinas.

HISTEROSSALPINGOGRAFIA NORMAL

As Figuras 2-2 a 2-4 são exames com padrão normal.

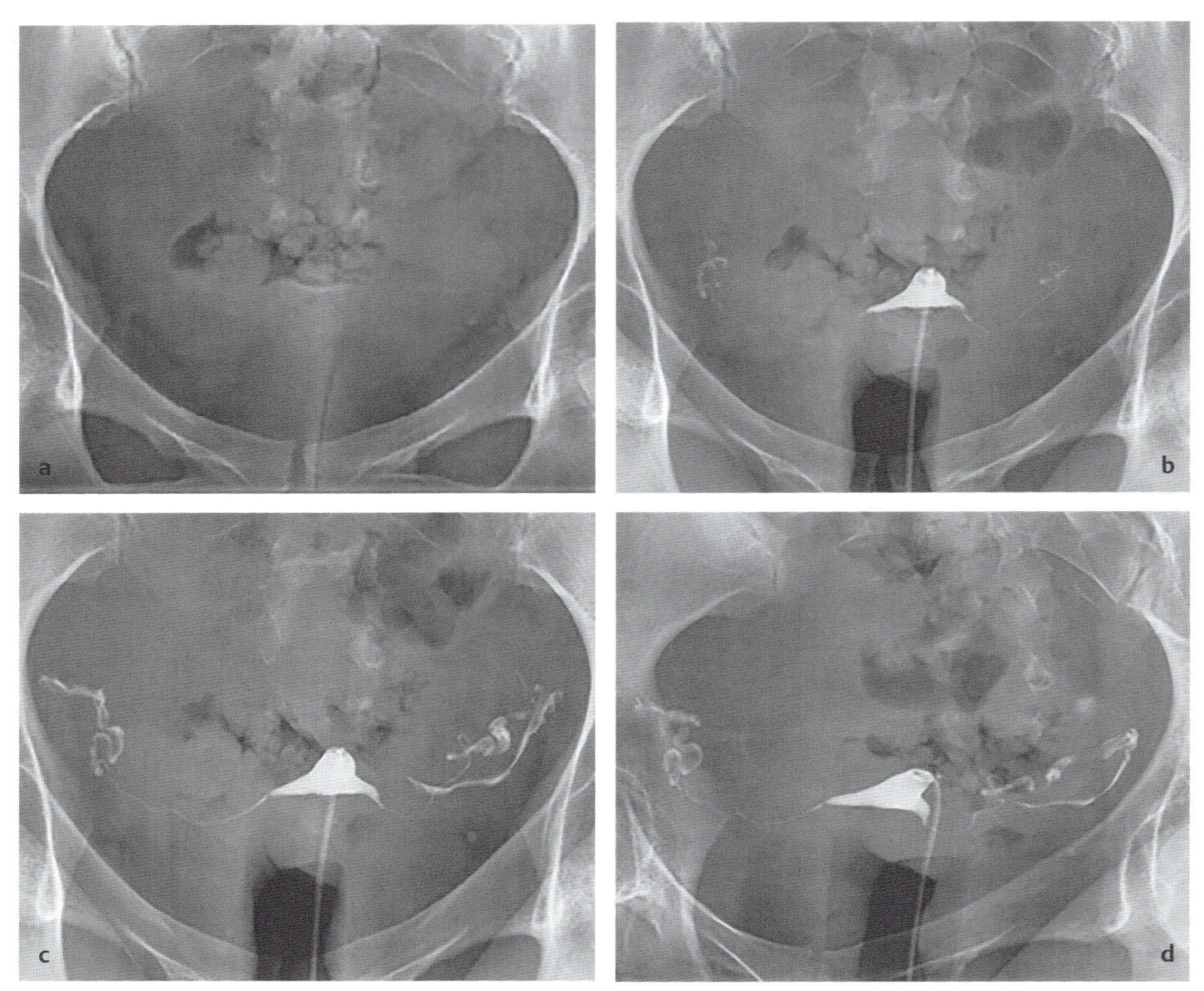

Fig. 2-2. (a-h) Exame 1. *(Continua.)*

COMO INTERPRETAR O EXAME DE HISTEROSSALPINGOGRAFIA 27

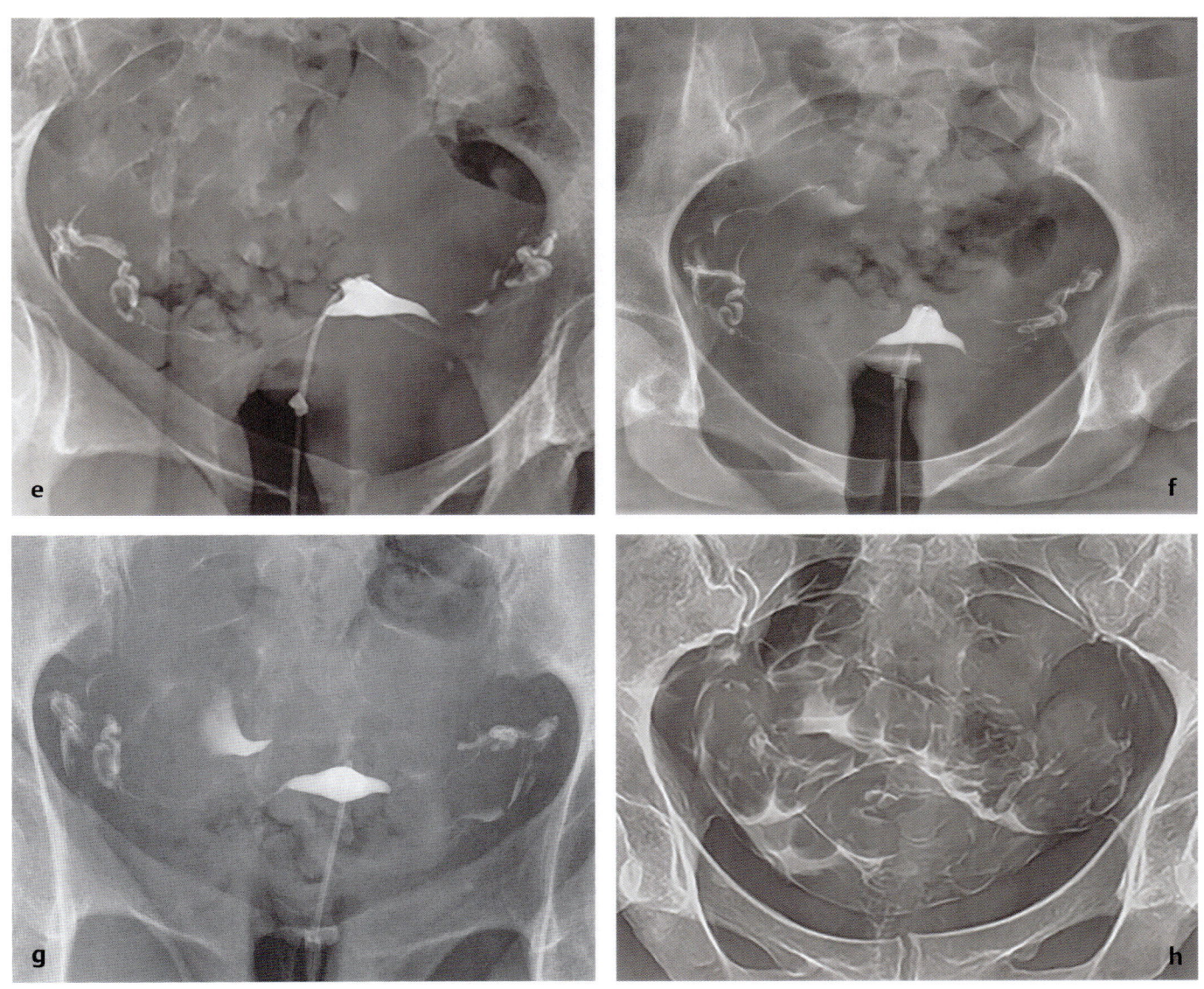

Fig. 2-2. *(Cont.)*

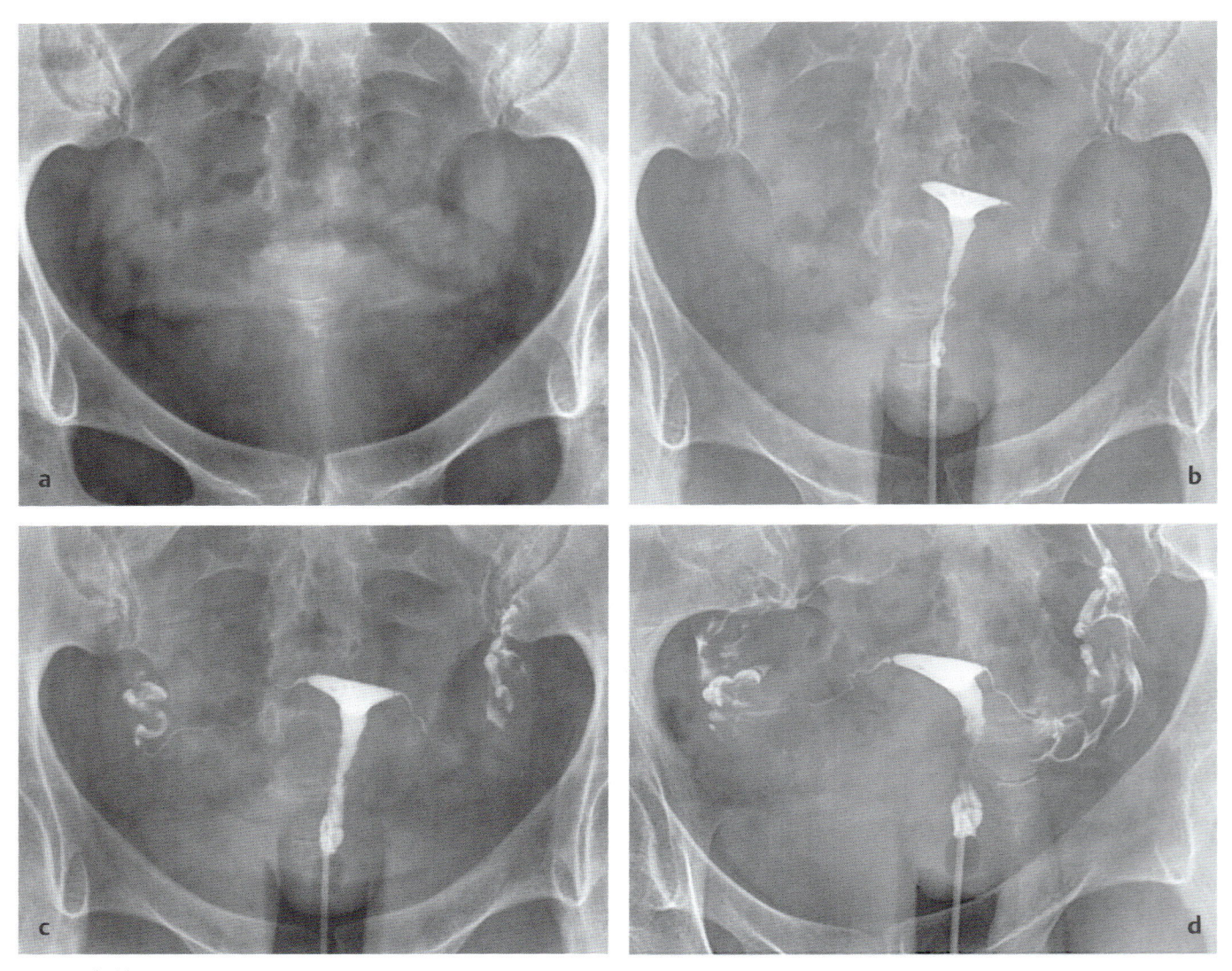

Fig. 2-3. (a-h) Exame 2

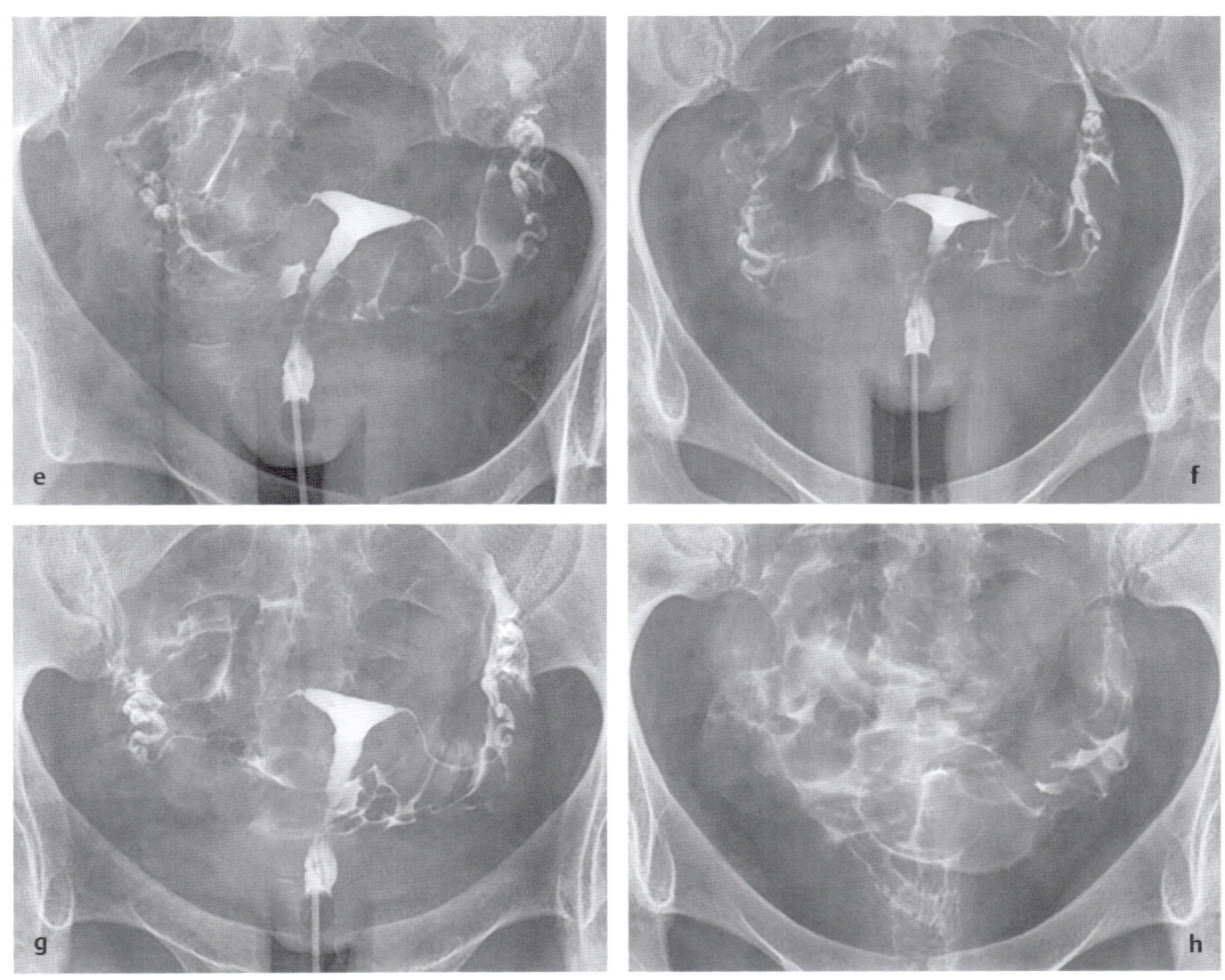

Fig. 2-3. *(Cont.)*

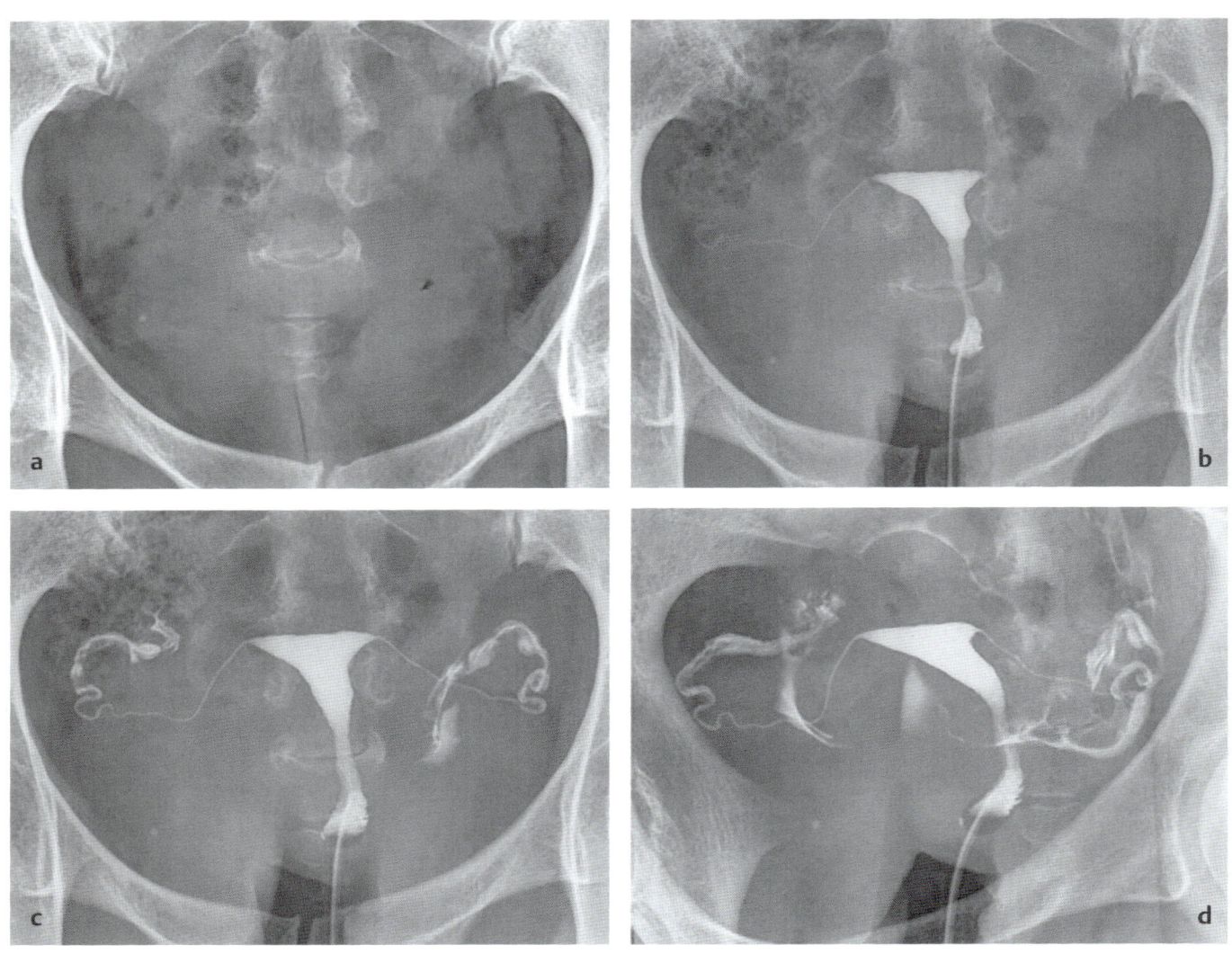

Fig. 2-4. (a-h) Exame 3.

COMO INTERPRETAR O EXAME DE HISTEROSSALPINGOGRAFIA

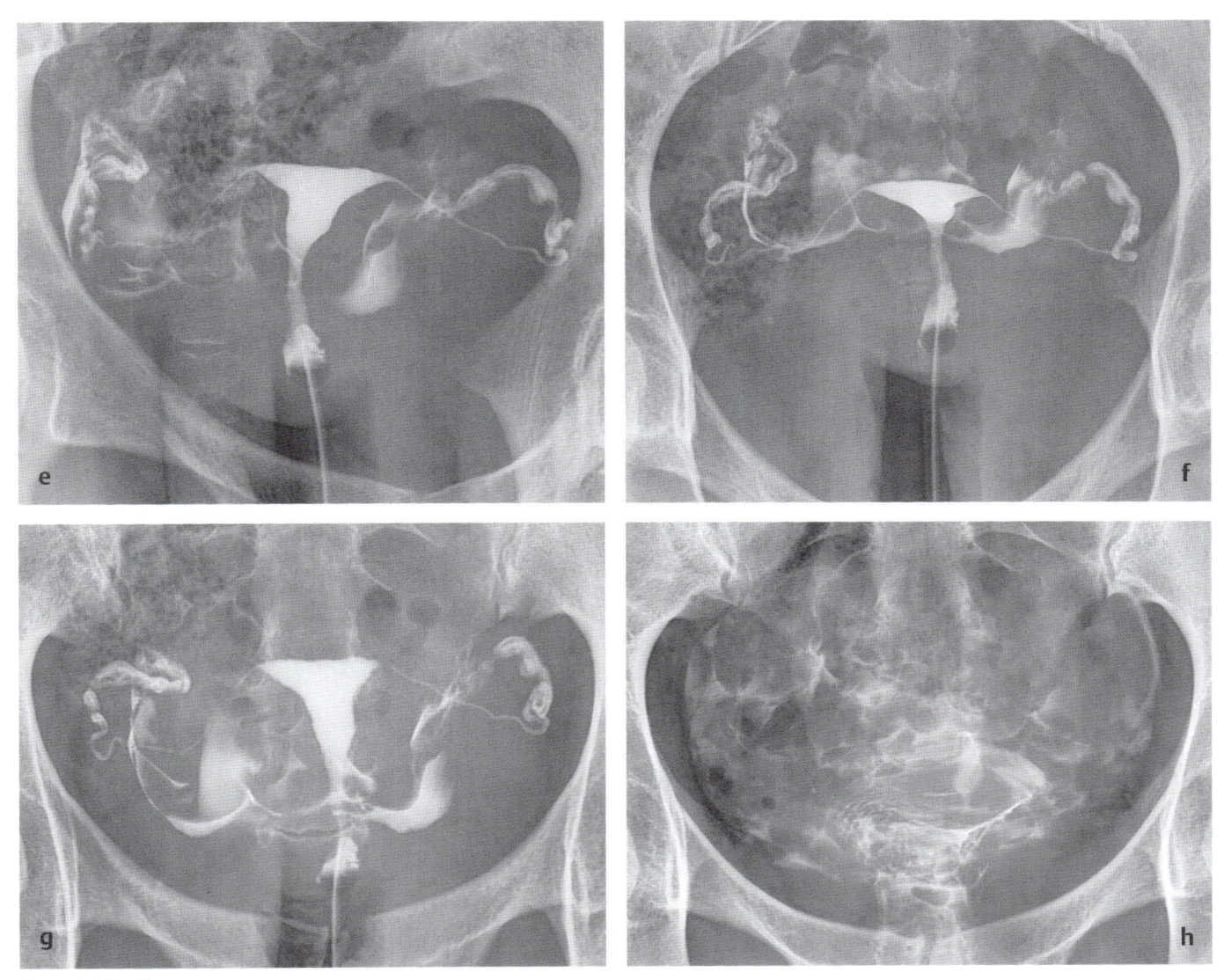

Fig. 2-4. *(Cont.)*

COLO UTERINO E ISTMO CERVICAL NORMAIS

O colo uterino é uma estrutura cilíndrica que protrui para o terço proximal da vagina. Pode apresentar contorno liso ou irregular, dado pelas pregas palmadas, que são frequentemente visíveis em nulíparas.[1]

O istmo cervical comunica o colo uterino com a cavidade uterina.

Seu diâmetro, segundo Palmer, pode variar de 4,0 a 5,0 mm na fase folicular e de 2,0 a 3,0 mm na fase luteínica.[1,2] Como o exame de histerossalpingografia é realizado na primeira fase do ciclo menstrual, podemos considerar como diâmetro máximo do istmo cervical 5,0 mm.

O istmo cervical, que tem como limite superior o orifício interno, pode-se apresentar como uma área bem definida de estreitamento ou como uma estrutura cilíndrica que pode ser curta ou longa.[2]

As alterações encontradas no colo uterino e no istmo cervical podem ser congênitas, mais raras, ou adquiridas.

Pregas Palmadas do Colo Uterino (Figs. 2-5 e 2-6)

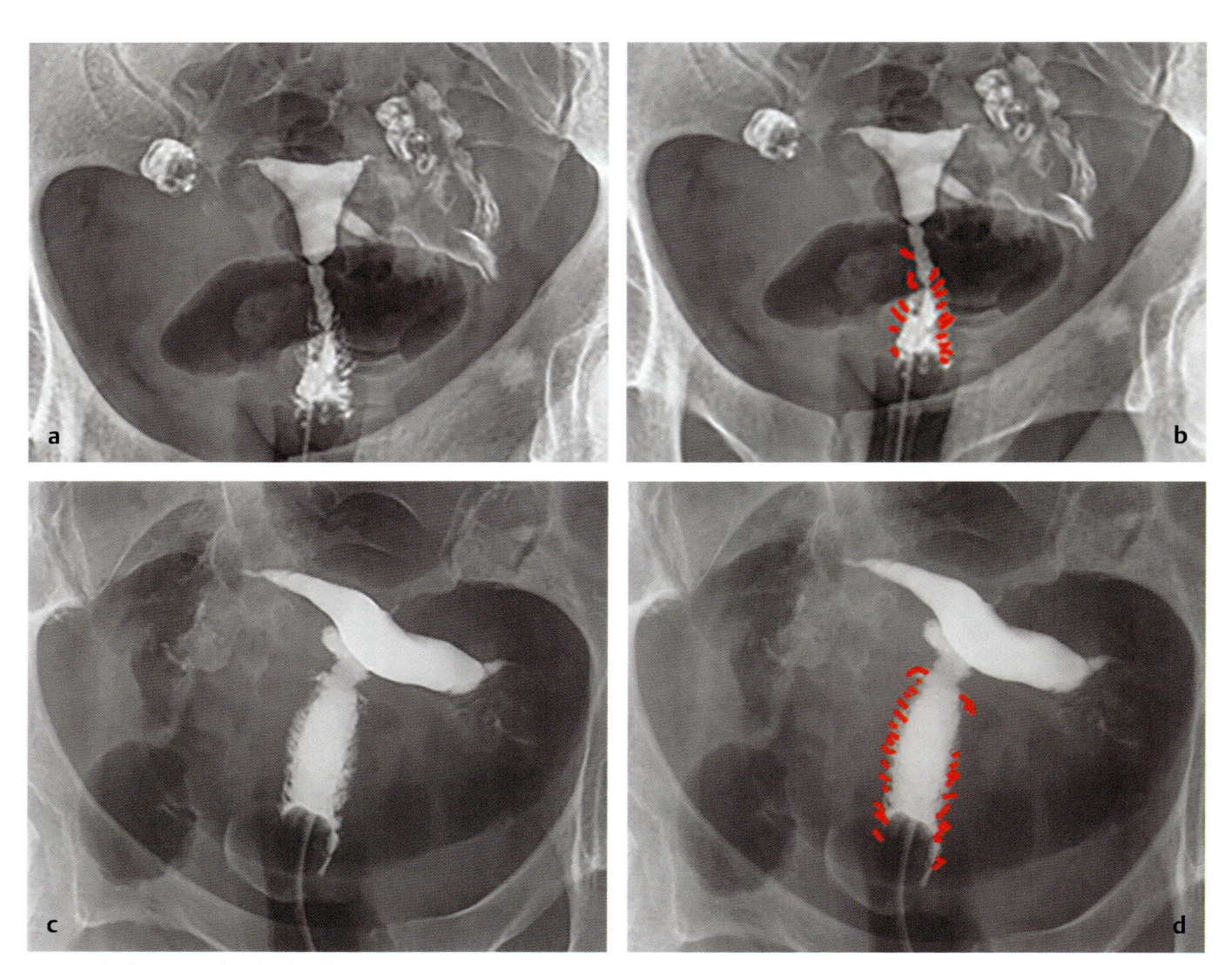

Fig. 2-5. (a-d) Pregas palmadas do colo uterino.

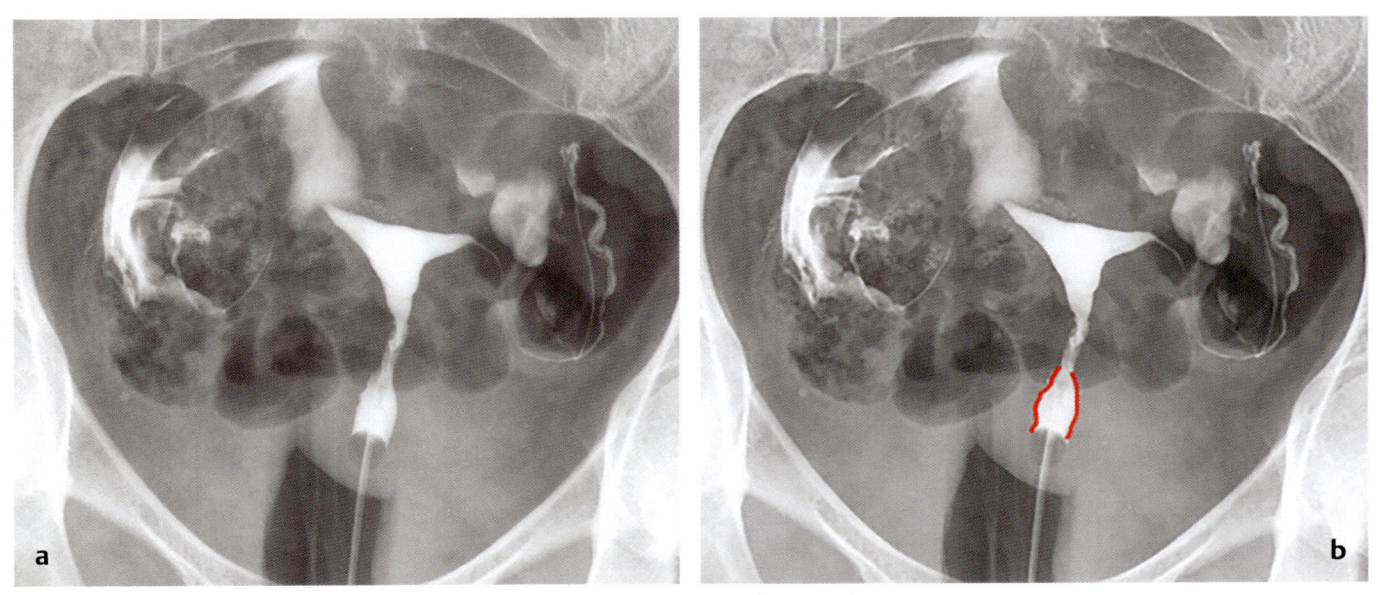

Fig. 2-6. (a, b) Pregas palmadas menos evidentes, conferindo um aspecto mais "liso" ao colo uterino.

Glândulas Proeminentes do Colo Uterino

Consideradas variantes da normalidade. São evidenciadas predominantemente na porção proximal do colo uterino como imagens de adição que se opacificam pelo meio de contraste **(Figs. 2-7 e 2-8)**.[1,3]

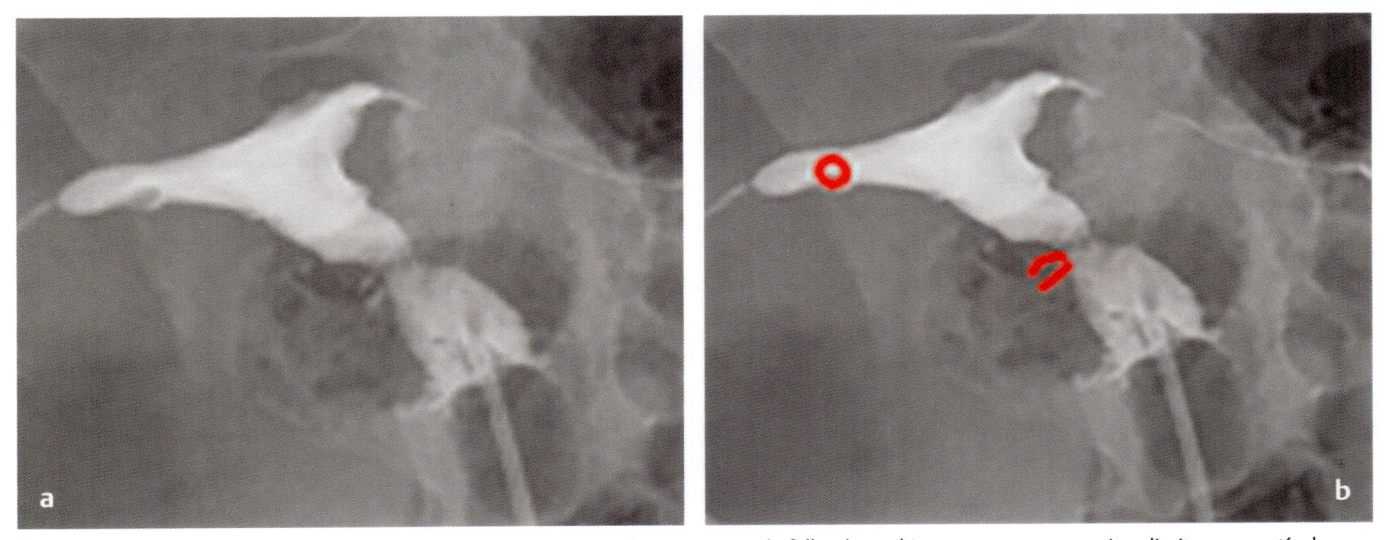

Fig. 2-7. (a, b) Glândulas proeminentes do colo uterino. Notar também imagem de falha de enchimento no corno uterino direito, compatível com pólipo endometrial.

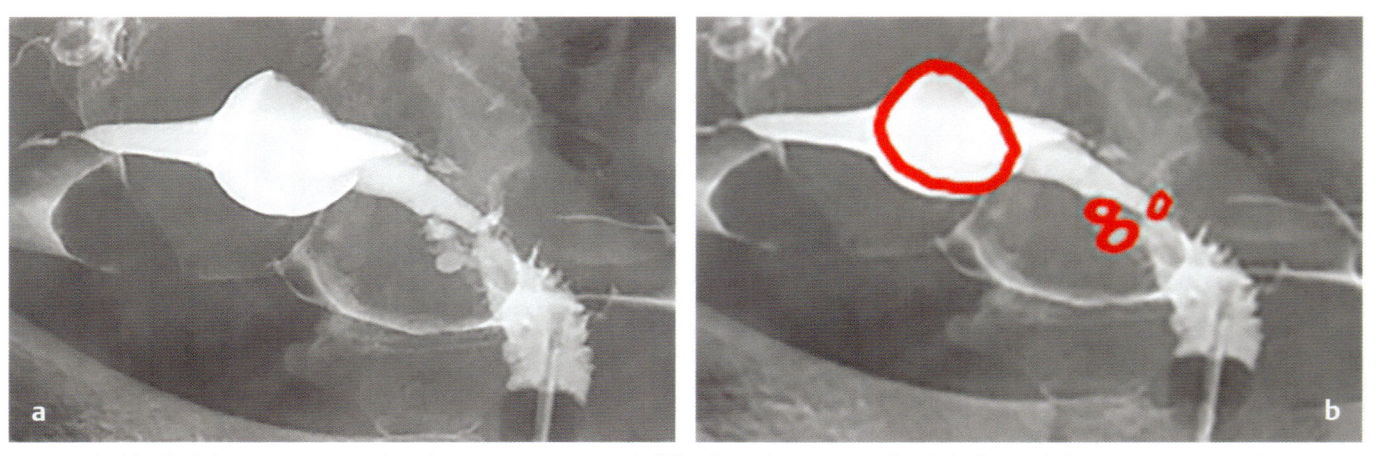

Fig. 2-8. (a, b) Glândulas proeminentes do colo uterino. A imagem de falha de enchimento arredondada da cavidade uterina corresponde a mioma em componente submucoso.

Muco Endocervical

A presença de muco no canal cervical pode simular lesões endocervicais. Caracteriza-se por imagens de falhas de enchimento, todavia sua forma muda ao longo do exame, o que não ocorre com as lesões endocervicais verdadeiras (**Fig. 2-9 e 2-10**).

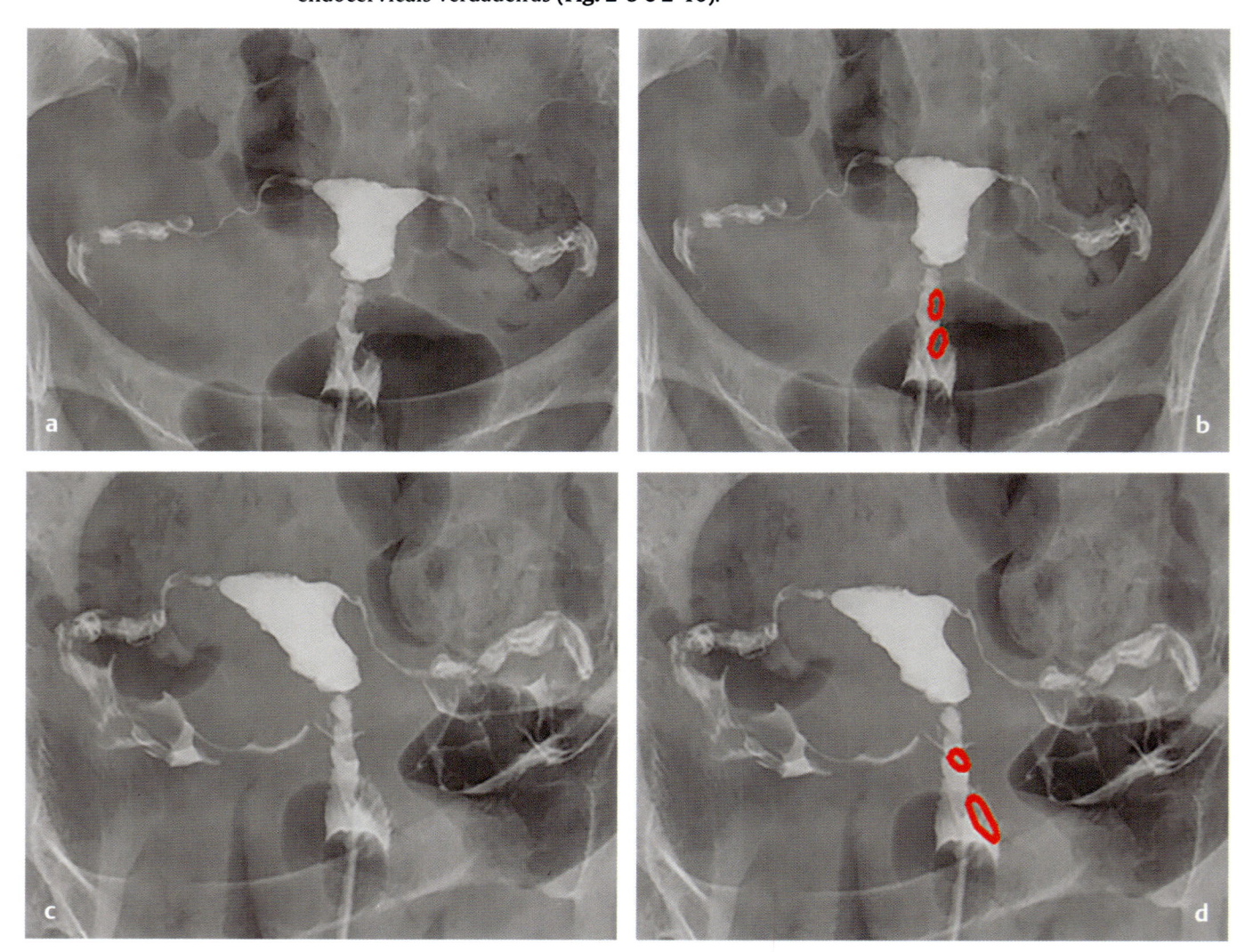

Fig. 2-9. (a, b) Imagens radioluzentes do colo uterino. (c, d) Com alterações de seu formato, configurando muco cervical.

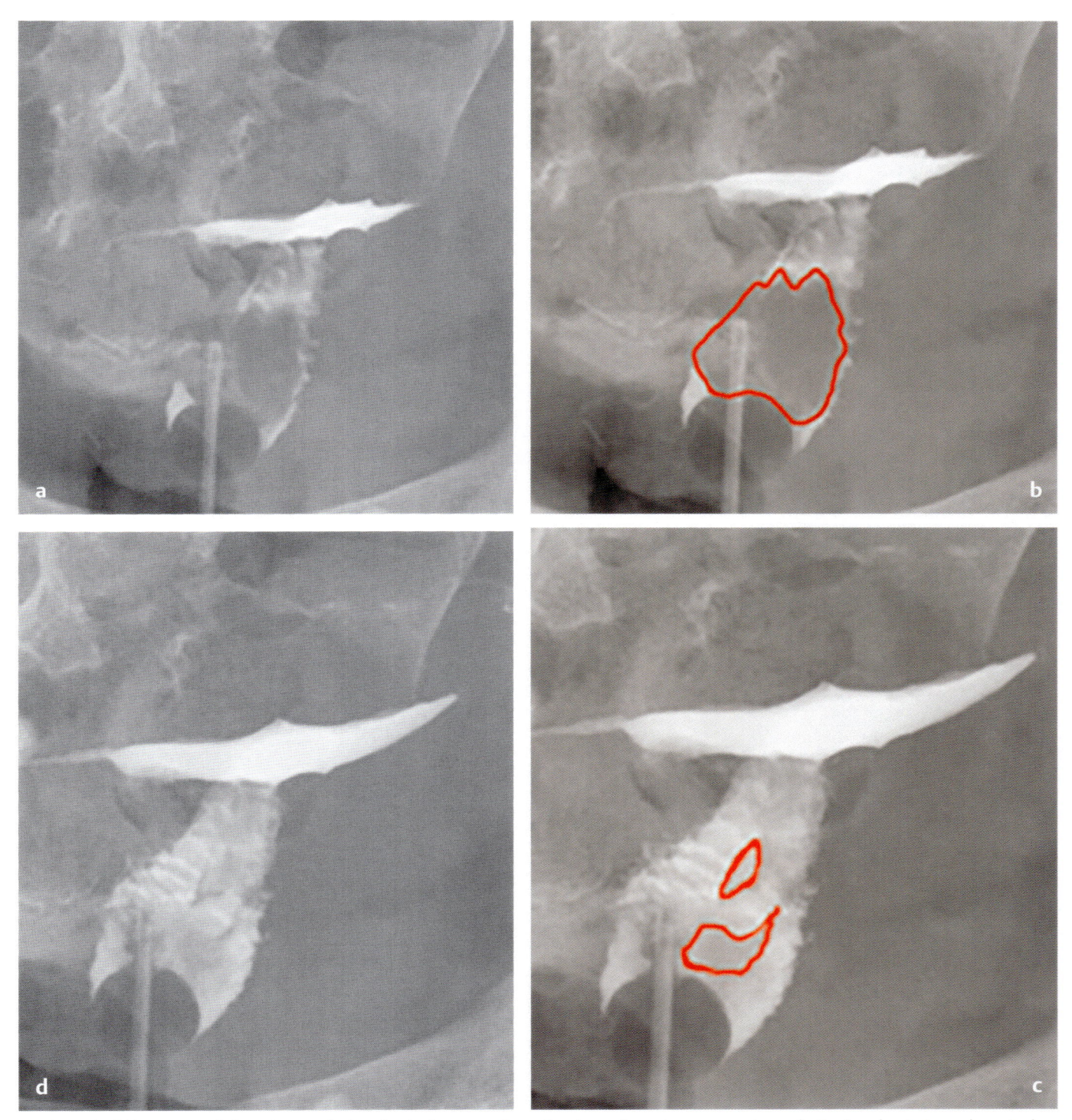

COMO INTERPRETAR O EXAME DE HISTEROSSALPINGOGRAFIA

Fig. 2-10. (**a**, **b**) Imagem radioluzente amorfa do colo uterino, com alterações de seu formato com a maior repleção do colo uterino pelo meio de contraste (**c**, **d**) configurando muco endocervical.

As Figuras 2-11 a 2-14 exemplificam aspectos normais do istmo cervical.

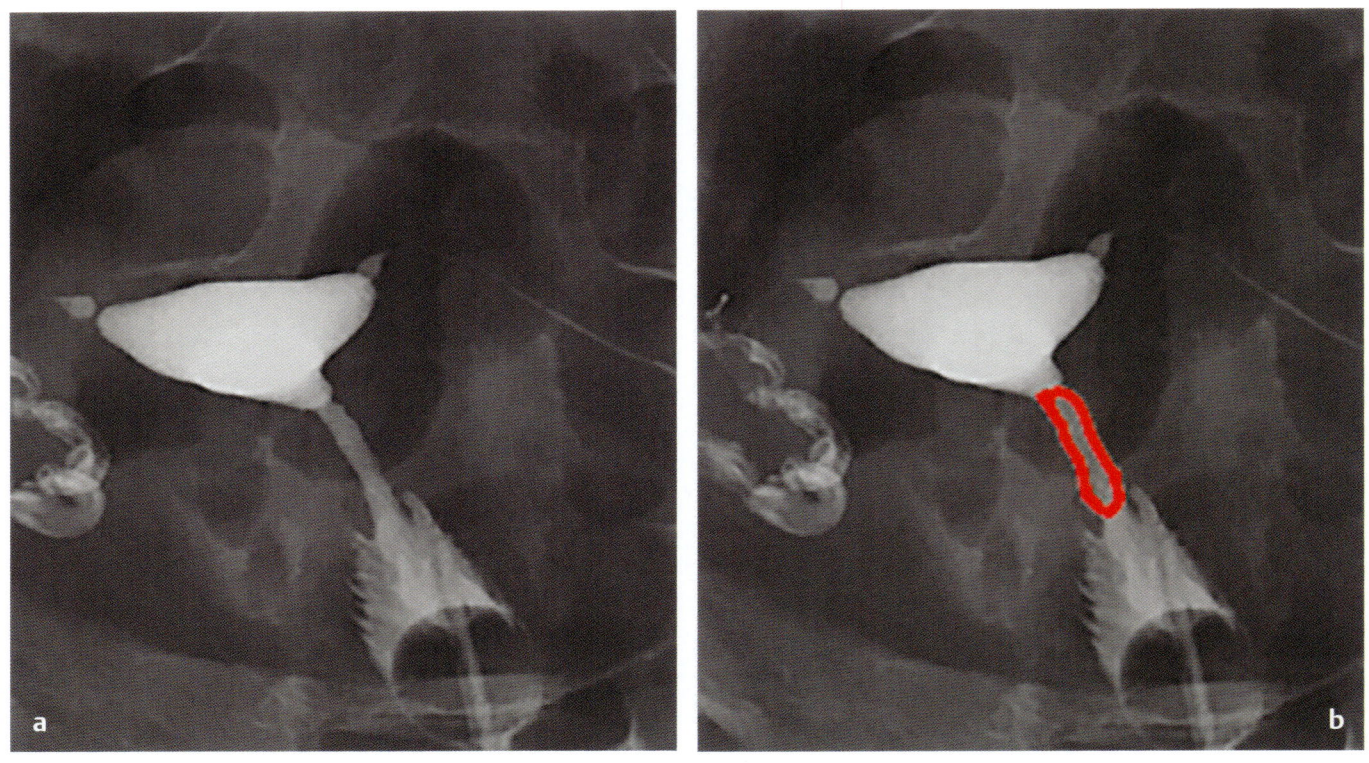

Fig. 2-11. (**a**, **b**) Istmo cervical longo e com diâmetro normal.

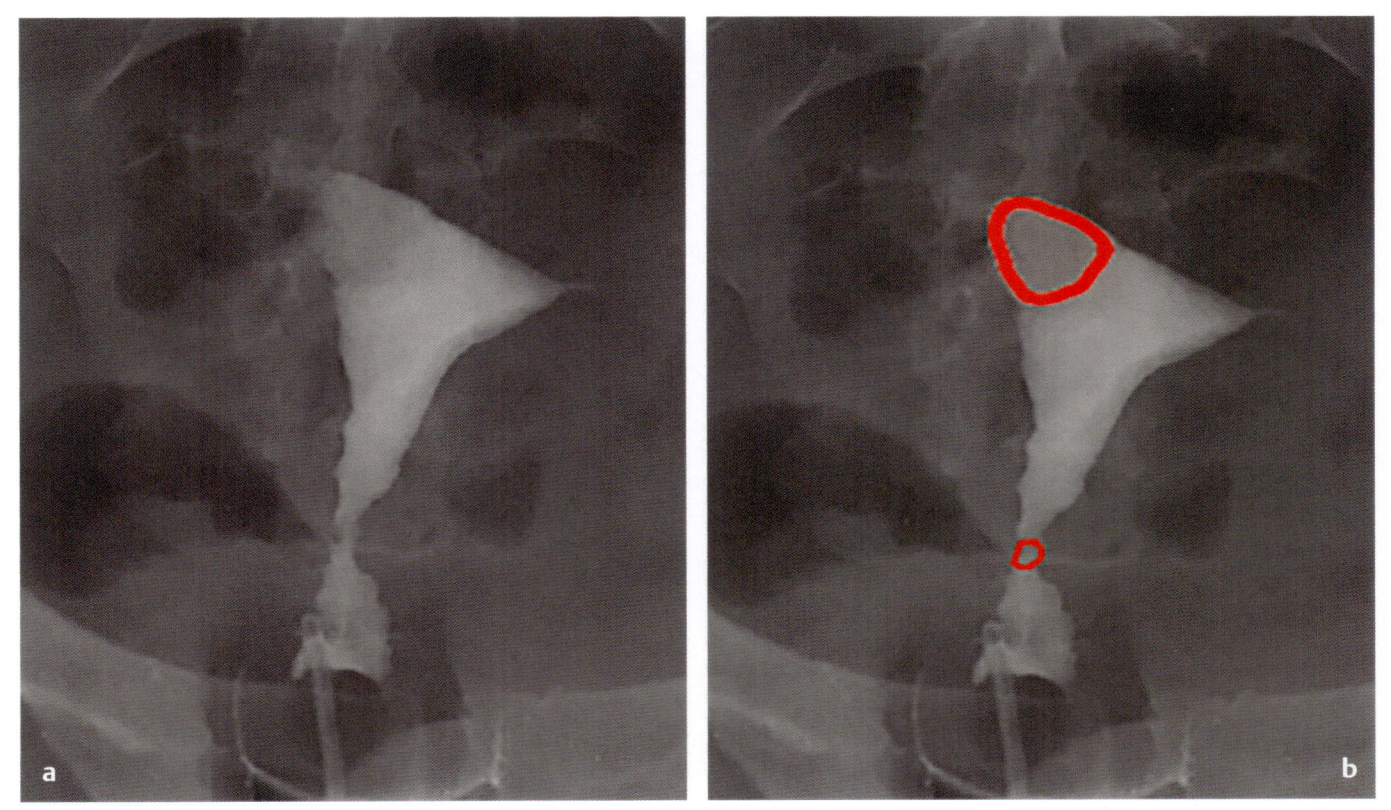

COMO INTERPRETAR O EXAME DE HISTEROSSALPINGOGRAFIA 37

Fig. 2-12. (a, b) Istmo cervical curto e com diâmetro normal. Notar a falha de enchimento do corno uterino direito, compatível com mioma com componente submucoso.

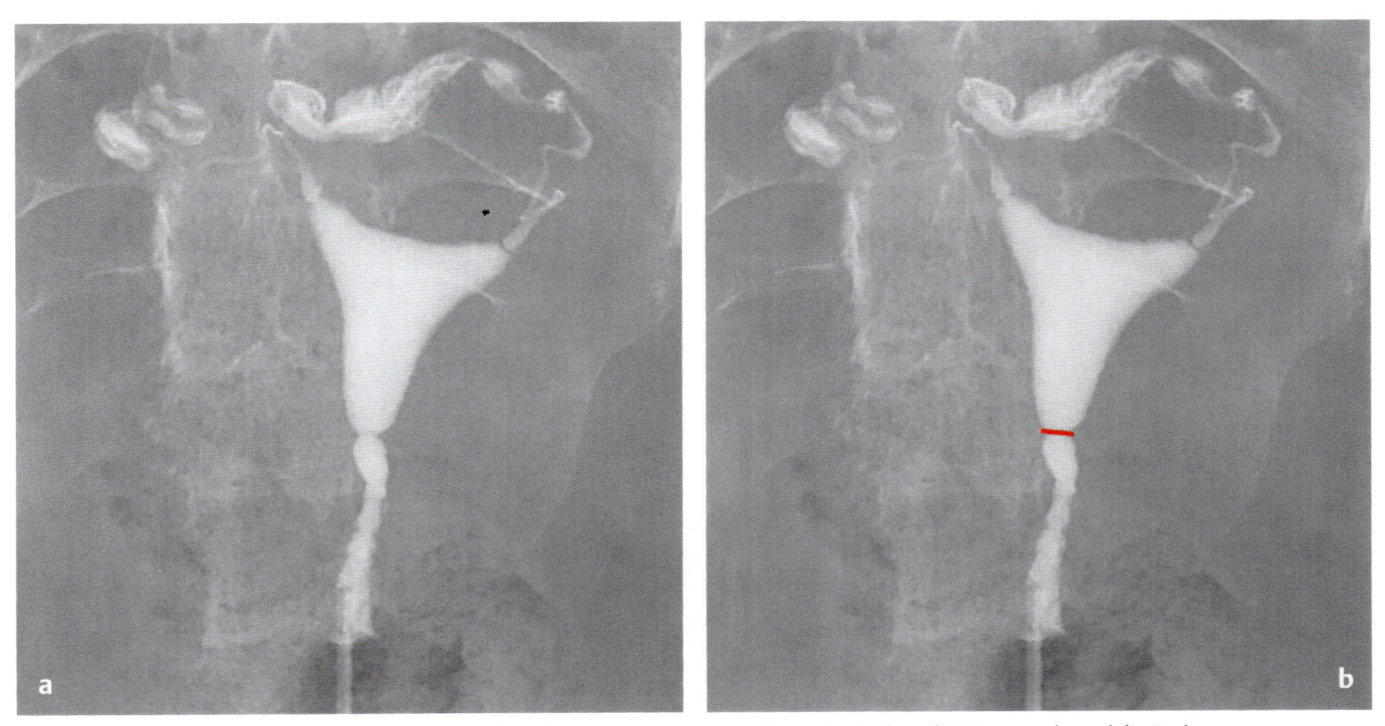

Fig. 2-13. (a, b) Istmo cervical com diâmetro normal tendo sua porção superior, denominada de orifício interno, bem delimitada.

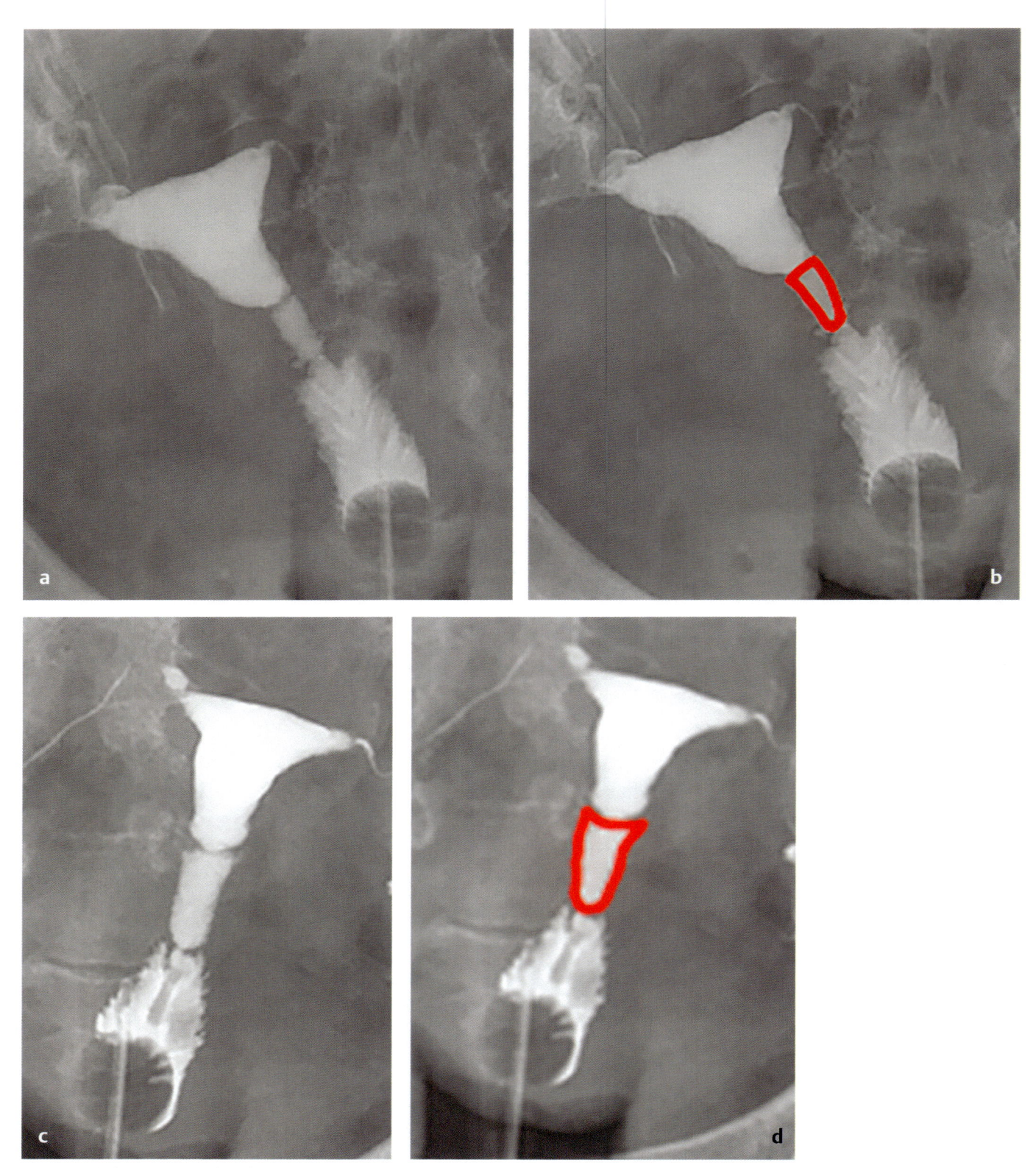

Fig. 2-14. (a-f) Istmo cervical em banda. *(Continua.)*

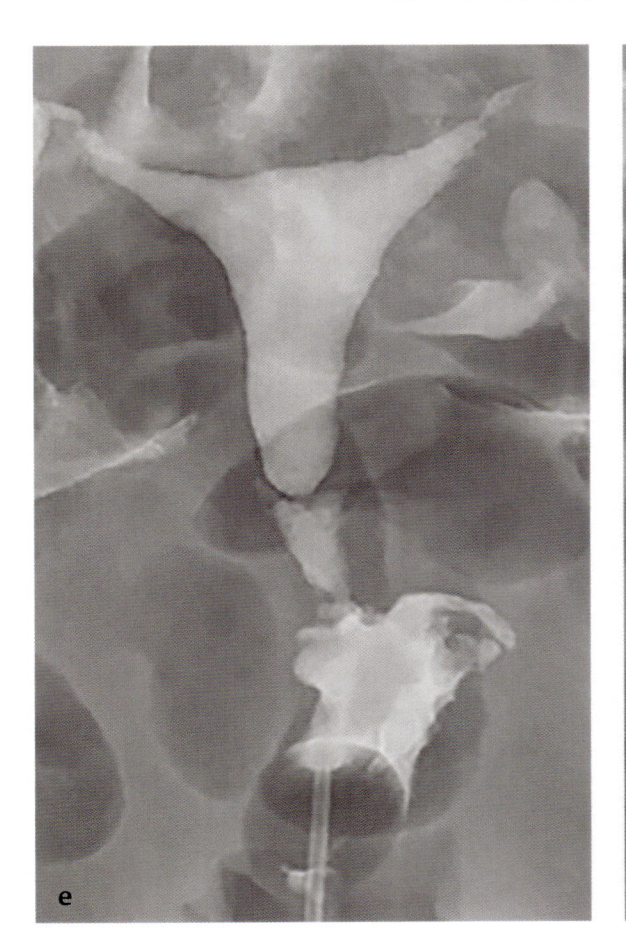

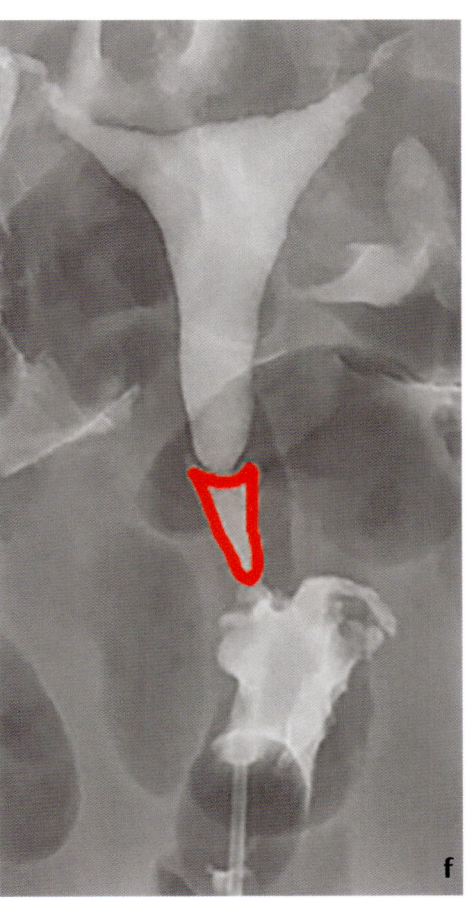

Fig. 2-14. (Cont.)

Cavidade Uterina Normal

A cavidade uterina é uma estrutura triangular que normalmente assemelha-se a um triângulo equilátero, mas pode ser também, mais alongada (**Figs. 2-15 e 2-16**).

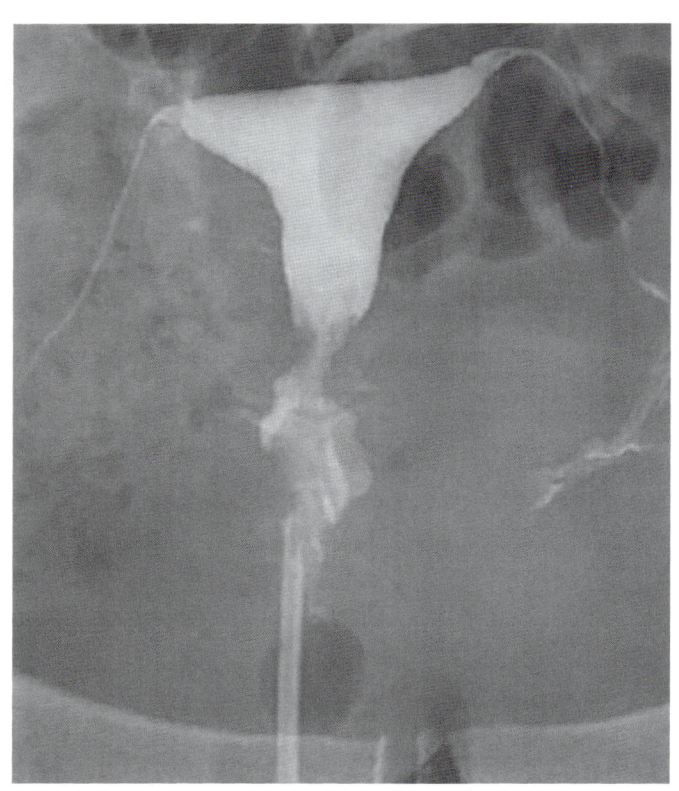

Fig. 2-15. Cavidade uterina em forma de triângulo equilátero.

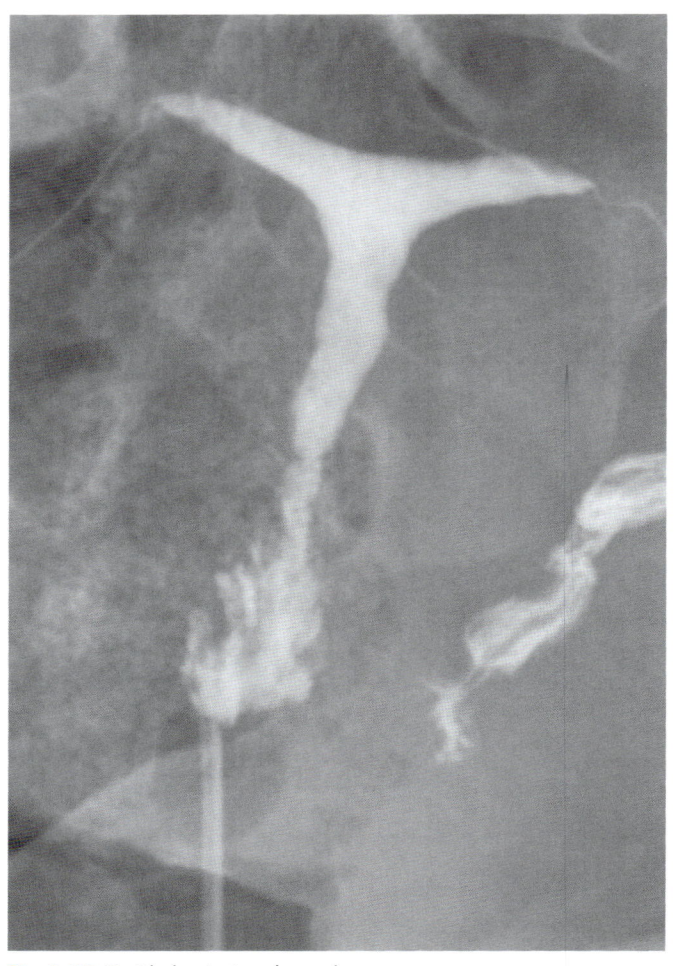

Fig. 2-16. Cavidade uterina alongada.

TUBAS UTERINAS NORMAIS

As tubas uterinas, também conhecidas como ovidutos ou tubas de Falópio, são estruturas tubulares que comunicam a cavidade uterina com os ovários (**Fig. 2-17**). A extensão das tubas uterinas pode variar de 7 a 14 cm[4] e seu diâmetro entre 0,5 e 1,2 cm. Elas são a causa da infertilidade em 30% das mulheres.[5] São supridas por ramos das artérias uterinas e ovarianas, com drenagem linfática para as cadeias ilíacas internas e externas, bem como para linfonodos ilíacos.

As tubas uterinas apresentam três segmentos que podem ser estudados radiologicamente: o segmento intersticial ou intramural com aspecto triangular e envolto pela musculatura uterina, o segmento ístmico mais longo e mais estreito e o ampular mais largo e que está ligado às fímbrias que não são visibilizadas à histerossalpingografia.[6]

As tubas uterinas apresentam uma camada interna composta pela mucosa, uma camada média muscular que é mais espessa no segmento instersticial e menos espessa no segmento ampular, e uma camada serosa mais externa.

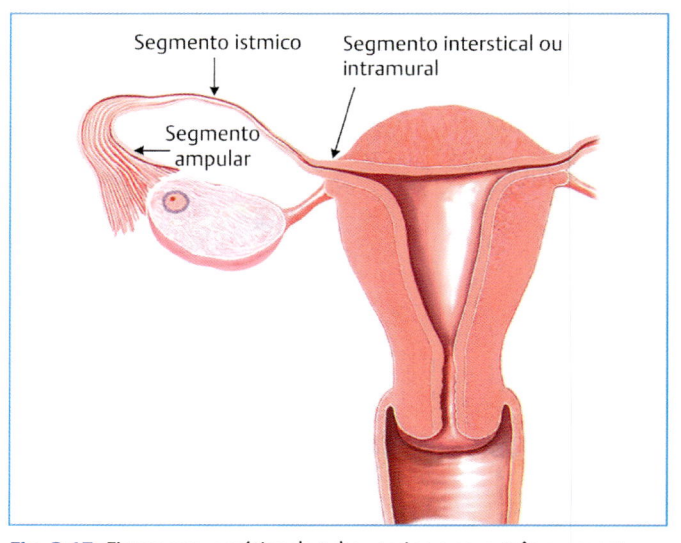

Fig. 2-17. Figura esquemática da tuba uterina e seus três segmentos que podem ser estudados à histerossalpingografia.

No segmento ampular, são identificadas as pregas longitudinais que são pregas paralelas separadas por sulcos que se tornam mais numerosas e espessas em sua porção distal. As pregas longitudinais são carcterizadas à histerossalpingografia por imagens radioluzentes lineares, sendo constituídas por células colunares cilíndricas (25%) e por células secretoras (60%) que produzem o fluido tubário. O estrogênio aumenta a altura e a atividade das células secretoras, e a progesterona, seu número. As pregas longitudinais apresentam, também, estruturas vasculares e lacunas linfáticas que são menos numerosas e profundas quanto mais próximas do segmento ístmico.[7] Acredita-se que o fluido tubário seja formado por transudação seletiva do sangue e secreção ativa das células de revestimento epitelial. Cerca de 1 a 3 mL de fluido tubário são produzidos a cada 24 h e sua produção aumenta no período ovulatório.[8] As pregas mucosas participam com as fímbrias na captação, transporte e fertilização dos oócitos, na capacitação espermática e no desenvolvimento embrionário.[5]

Segmento Intersticial ou Intramural

Apresenta forma triangular, com a base voltada para o corno uterino e o ápice em contiguidade com o segmento ístmico. A imagem transversa linear radioluzente identificada entre o corno uterino e o segmento intersticial é anatômica e corresponde à transição entre o epitélio uterino e o epitélio tubário (**Fig. 2-18**).[9,10]

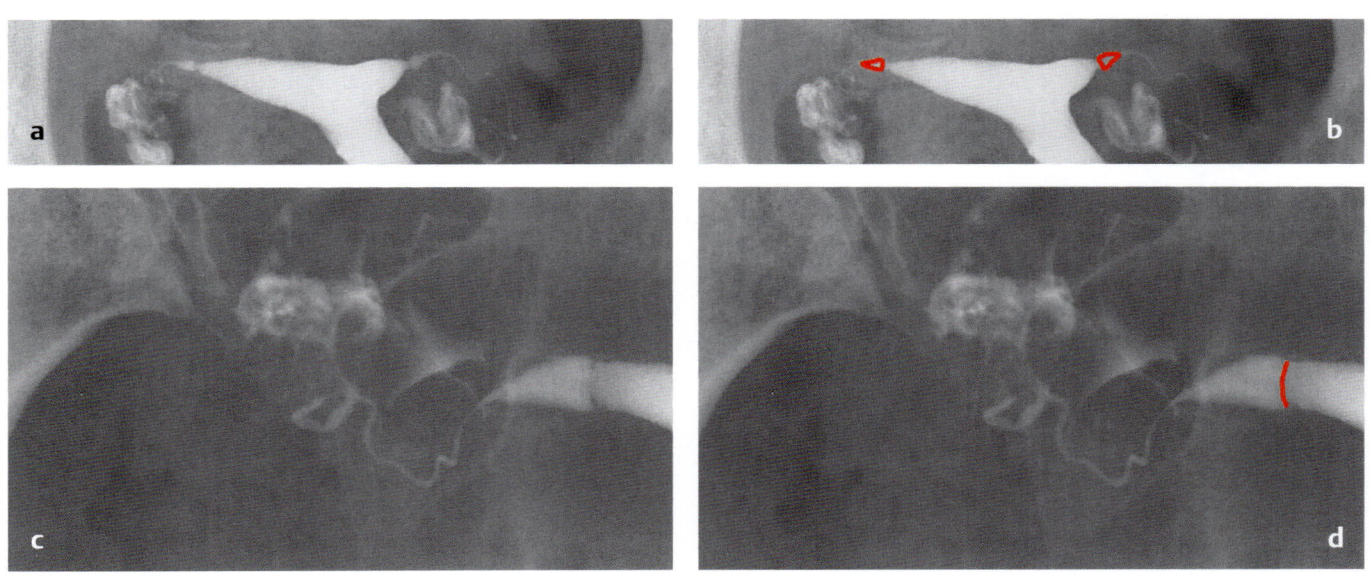

Fig. 2-18. (a-d) Segmento intersticial com aspecto carcterístico. Notar a imagem radioluzente linear transversa correpondendo à transição entre o epitélio uterino e o epitélio tubário.

Segmento Ístmico

O segmento ístmico é o segmento mais longo da tuba uterina e apresenta cerca de 1,0 mm de diametro. Situa-se entre os segmentos intersticial e ampular e é identificado à histerossalpingografia como uma imagem filiforme, de contorno regular **(Fig. 2-19)**.

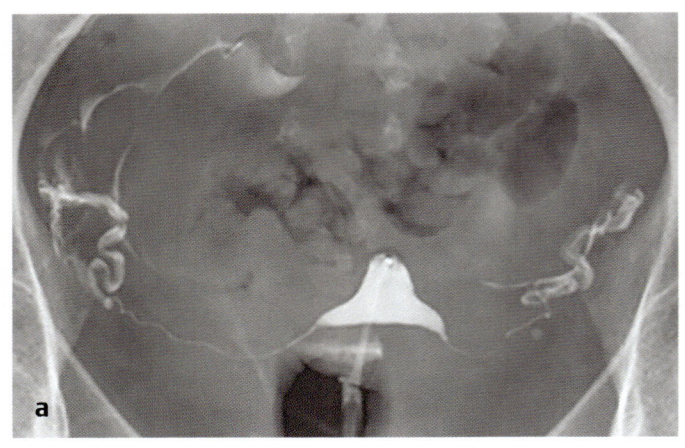

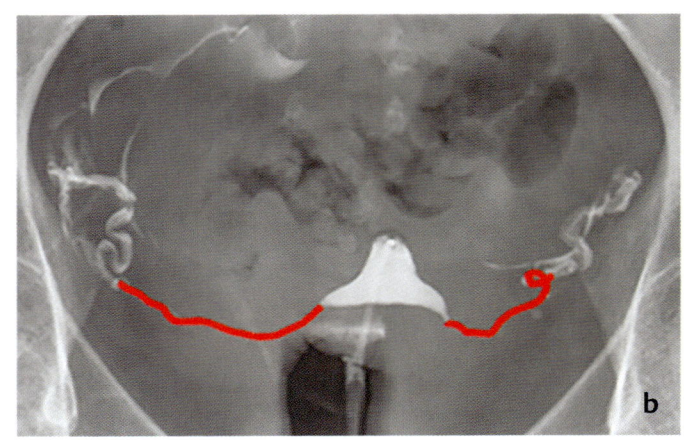

Fig. 2-19. (**a**, **b**) Segmento ístmico com aspecto filiforme.

COMO INTERPRETAR O EXAME DE HISTEROSSALPINGOGRAFIA 43

Segmento Ampular

O segmento ampular é o segmento tubário mais distal e de maior diâmetro. Apresenta pregas longitudinais que à histerossalpingografia são caracterizadas por imagens lineares radioluzentes (**Fig. 2-20**).

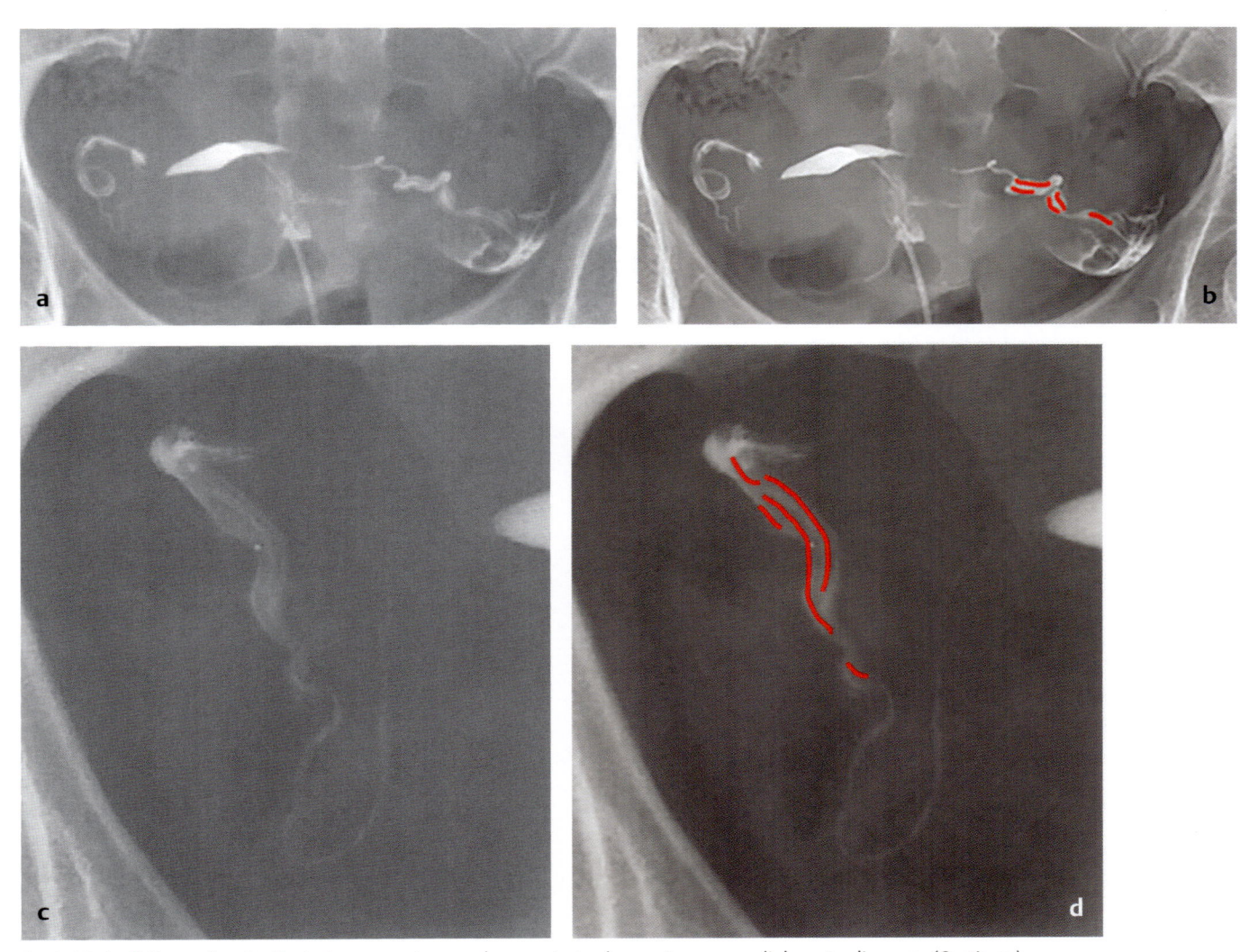

Fig. 2-20. (a-d) Pregas longitudinais do segmento ampular caracterizadas por imagens radioluzentes lineares. *(Continua.)*

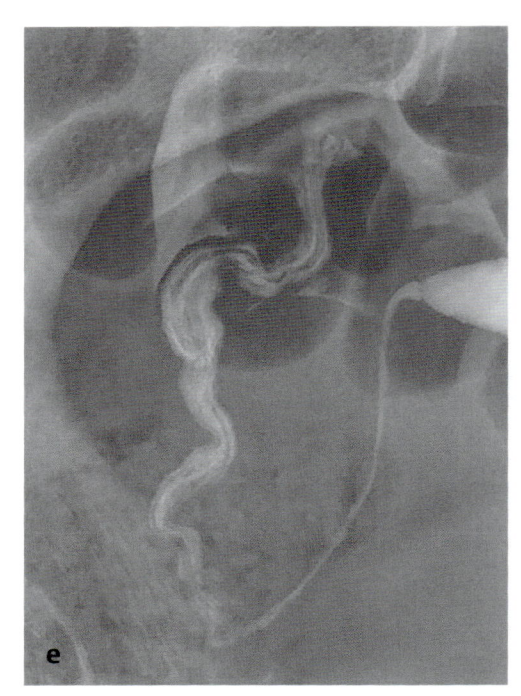

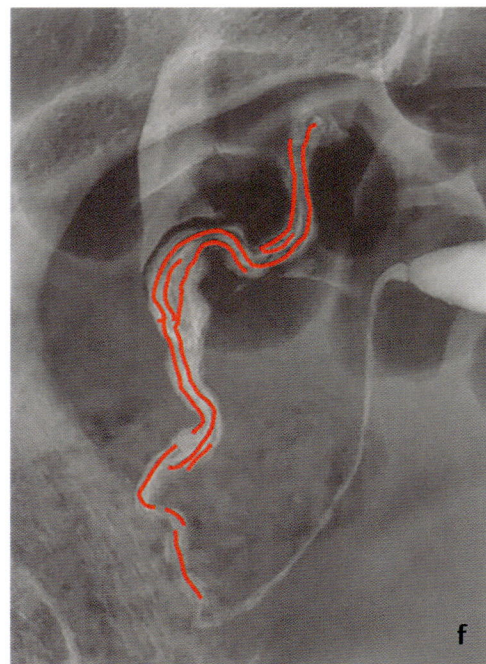

Fig. 2-20. *(Cont.)*

Peritonização do Meio de Contraste

A perviedade das tubas uterinas comprova-se à histerossalpingografia com a passagem do meio de contraste para a cavidade peritoneal, conhecida como prova de Cotté positiva. A dispersão do meio de contraste no peritônio deve ser homogênea (**Fig. 2-21**).[12]

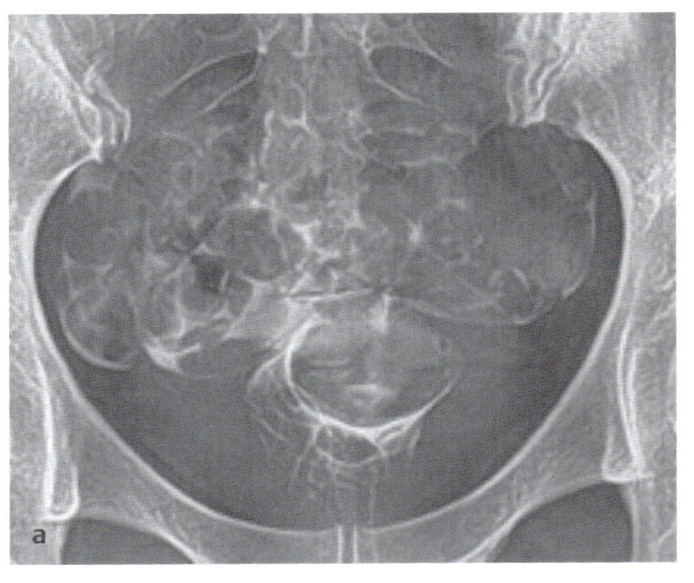

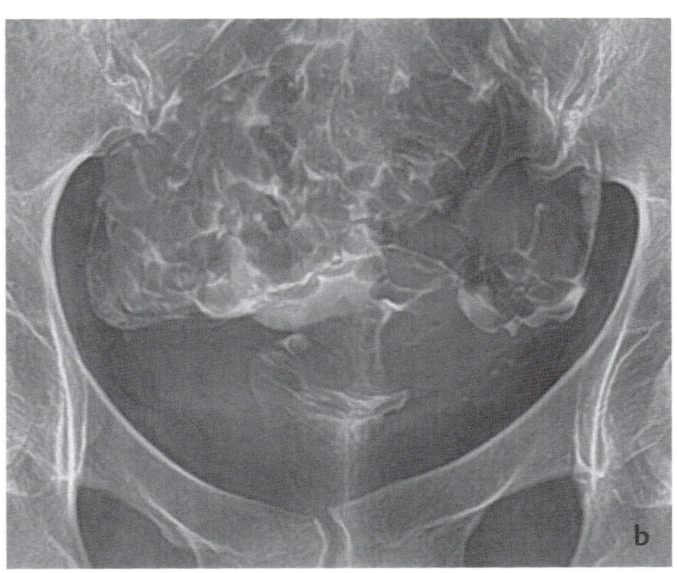

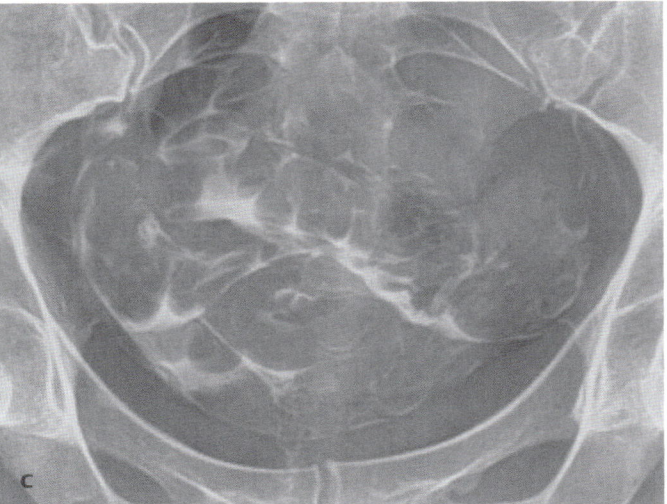

Fig. 2-21. (a-c) Imagens de dispersão homogênea do meio de contraste na cavidade peritoneal.

Alterações na Radiografia Simples

A radiografia simples da pelve auxilia na identificação de calcificações vasculares, calcificações de miomas, linfonodos calcificados, *stents* intratubários e outros materiais cirúrgicos de inclusão (**Figs. 2-22 a 2-33**).

As calcificações de miomas podem ser difusas ou periféricas e com formatos arrendondado ou ovalado ou amorfas.

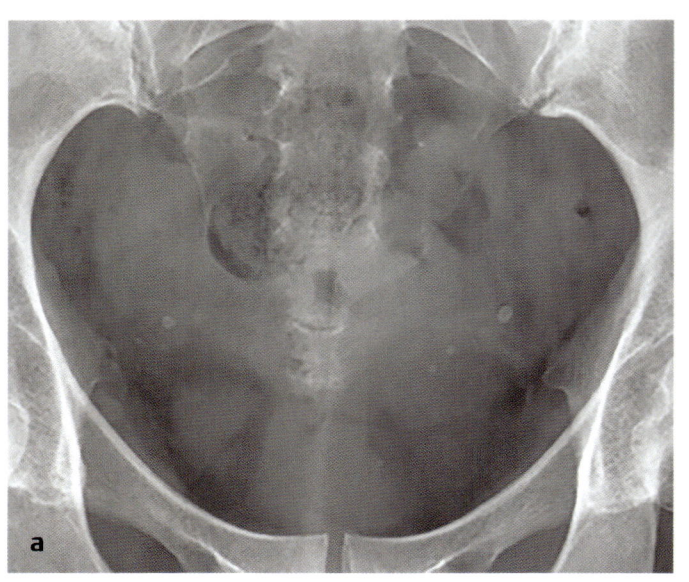

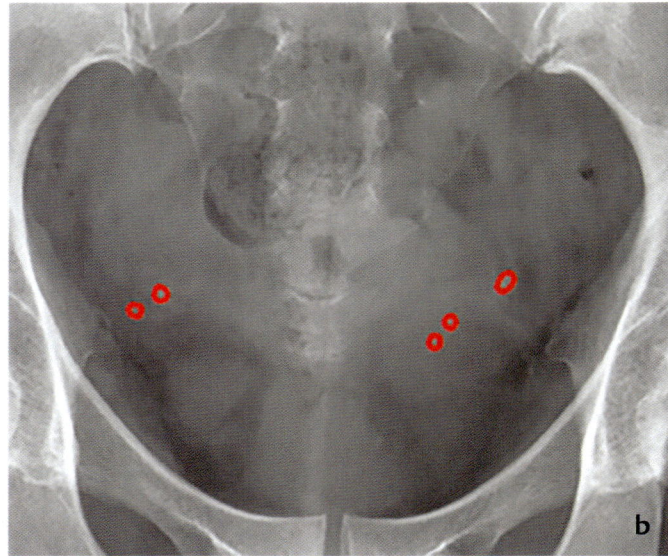

Fig. 2-22. (a, b) As calcificações vasculares, também denominadas de flebólitos, são as mais frequentemente encontradas, geralmente arredondadas, de pequenas dimensões e sem significado clínico.

COMO INTERPRETAR O EXAME DE HISTEROSSALPINGOGRAFIA

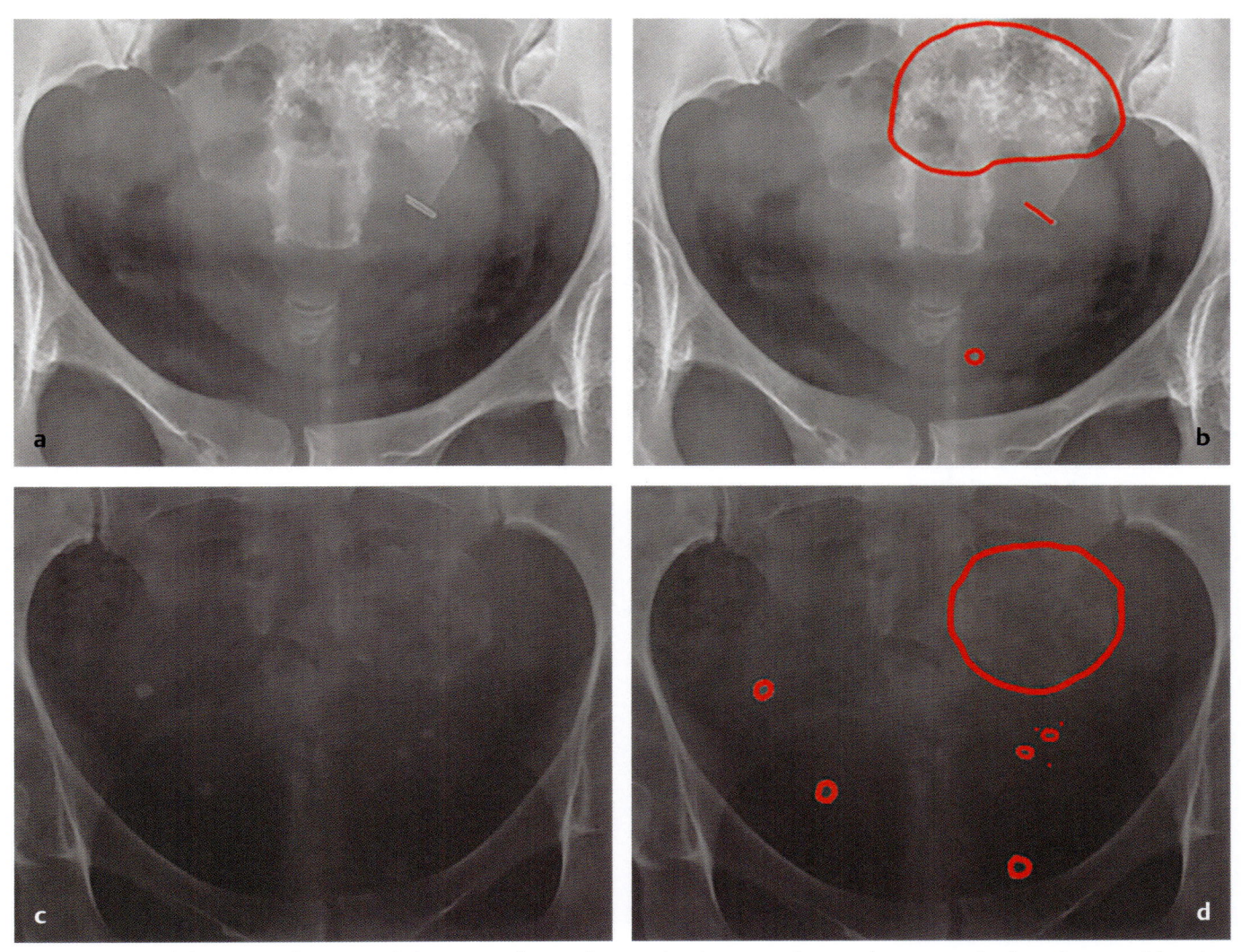

Fig. 2-23. (**a**, **b**) Calcificação com formato ovalado e aspecto heterogêneo, projetada no sacro à esquerda correspondendo a mioma parcialmente calcificado. Nota-se também, flebólito (imagem radiopaca arredondada de pequenas dimensões) e clipe cirúrgico (imagem radiopaca linear). (**c**, **d**) Calcificação arredondada com aspecto heterogêneo situada na pelve à esquerda, compatível com mioma parcialmente calcificado e pequenas calcificações arredondadas, correspondendo a flebólitos.

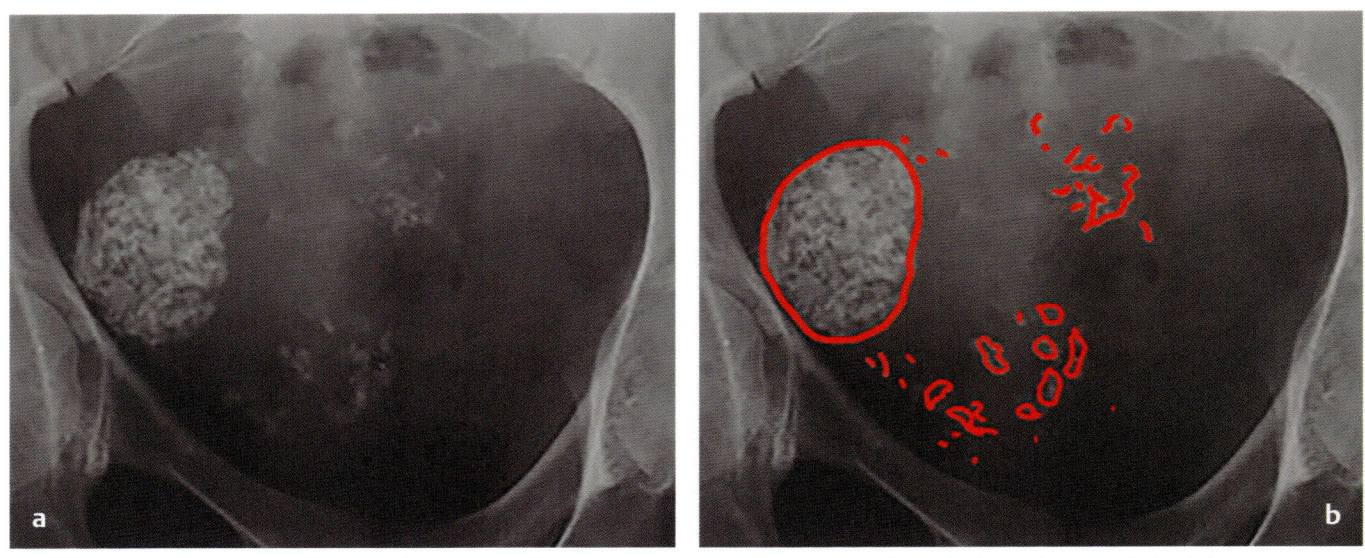

Fig. 2-24. (a, b) Múltiplas calcificações com aspecto heterogêneo correspondendo a miomas calcificados/parcialmente calcificados.

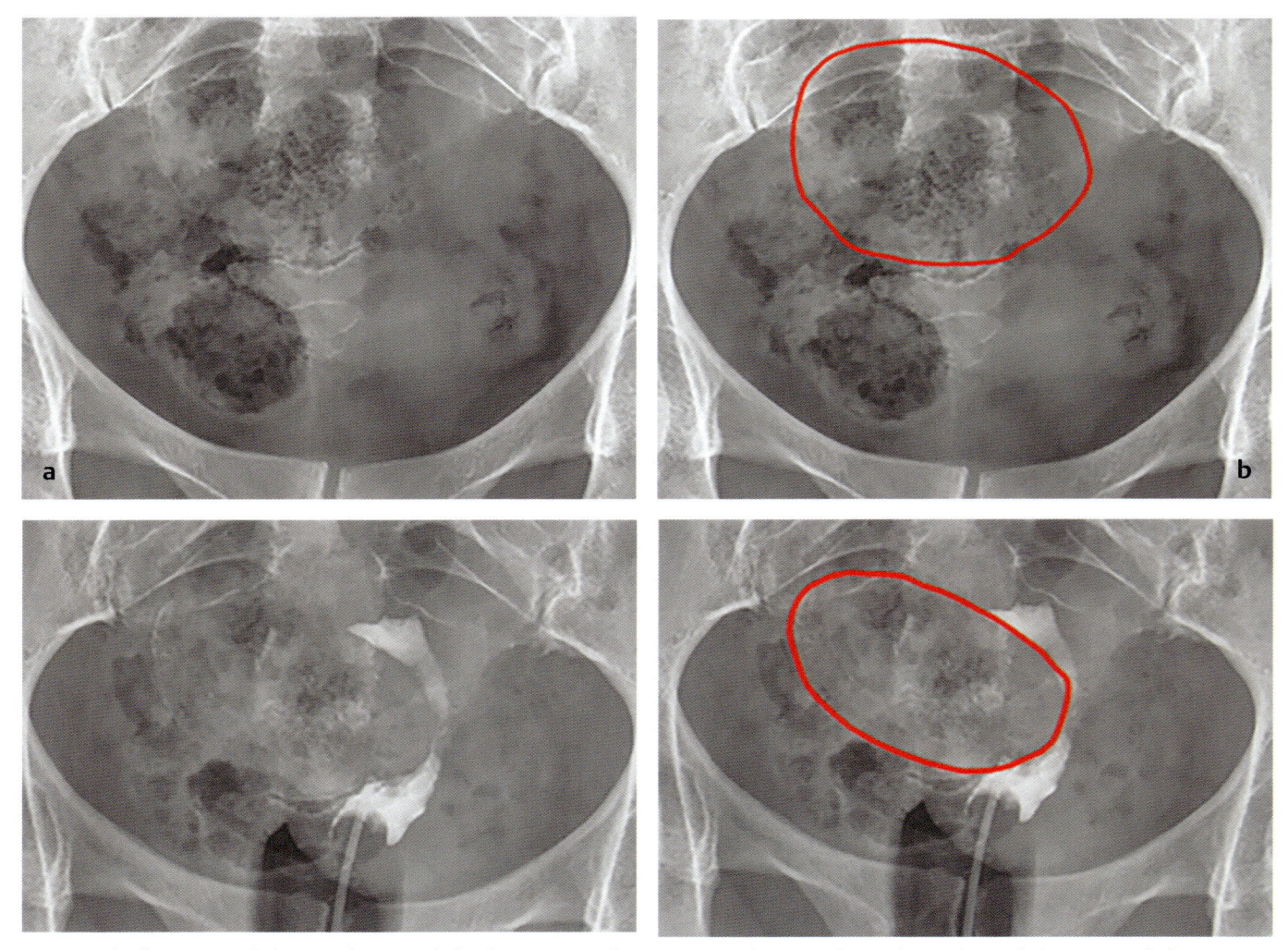

Fig. 2-25. (a-d) Mioma ovalado, parcialmente calcificado em sua periferia, promovendo impressão extrínseca da cavidade uterina e deslocamento do útero para a esquerda.

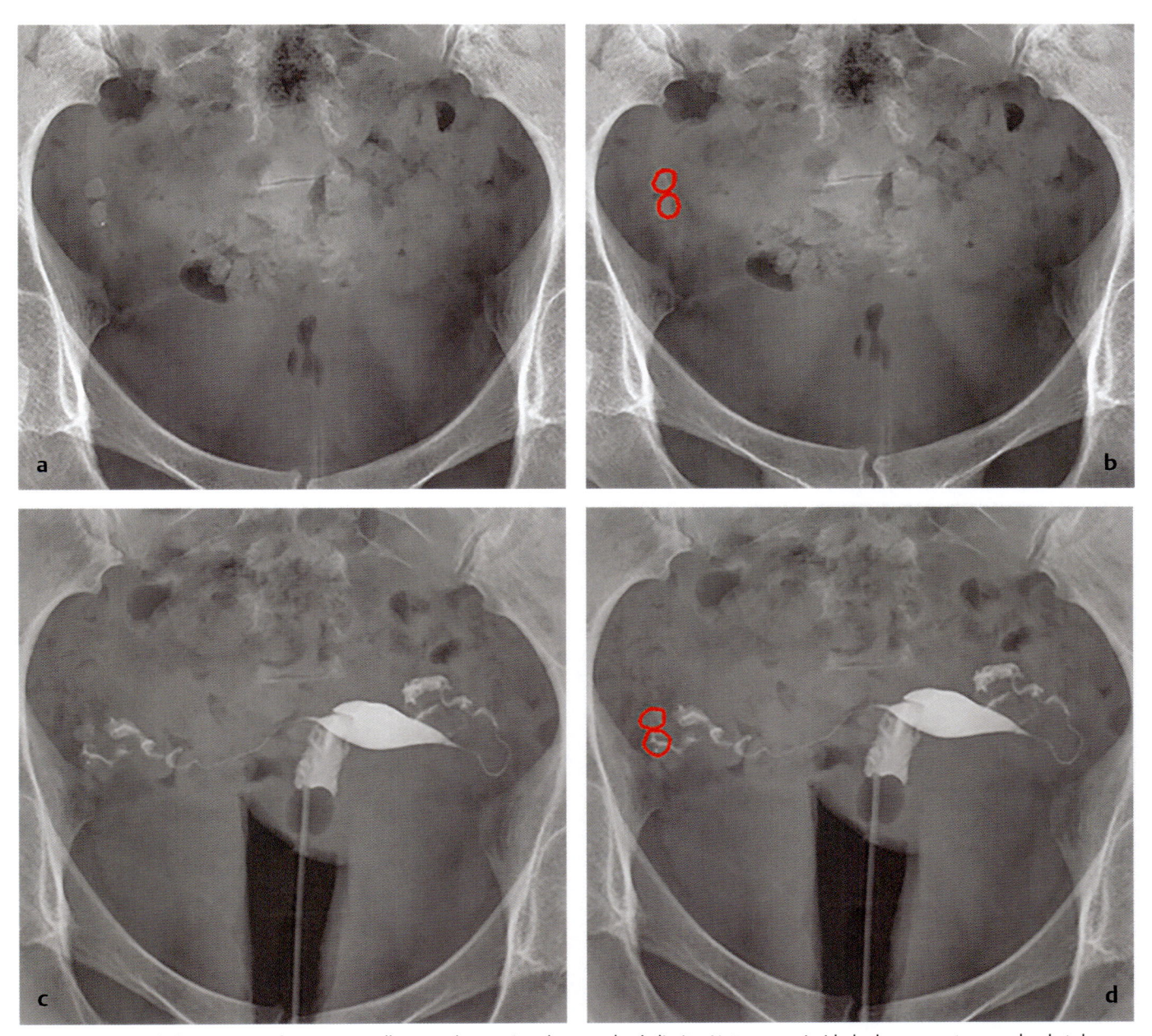

COMO INTERPRETAR O EXAME DE HISTEROSSALPINGOGRAFIA 49

Fig. 2-26. Duas calcificações com formato semelhante a dentes situadas na pelve à direita. Notar a proximidade do segmento ampular da tuba uterina direita com as calcificações. O exame de ultrassonografia transvaginal detectou hamartoma do ovário direto.

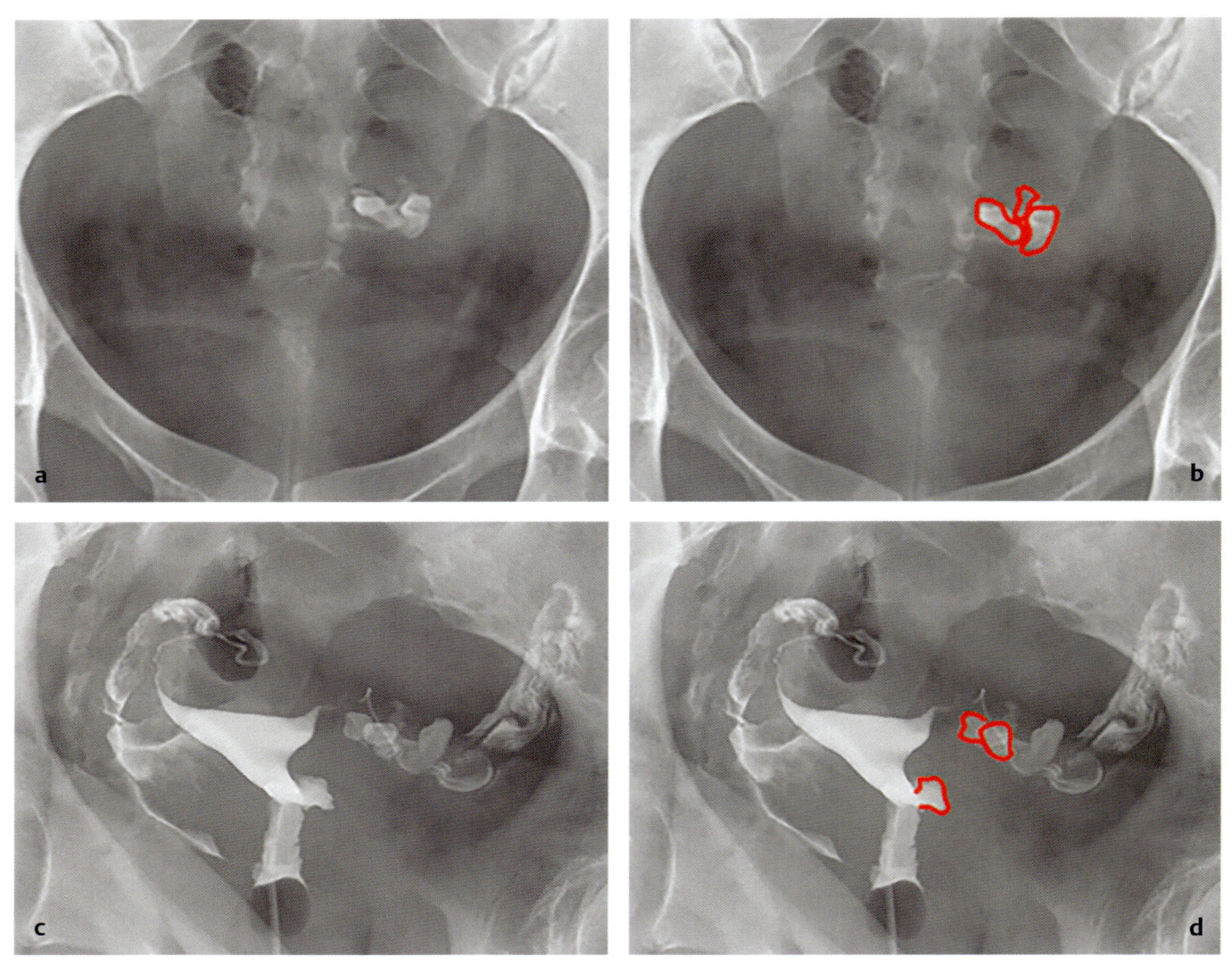

Fig. 2-27. (a-d) Calcificações semelhantes a dentes visibilizadas na pelve à esquerda em íntimo contato com o segmento ampular da tuba uterina esquerda relacionadas a hamartoma do ovário esquerdo, com confirmação por estudo ultrassonográfico. A imagem de adição do istmo cervical à esquerda é compatível com cicatriz de pós-cesárea.

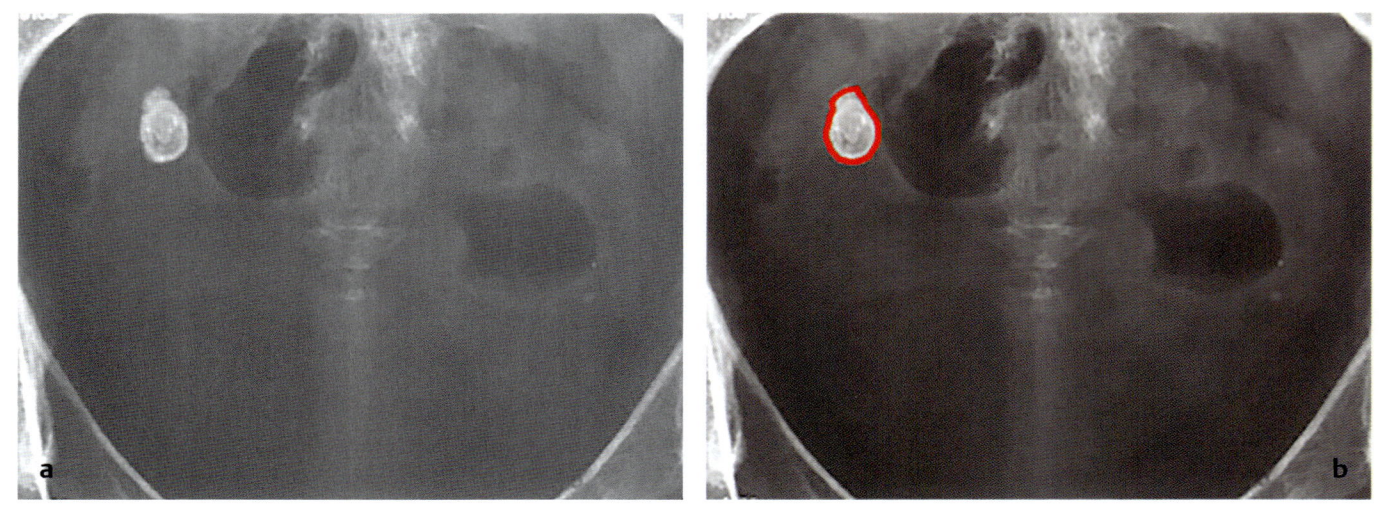

Fig. 2-28. Calcificação ovalada situada na pelve relacionada a linfonodo calcificado. O exame de ultrassonografia transvaginal não detectou calcificação ovariana.

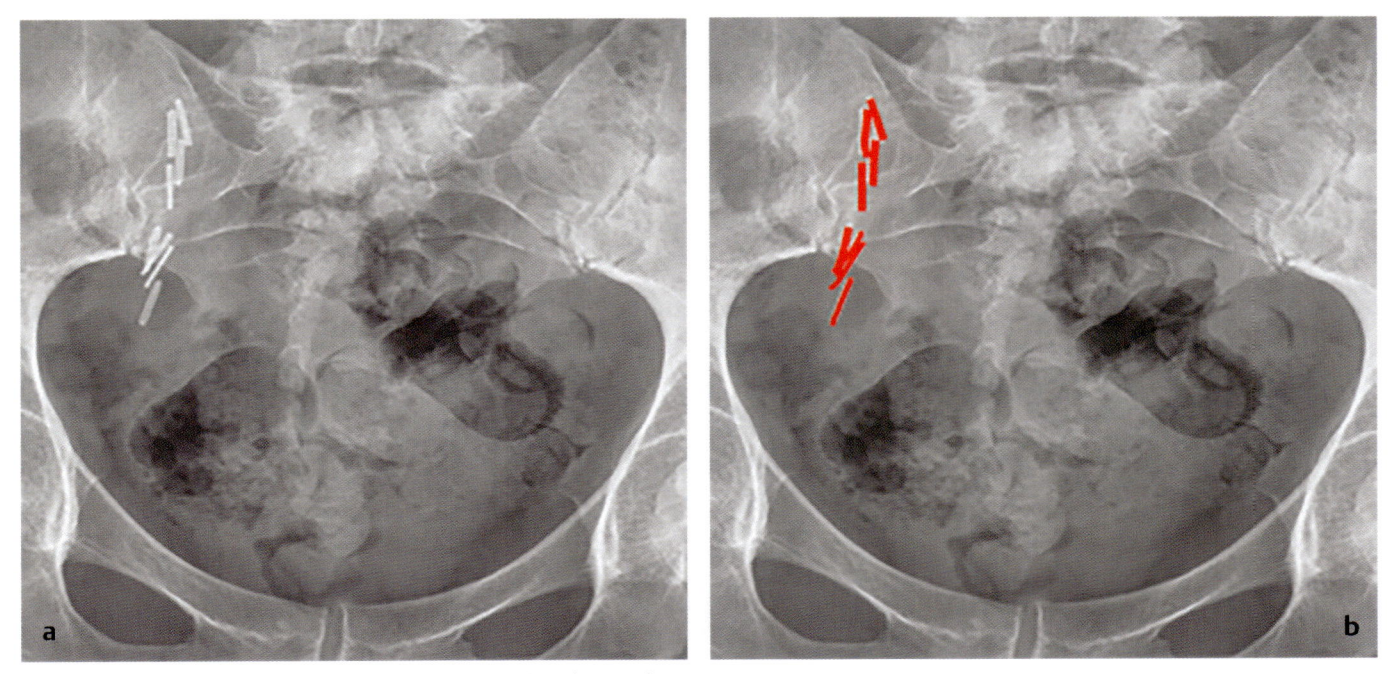

Fig. 2-29. (a, b) Clipes cirúrgicos metálicos. História prévia de apendicectomia

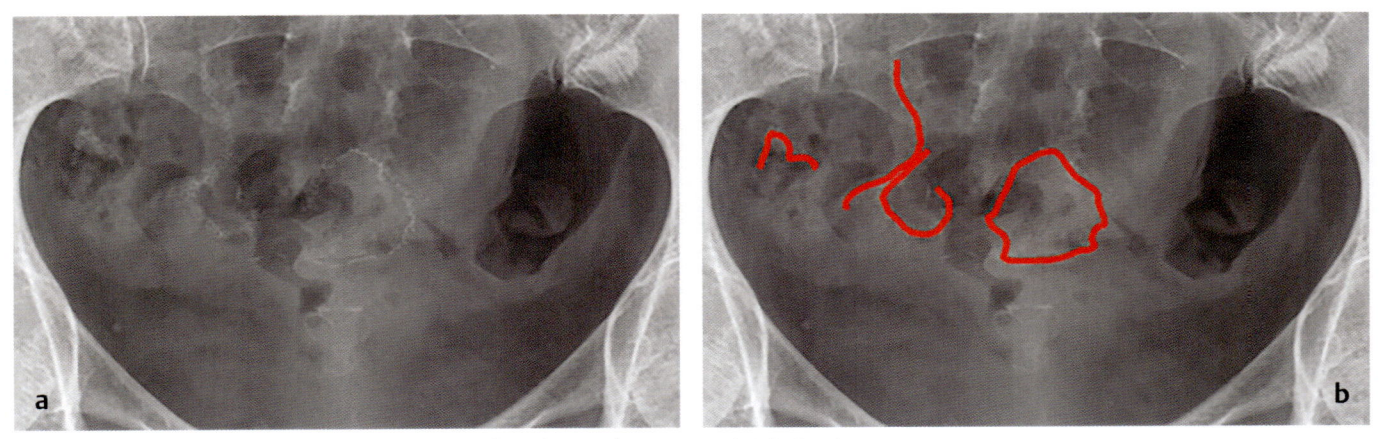

Fig. 2-30. (a, b) Estruturas lineares radiopacas da pelve relacionadas a material cirúrgico de sutura.

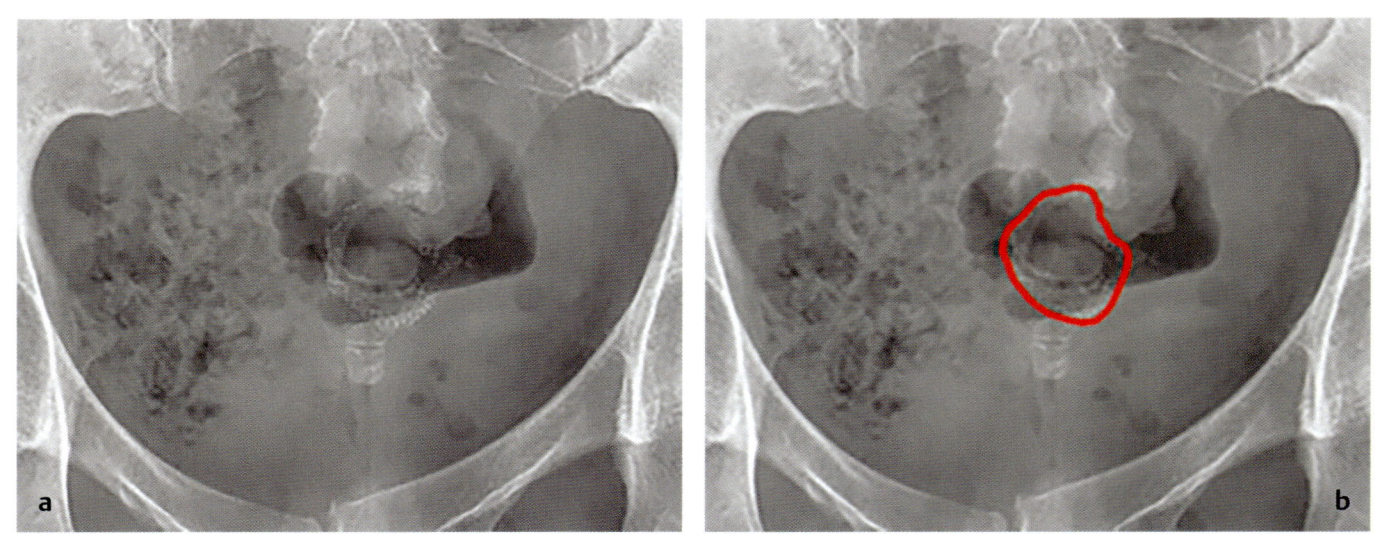

Fig. 2-31. (**a**, **b**) Material radiopaco circular projetado no cóccix, compatível com material cirúrgico de sutura. Pós-operatório de endometriose.

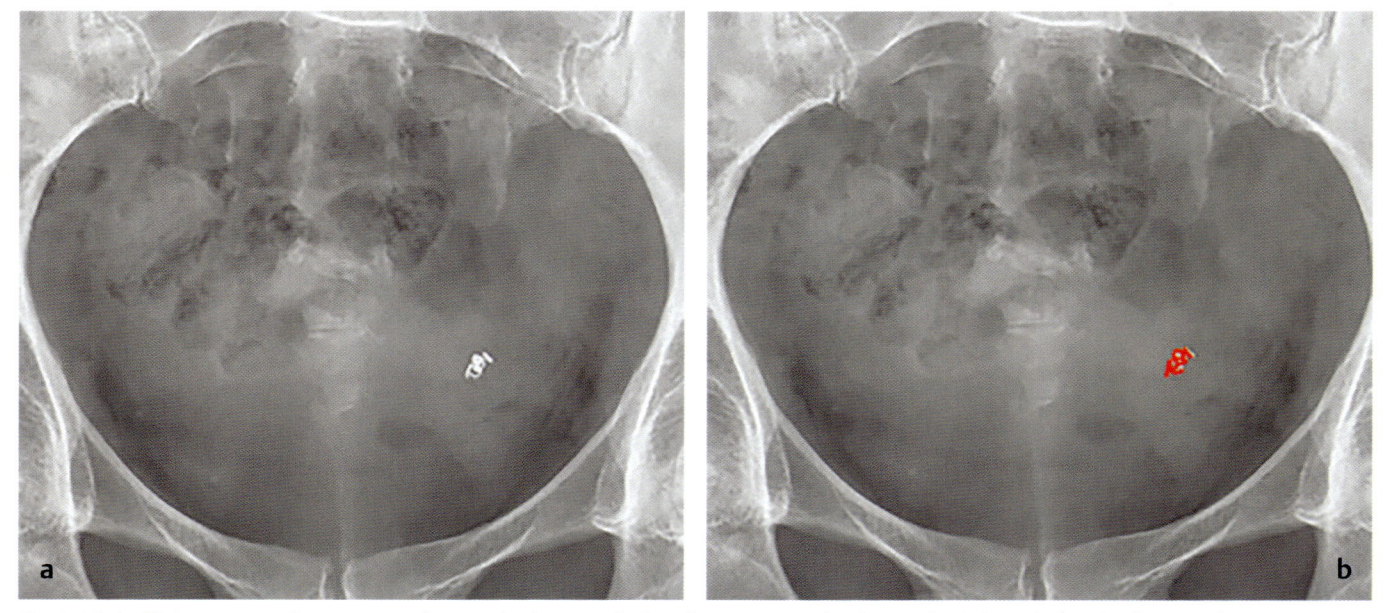

Fig. 2-32. (**a**, **b**) Estruturas radiopacas amorfas situadas à esquerda da pelve, correspondendo a molas (pós-embolização de mioma).

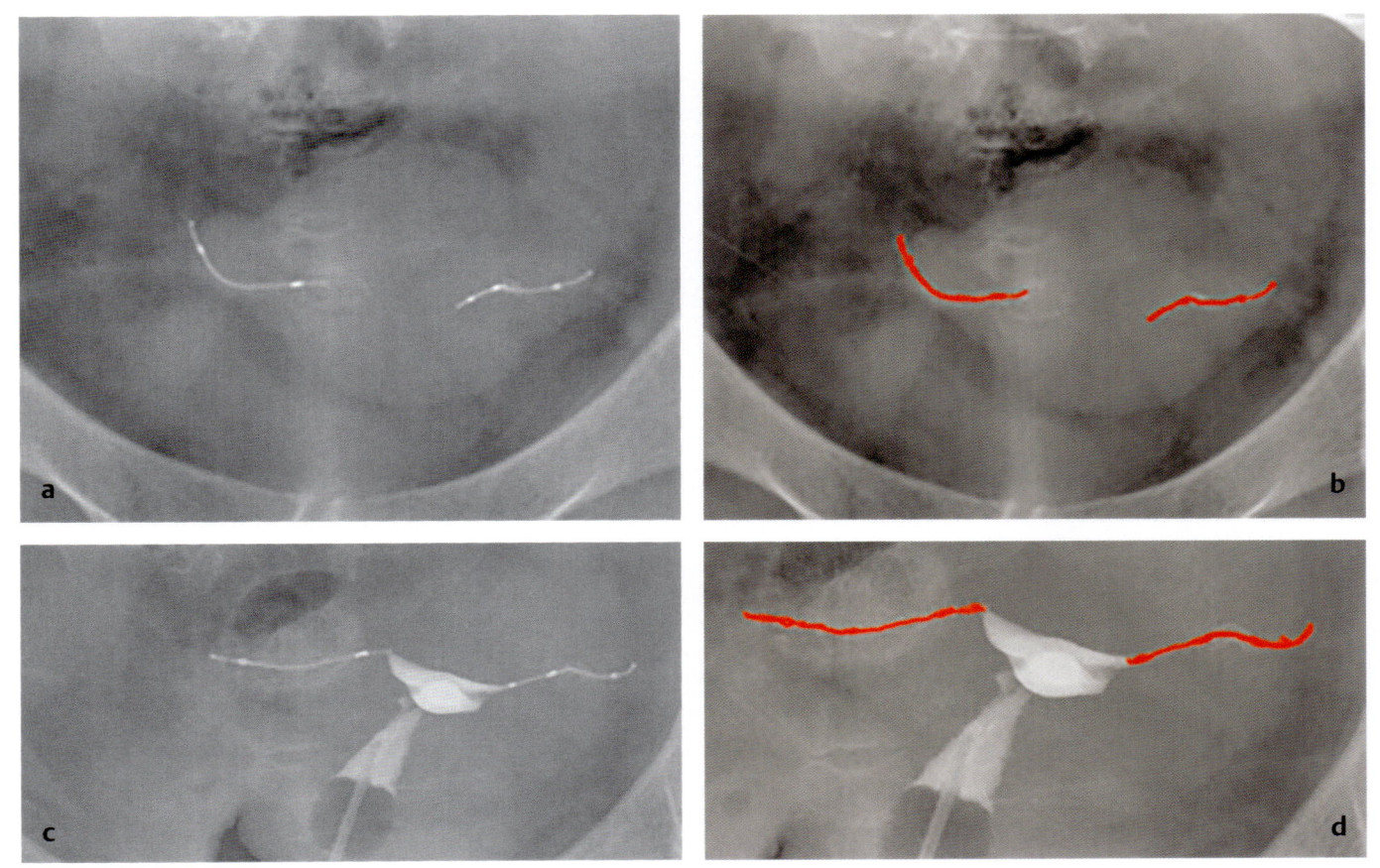

Fig. 2-33. (a, b) *Stents* intratubários.

Desvios Uterinos

O útero normalmente tem posição central na cavidade pélvica, mas pode apresentar desvios laterais discretos ou acentuados em decorrência de assimetria dos ligamentos uterossacros, ou aderências provocadas por de focos de endometriose, ou ainda processo fibrocicatricial de outra natureza. O colo uterino pode também apresentar-se lateralizado (**Figs. 2-34 e 2-35**).

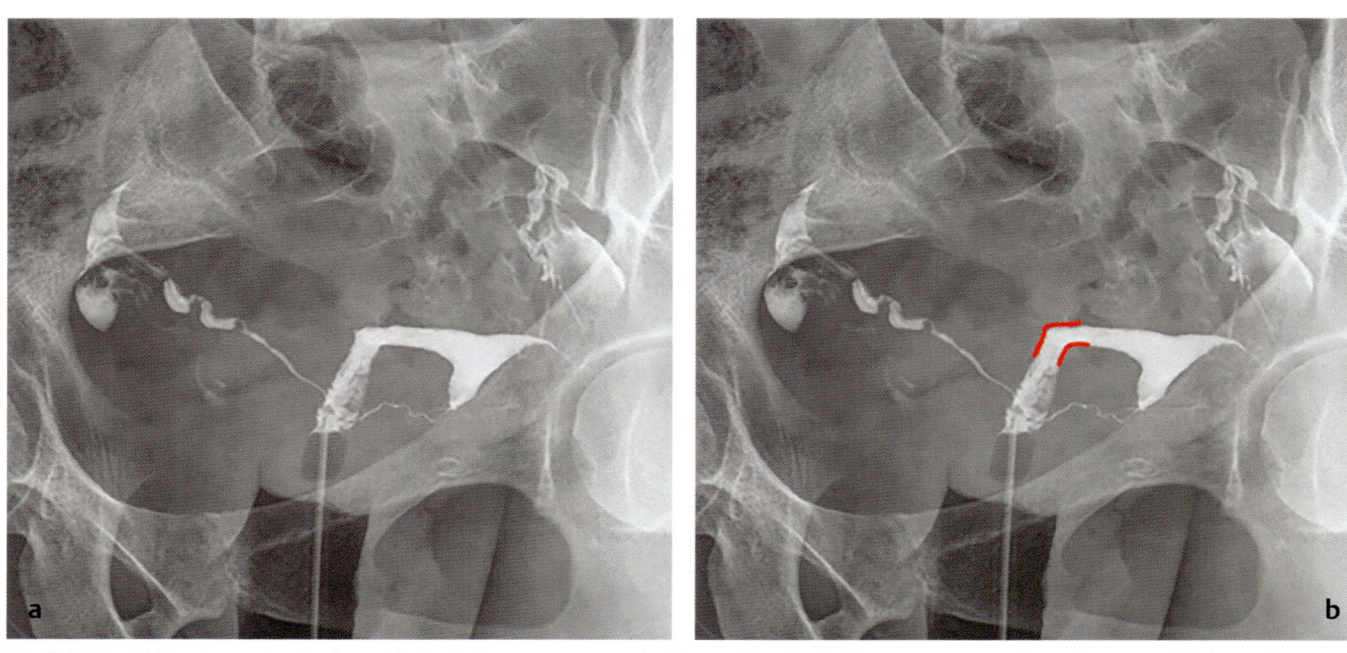

Fig. 2-34. (**a**, **b**) Desvio acentuado da cavidade uterina para a esquerda. Notar o ângulo de 90 graus entre o colo uterino e a cavidade uterina.

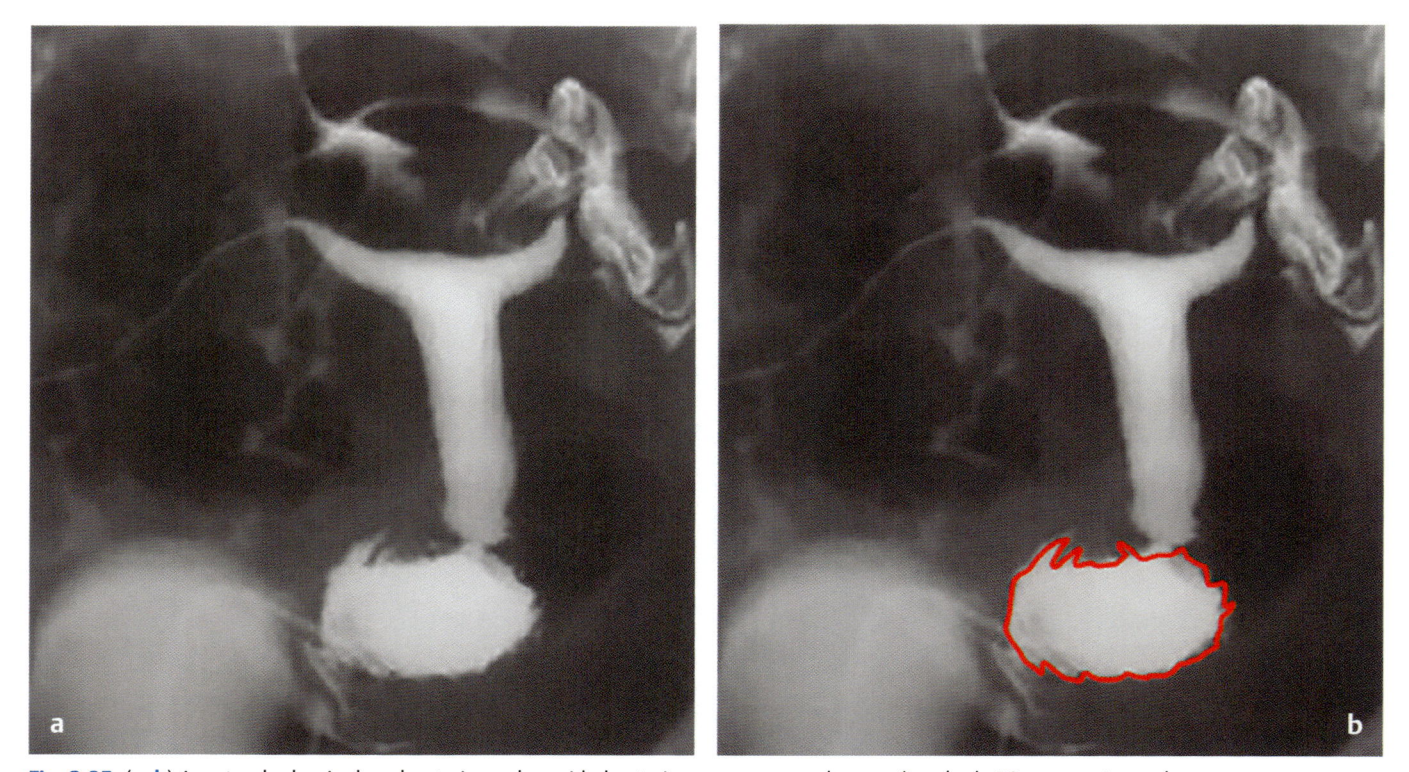

Fig. 2-35. (**a**, **b**) Acentuado desvio do colo uterino e da cavidade uterina para a esquerda, com ângulo de 90 graus entre ambos.

DOENÇAS DO COLO UTERINO E DO ISTMO CERVICAL
As doenças do colo uterino e do istmo cervical podem ter origem congênita, que são mais raras, ou adquiridas.

Aumento do Diâmetro do Istmo Cervical
Como foi abordado anteriormente, o diâmetro normal do istmo cervical à histerossalpingografia, realizada na fase folicular, de até 5,0 mm **(Fig. 2-36)**.

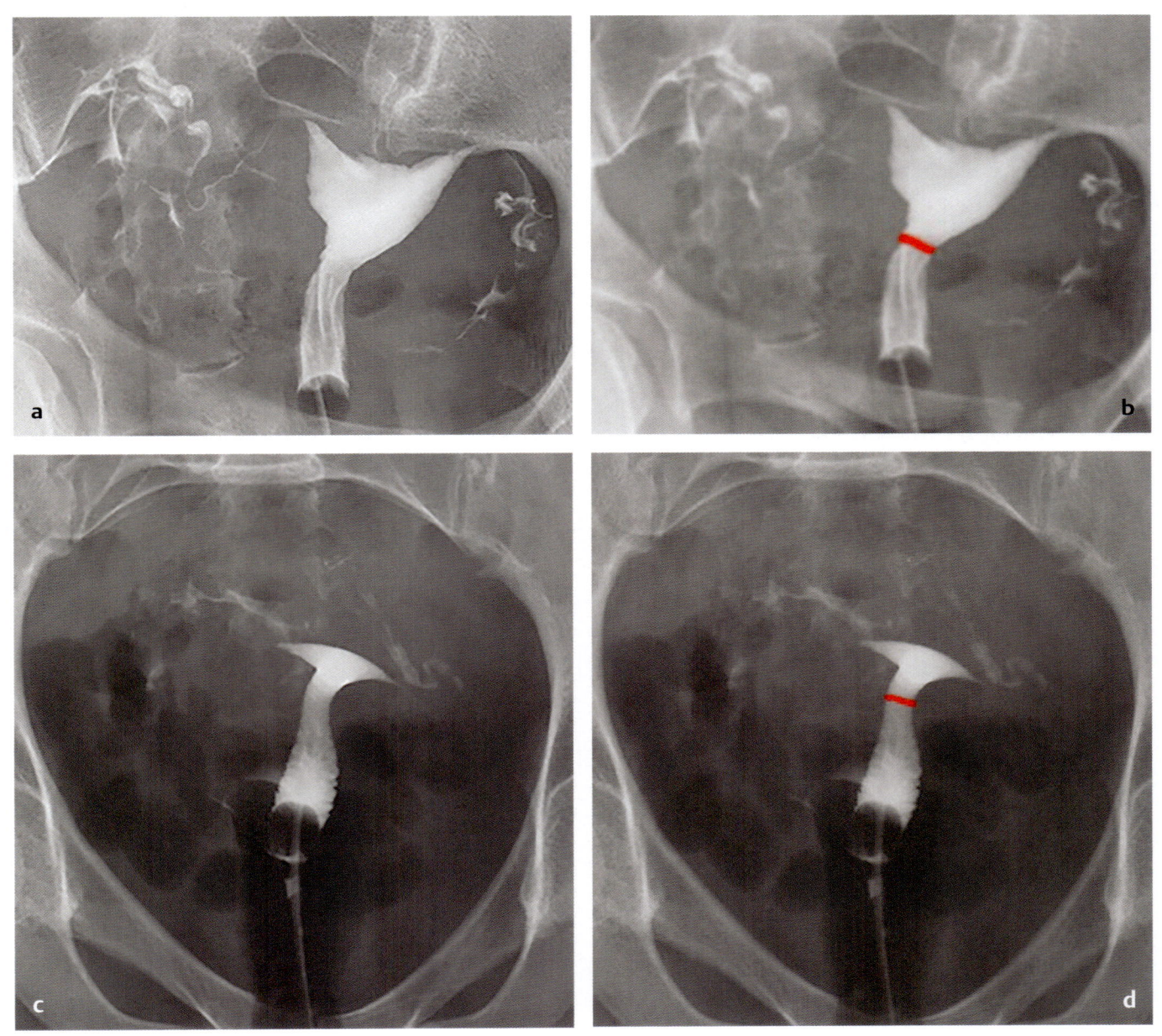

Fig. 2-36. (a-f) Istmo cervical com diâmetro maior que 5 mm. *(Continua.)*

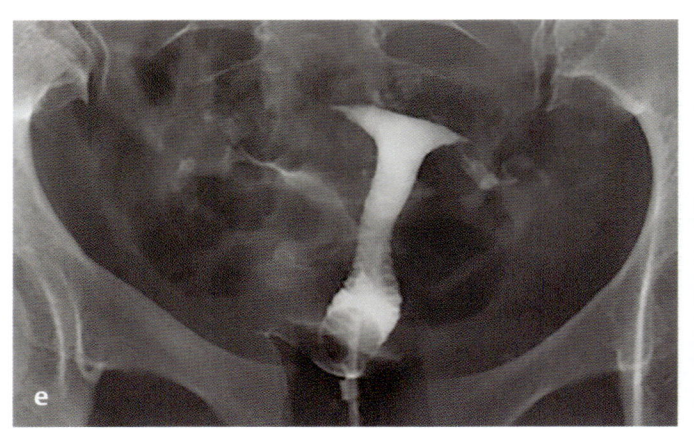

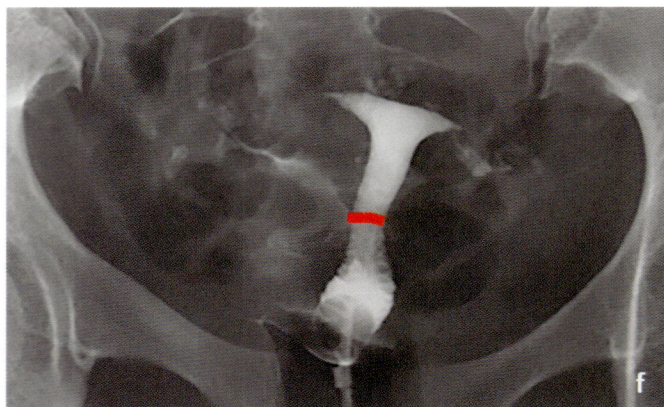

Fig. 2-36. *(Cont.)*

Redução no Diâmetro do Colo Uterino e do Istmo Cervical

A redução do diâmetro do colo uterino e do istmo cervical está associada a processos aderenciais extrínsecos ou intrínsecos (inflamatórios/infecciosos, endometriose, pós-operatórios, pós-parto ou após radioterapia da pelve) **(Fig. 2-37)**.

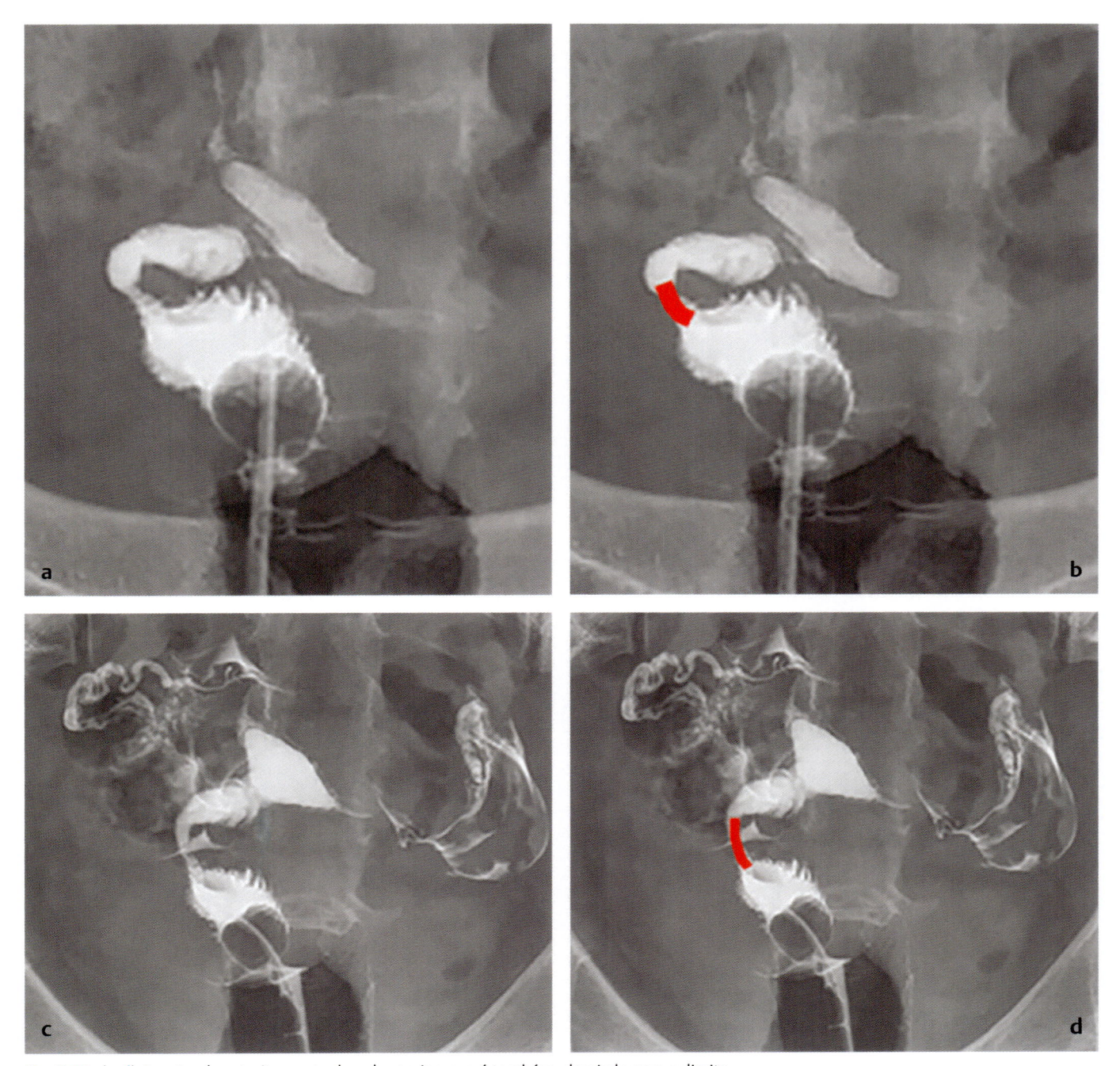

Fig. 2-37. (a-d) Acentuado estreitamento do colo uterino que é também, desviado para a direita.

Sinéquias

São caracterizadas por imagens radioluzentes ou falhas de enchimento lineares ou amorfas. Em geral, estão associadas a curetagem, procedimentos cirúrgicos prévios, ou sequelas de processos indecciosos (**Figs. 2-38 a 2-43**).

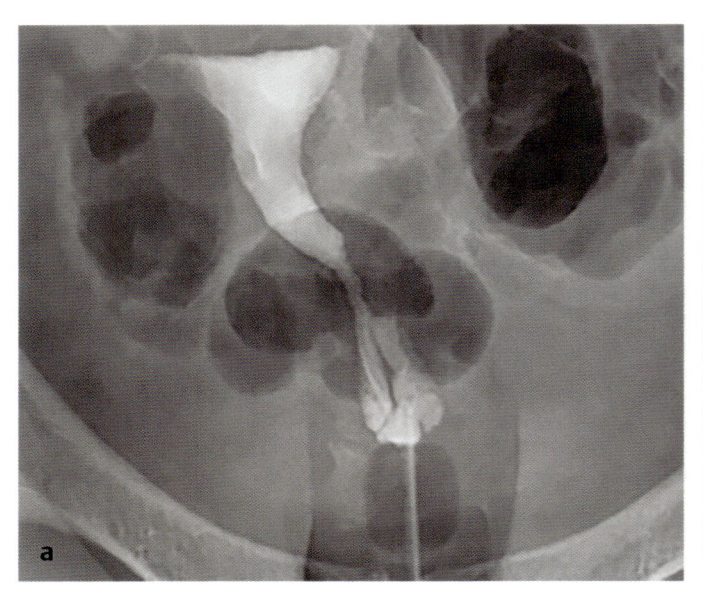

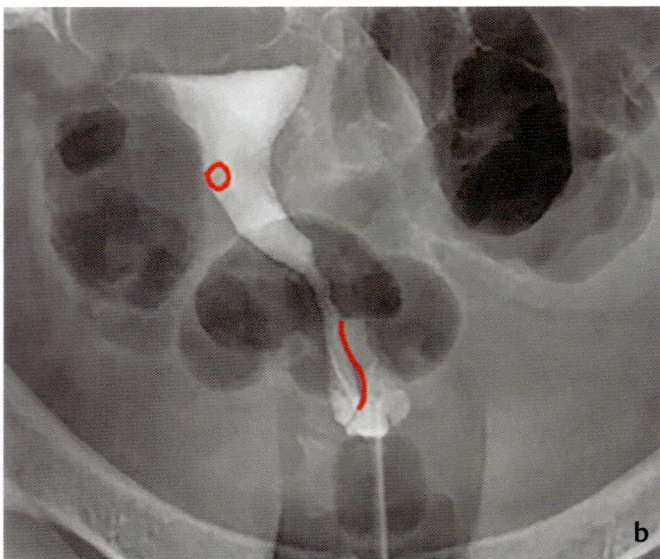

Fig. 2-38. (**a**, **b**) Sinéquia linear do colo uterino. Notar também, a imagem arredondada compatível com pólipo endometrial, na cavidade uterina à direita.

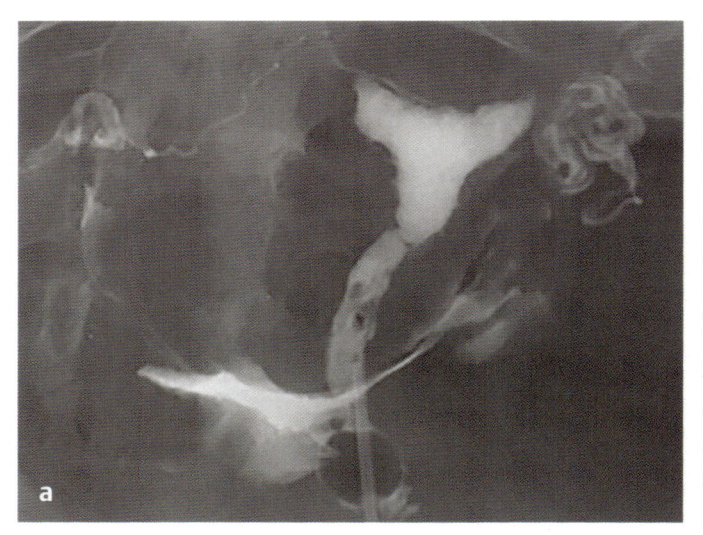

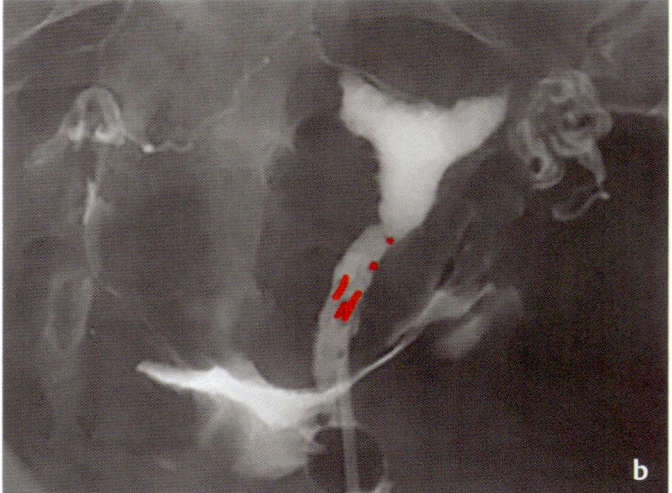

Fig. 2-39. (**a**, **b**) Sinéquias amorfas do colo uterino e do istmo cervical.

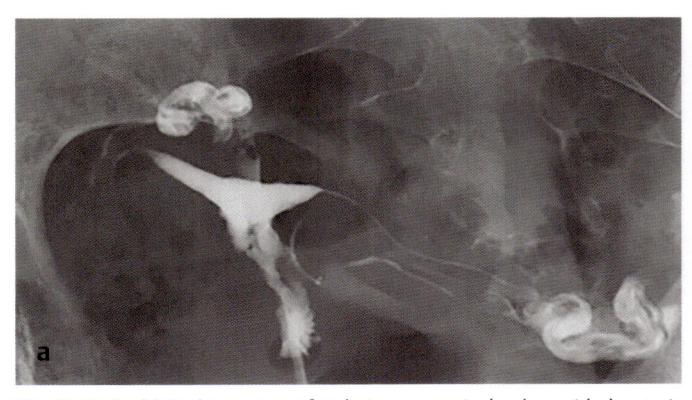

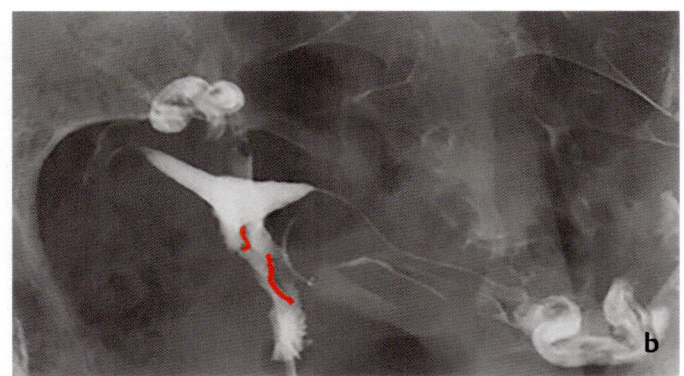

COMO INTERPRETAR O EXAME DE HISTEROSSALPINGOGRAFIA

Fig. 2-40. (a, b) Sinéquias amorfas do istmo cervical e da cavidade uterina.

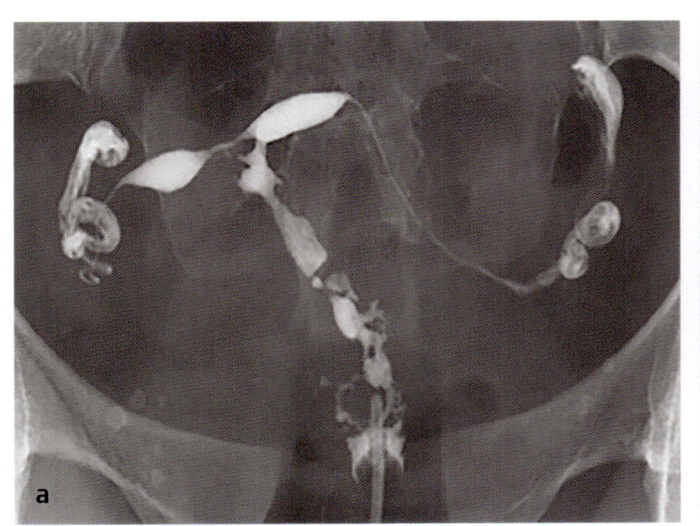

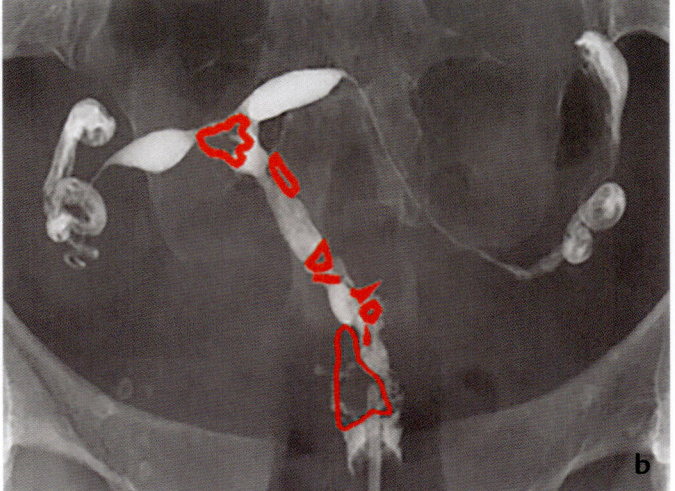

Fig. 2-41. (a, b) Sinéquias amorfas do colo uterino, do istmo cervical e da cavidade uterina.

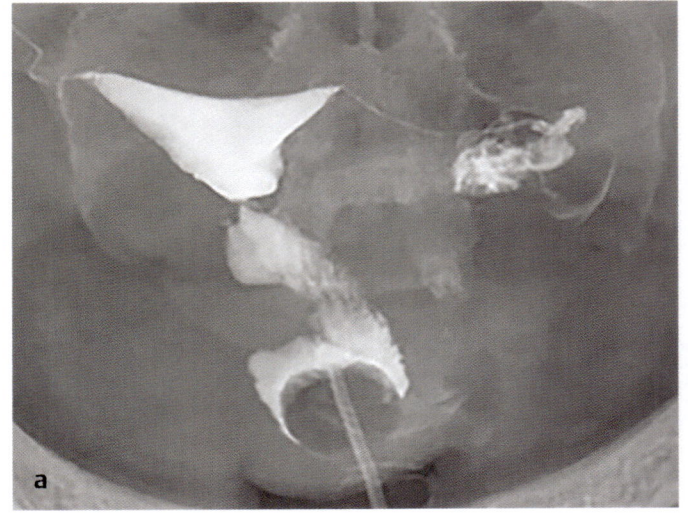

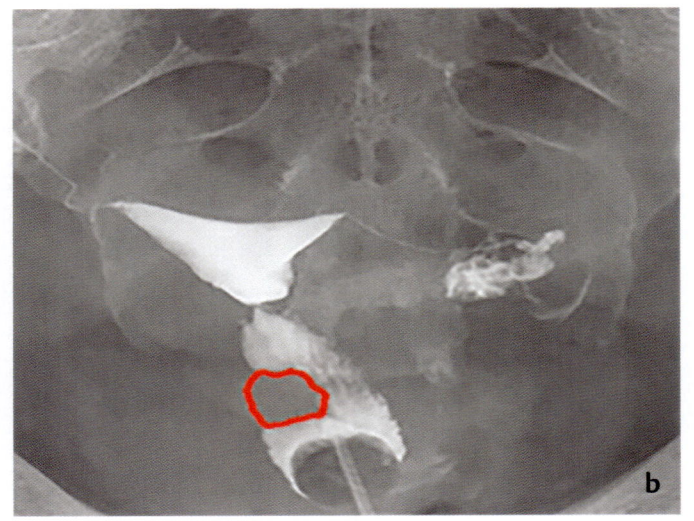

Fig. 2-42. Sinéquia do colo uterino com aspecto arredondado simulando pólipo endocervical (a, b) e com aspecto mais irregular (c, d). *(Continua.)*

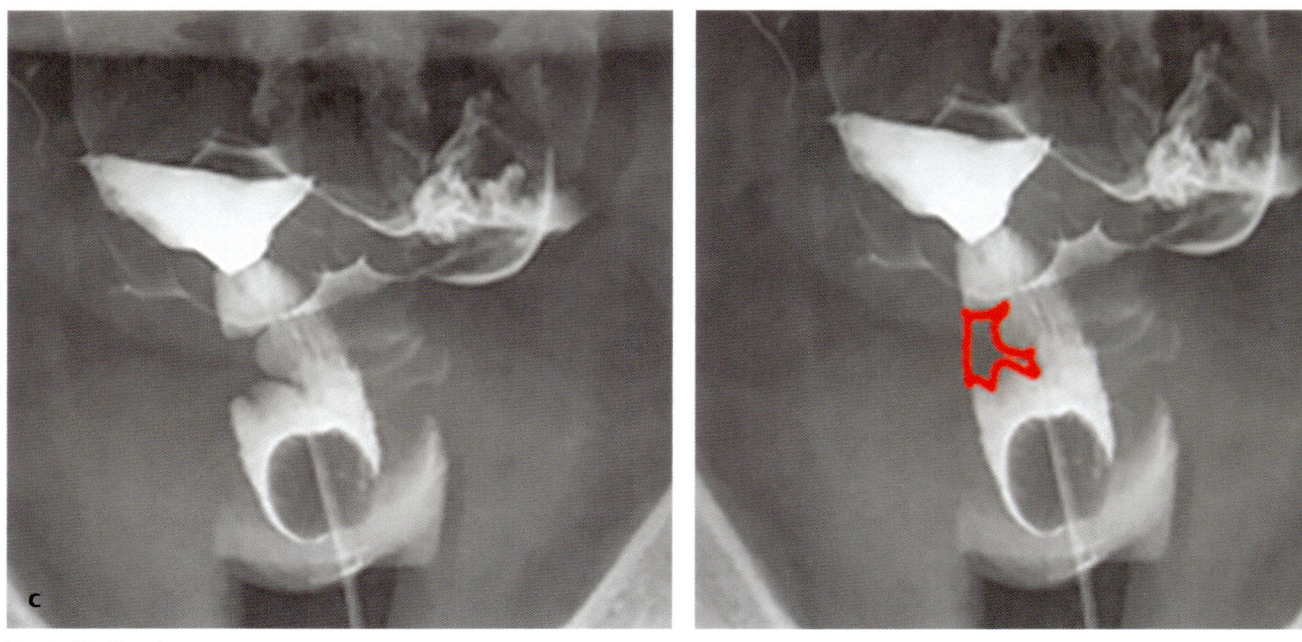

Fig. 2-42. *(Cont.)*

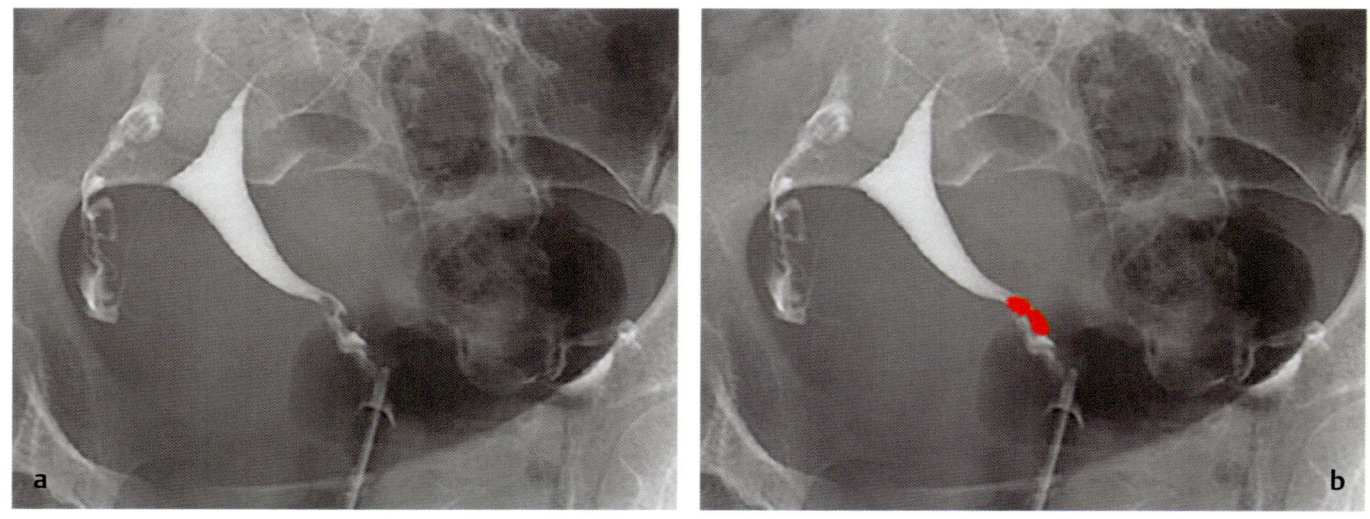

Fig. 2-43. (a, b) Sinéquias do colo uterino e do istmo cervical simulando pólipos endocervicais.

COMO INTERPRETAR O EXAME DE HISTEROSSALPINGOGRAFIA 61

Divertículos
Apresentam-se como imagens de adição com aspecto sacular que se opacificam pelo meio de contraste **(Fig. 2-44)**.

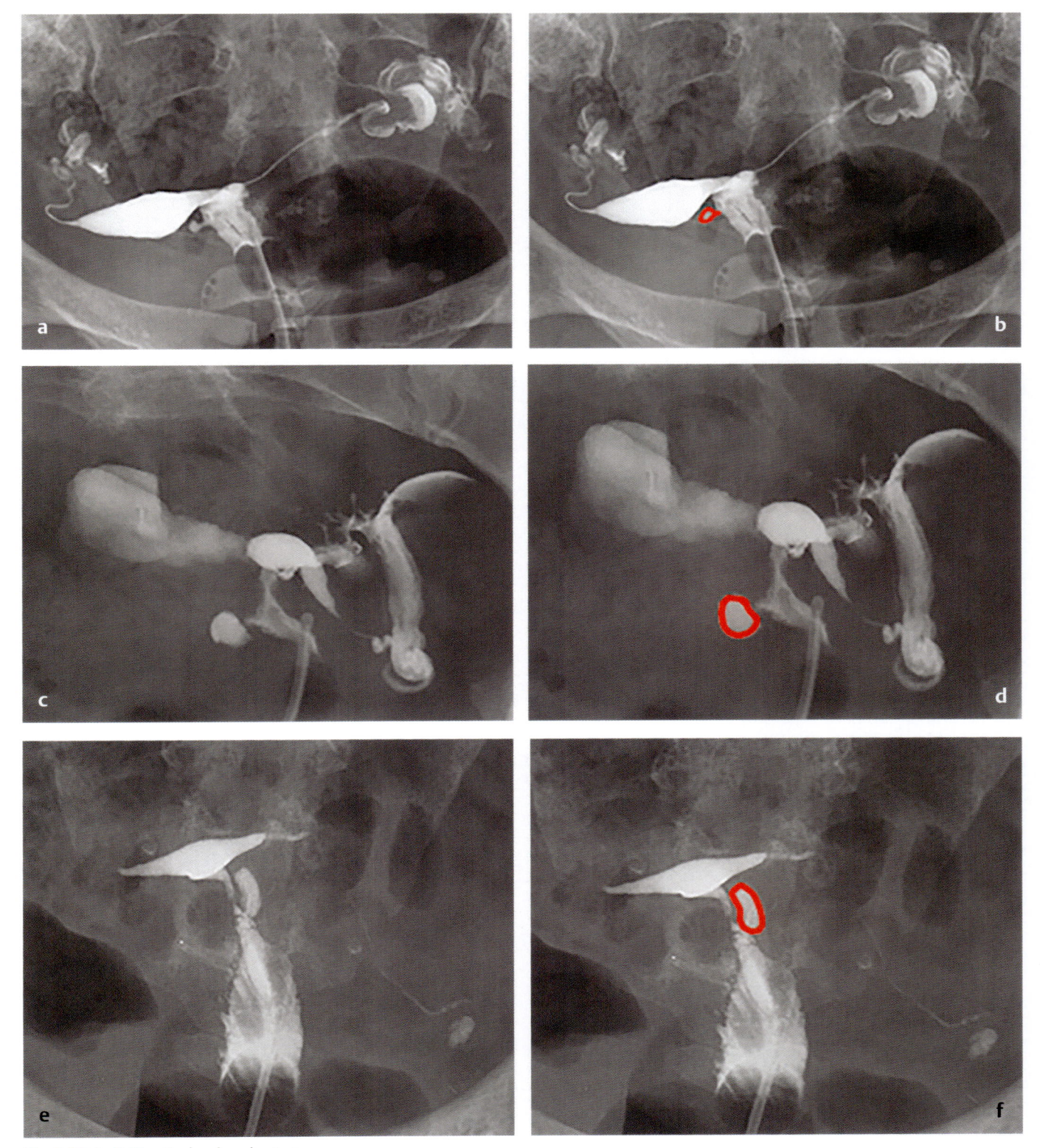

Fig. 2-44. (a-f) Divertículos do colo uterino.

Peristência do Ducto Gartner

Consiste na persistência parcial do ducto mesonéfrico. Origina-se no istmo cervical e estende-se em direção à vagina. Pode apresentar extensão e calibre variáveis (**Fig. 2-45**).[11]

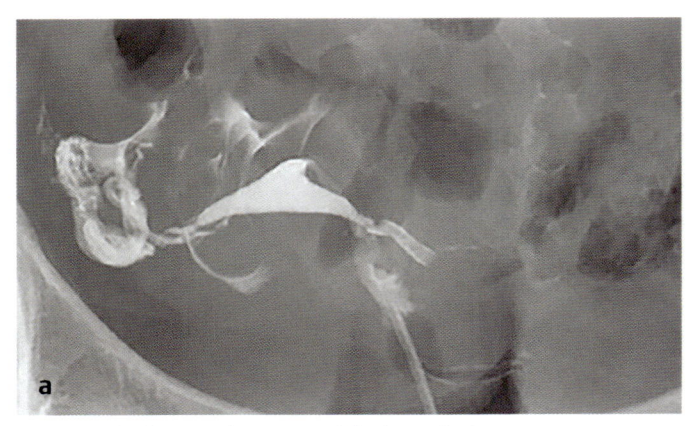

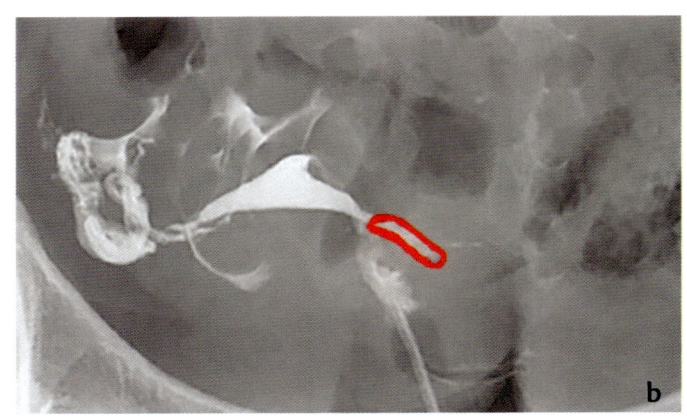

Fig. 2-45. (a, b) Persistência parcial do ducto de Gartner.

Cicatriz Pós-Cesárea

As cicatrizes pós-cesáreas são caracterizadas por imagens de adição que se opacificam pelo meio de contraste e mais comumente observadas no istmo cervical, mas podem também ser encontradas no colo uterino ou até mesmo no corpo uterino. Podem ser únicas ou múltiplas e com tamanhos diversos (**Figs. 2-46 a 2-51**).

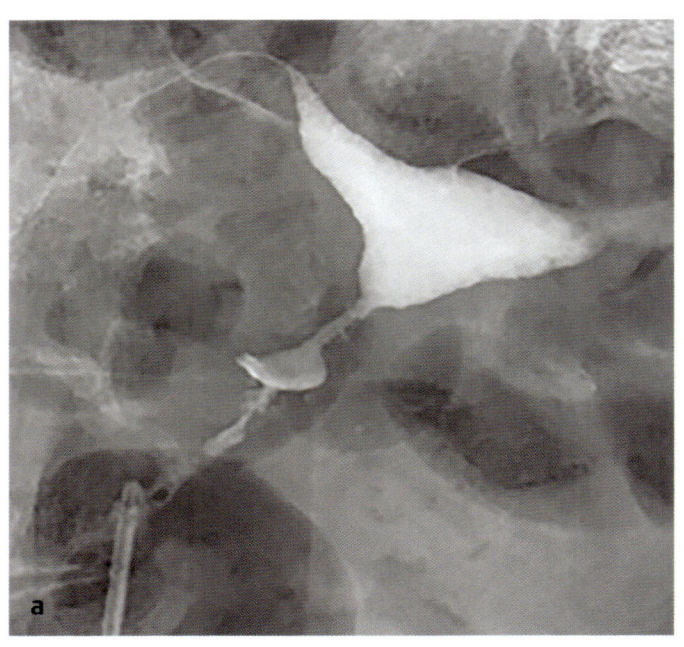

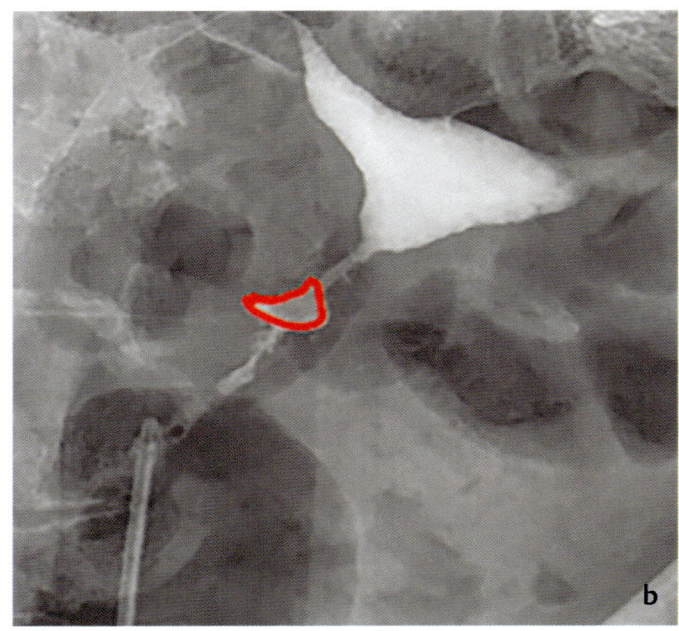

Fig. 2-46. (a, b) Cicatriz pós-cesárea do istmo cervical.

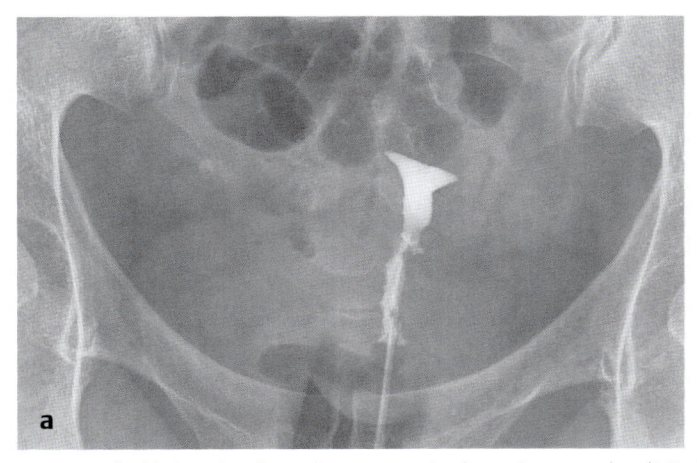

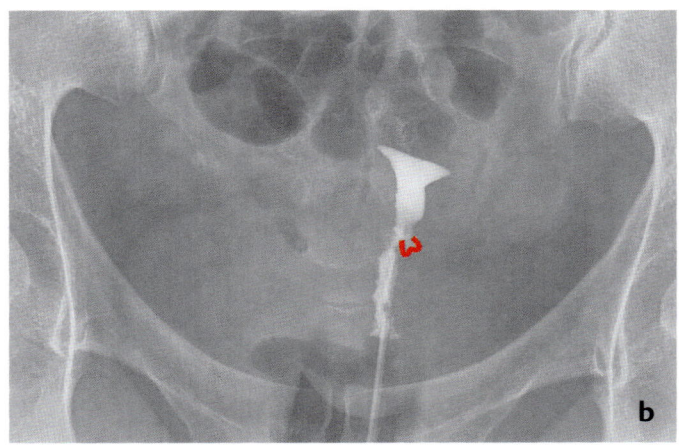

COMO INTERPRETAR O EXAME DE HISTEROSSALPINGOGRAFIA 63

Fig. 2-47. (a, b) Cicatriz pós-cesárea caracterizada por imagem de adição à esquerda do istmo cervical.

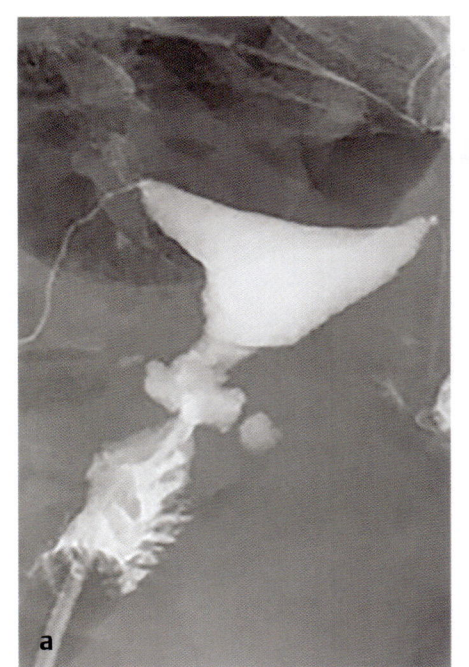

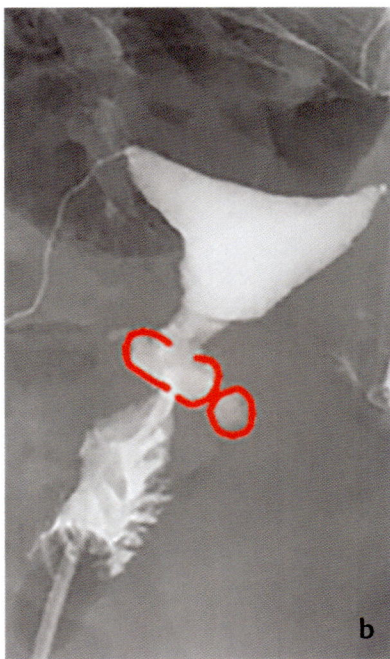

Fig. 2-48. (a, b) Cicatrizes pós-cesáreas envolvendo o istmo cervical bilateralmente.

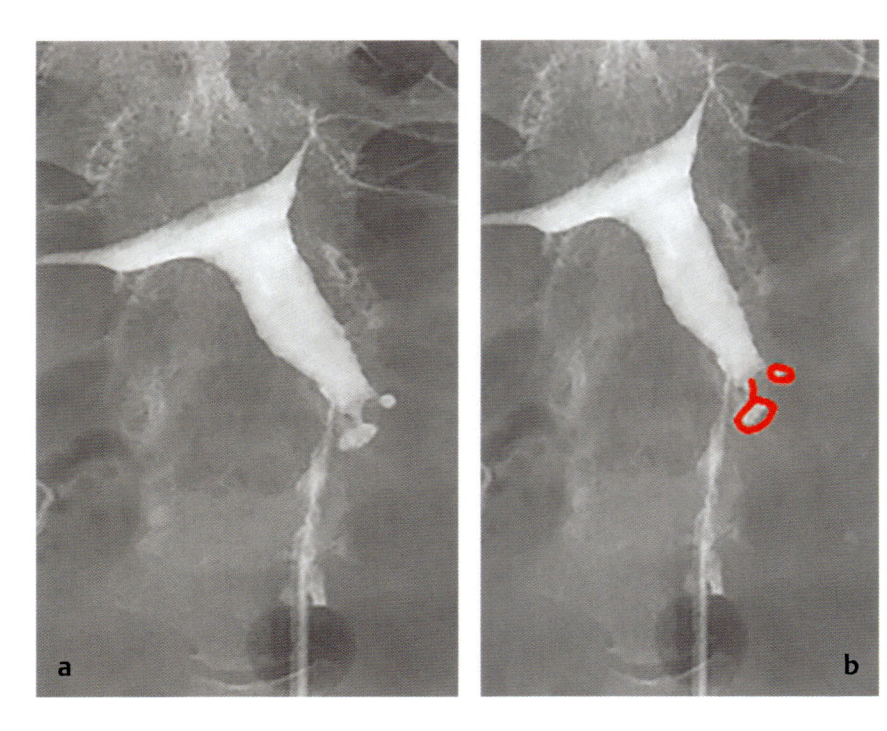

Fig. 2-49. (a, b) Cicatrizes pós-cesáreas do istmo cervical e do corpo uterino à esquerda.

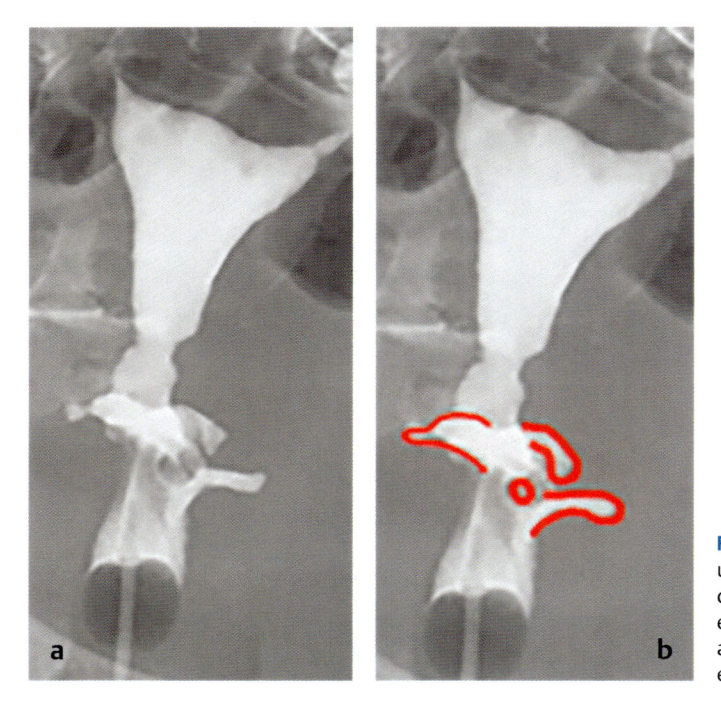

Fig. 2-50. (a, b) Três imagens de adição do colo uterino correspondendo ao mesmo número de cesáreas prévias. Notar também a falha de enchimento arredondada em contiguidade com a cicatriz mais distal, compatível com pólipo endocervical.

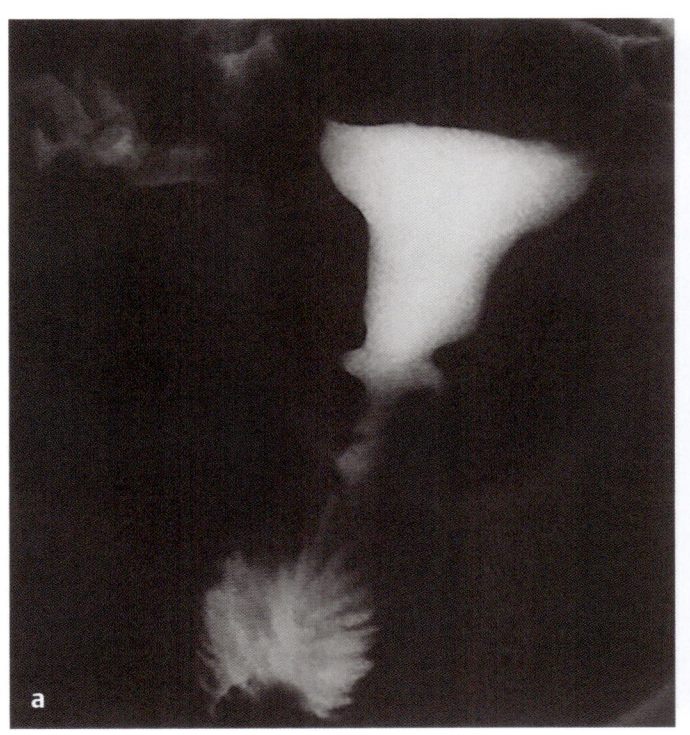

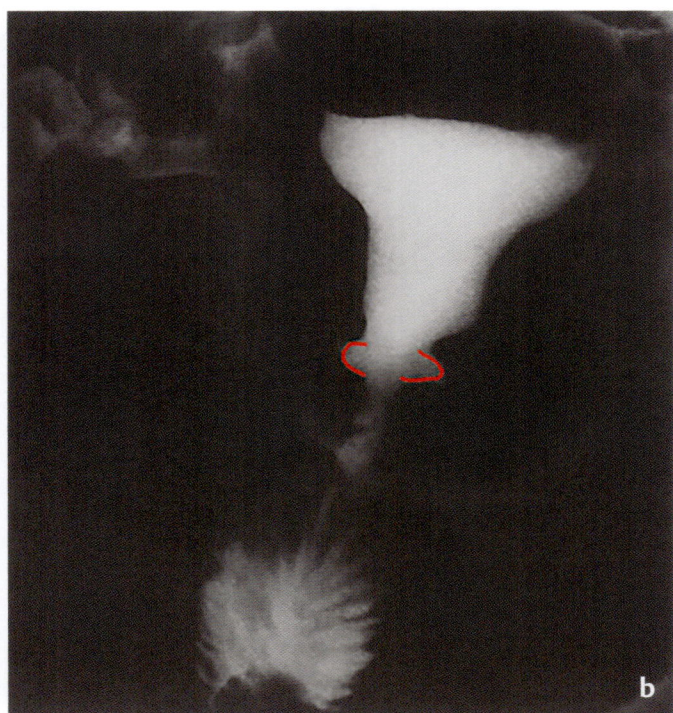

COMO INTERPRETAR O EXAME DE HISTEROSSALPINGOGRAFIA 65

Fig. 2-51. (a, b) Cicatriz pós-cesárea situada no corpo uterino.

Istmocele

Quando as cicatrizes pós-cesáreas apresentam grandes dimensões, denominam-se istmoceles.

A istmocele pode causar sangramentos pós-menstruais (escapes), dores, e ser causa de infertilidade secundária. O sangue menstrual, represado na cérvix após o término da menstruação, pode dificultar o transporte de espermatozoides e mesmo a implantação embrionária.[12] Gubbini demonstrou que nove entre vinte e seis mulheres que apresentavam istmocele, com história de sangramento intermitente, apresentavam também infertilidade secundária, e, após correção cirúrgica da istmocele, sete dessas mulheres engravidaram naturalmente (**Figs. 2-52 a 2-56**).[13]

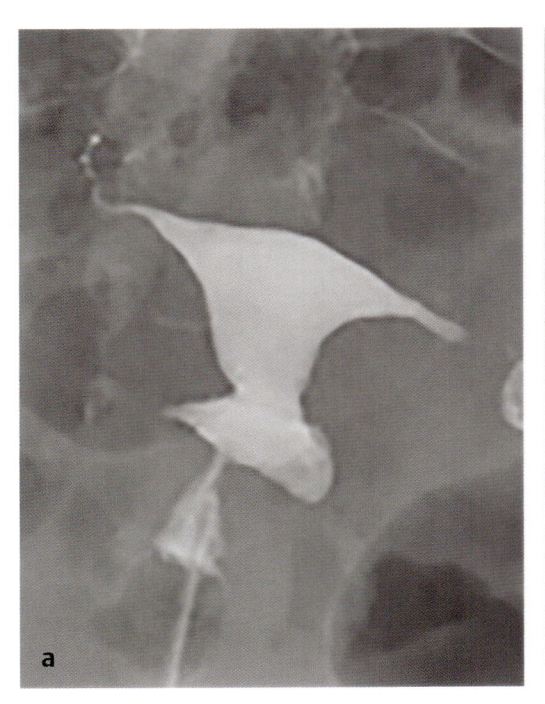

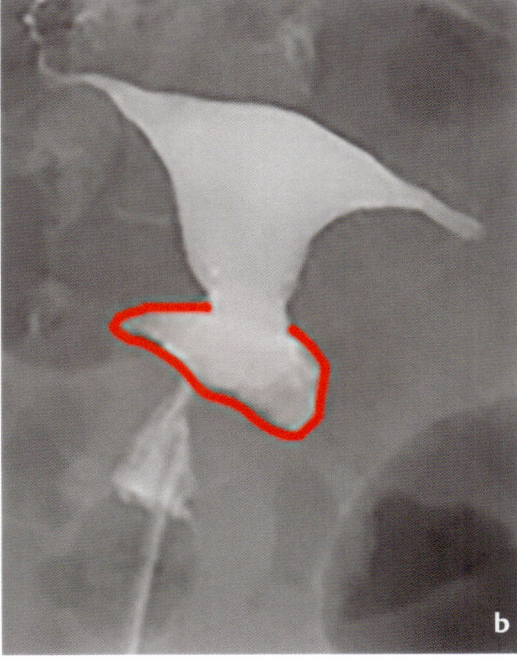

Fig. 2-52. (a, b) Cicatriz pós-cesárea proeminente do istmo cervical (istmocele).

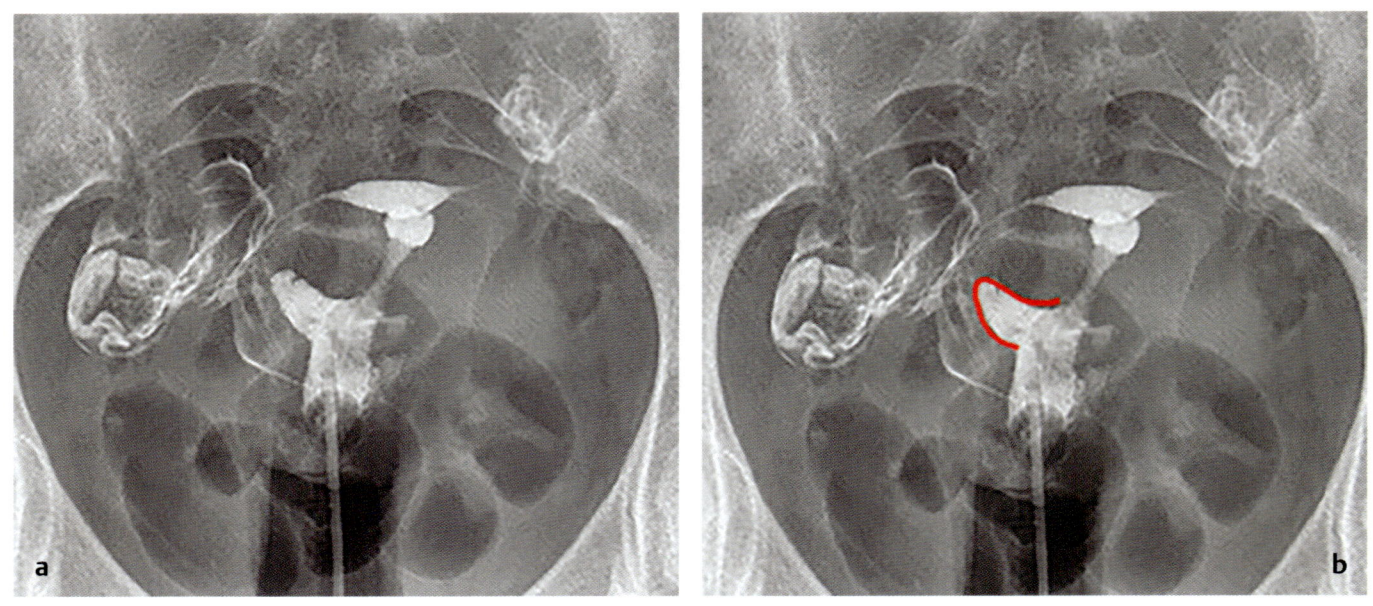

Fig. 2-53. (a, b) Cicatriz pós-cesárea proeminente do colo uterino (istmocele).

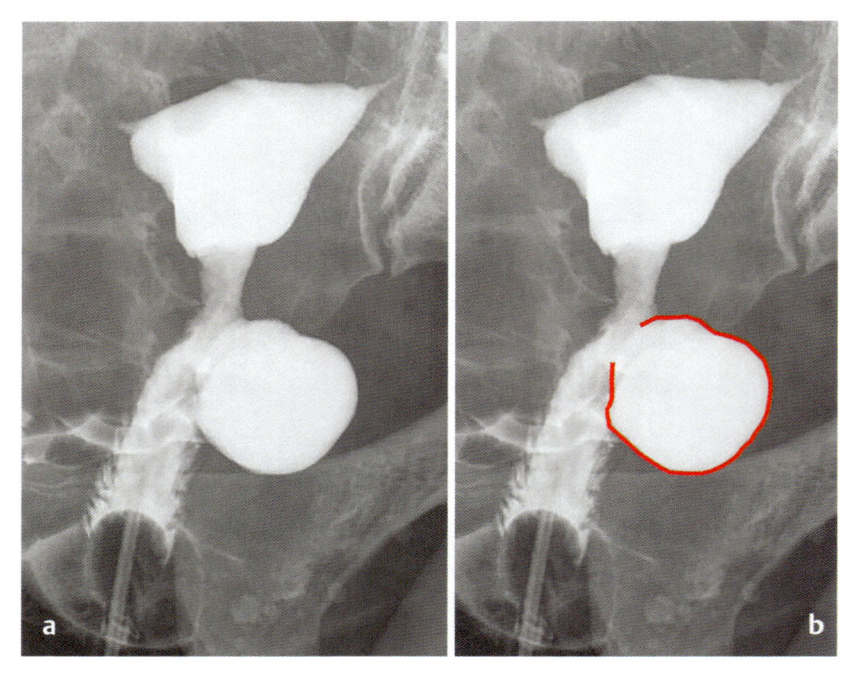

Fig. 2-54. (a, b)

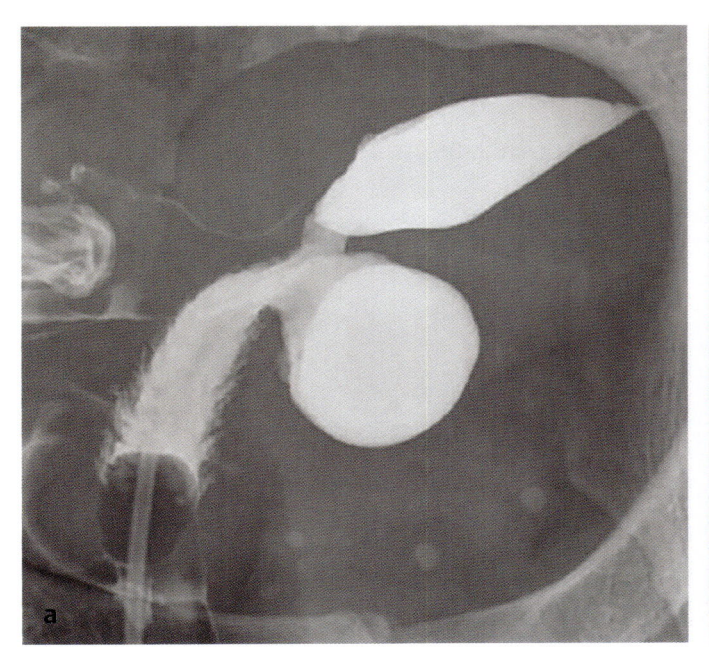

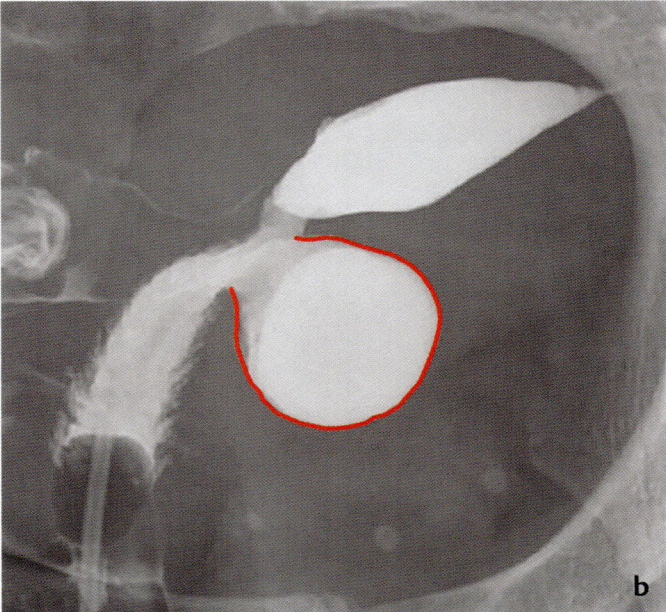

COMO INTERPRETAR O EXAME DE HISTEROSSALPINGOGRAFIA 67

Fig. 2-55. (a, b)

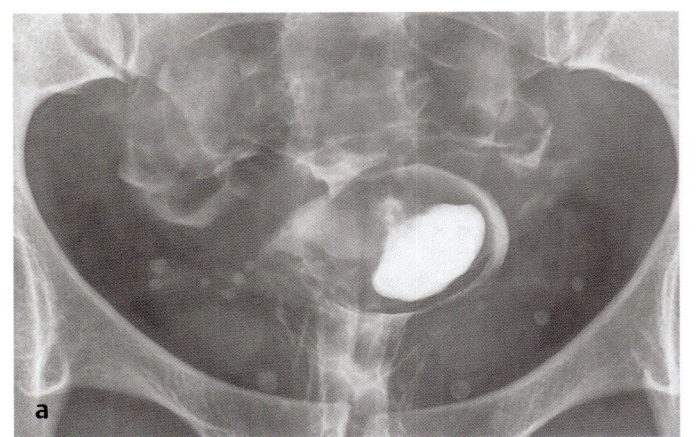

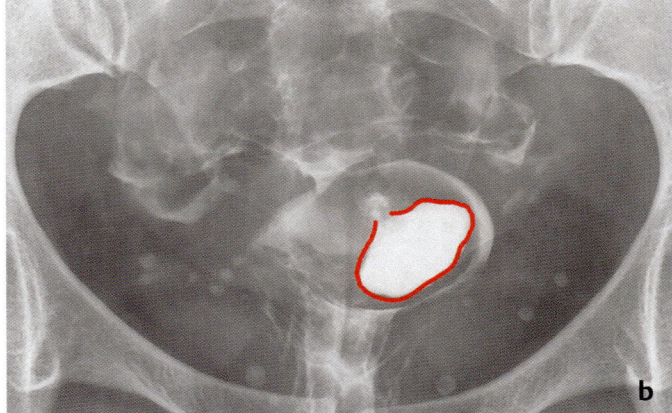

Fig. 2-56. (a, b) Cicatriz pós-cesárea de grandes proporções (istmocele). Após o esvaziamento completo da cavidade uterina, nota-se retenção do meio de contraste na cicatriz, mesmo após a paciente ter se levantado da mesa de exames e andando por alguns minutos.

Colo Uterino de Grandes Dimensões

Esse achado é raramente observado. Todavia, em determinados casos, o volume necessário para a repleção do colo uterino é maior que o volume necessário para o preenchimento completo da cavidade uterina **(Figs. 2-57 a 2-60)**.

Nota: Nas raras vezes em que me deparei com colos uterinos de grandes dimensões e com orifícios externos de pequeno calibre invariavelmente, antes da progressão do meio de contraste para cavidade uterina, havia expulsão do balão do cateter para a cavidade vaginal, dando vazão a um líquido sanguinolento escuro e espesso. Após o término do exame com a cavidade uterina vazia, o colo uterino permanecia repleto pelo meio de contraste.

É possível que os colos uterinos com essas características possam funcionar como as istmoceles, armazenando o sangue menstrual e levando à infertilidade secundária.

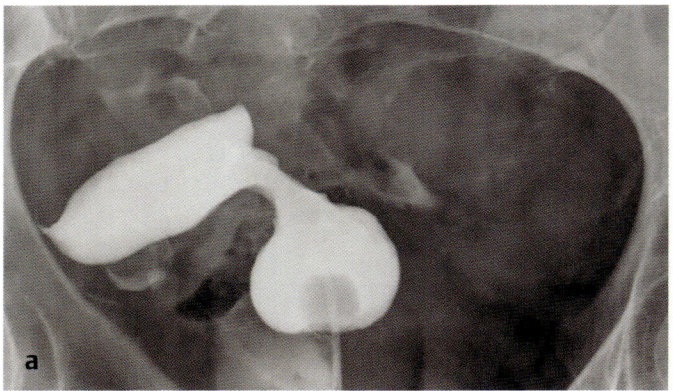

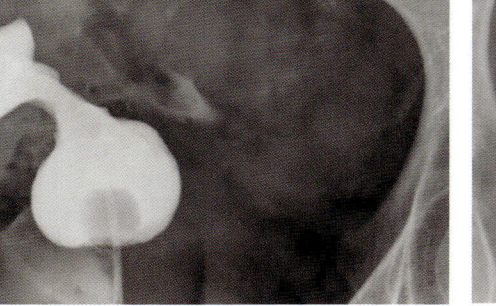

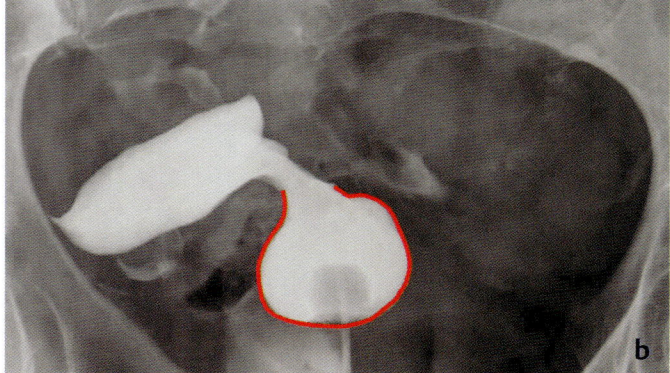

Fig. 2-57. (a, b) Volume necessário para repleção do colo uterino 7 ml.

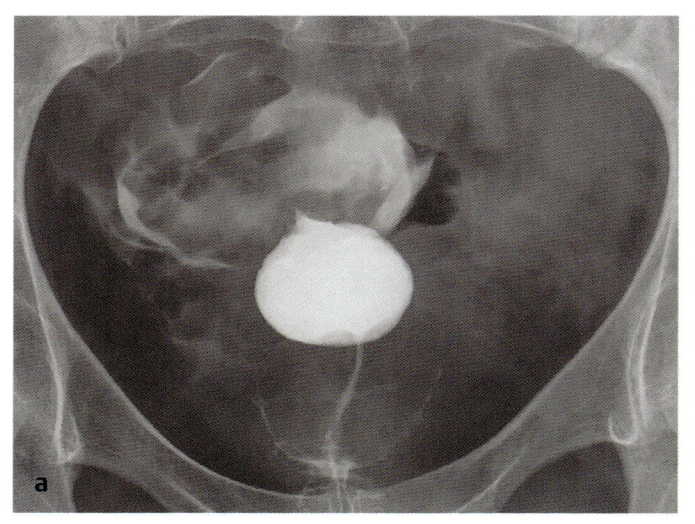

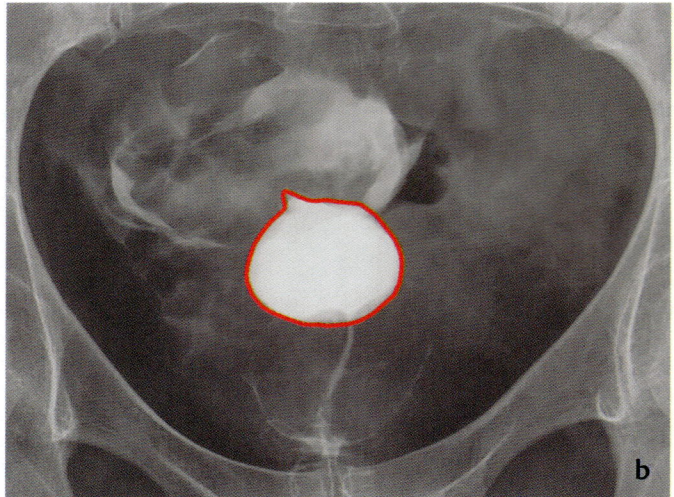

Fig. 2-58. (a, b) Persiste retenção do meio de contraste no colo uterino pós-esvaziamento completo da cavidade uterina na radiografia tardia, após a paciente ter se levantado da mesa de exames e caminhado por alguns minutos.

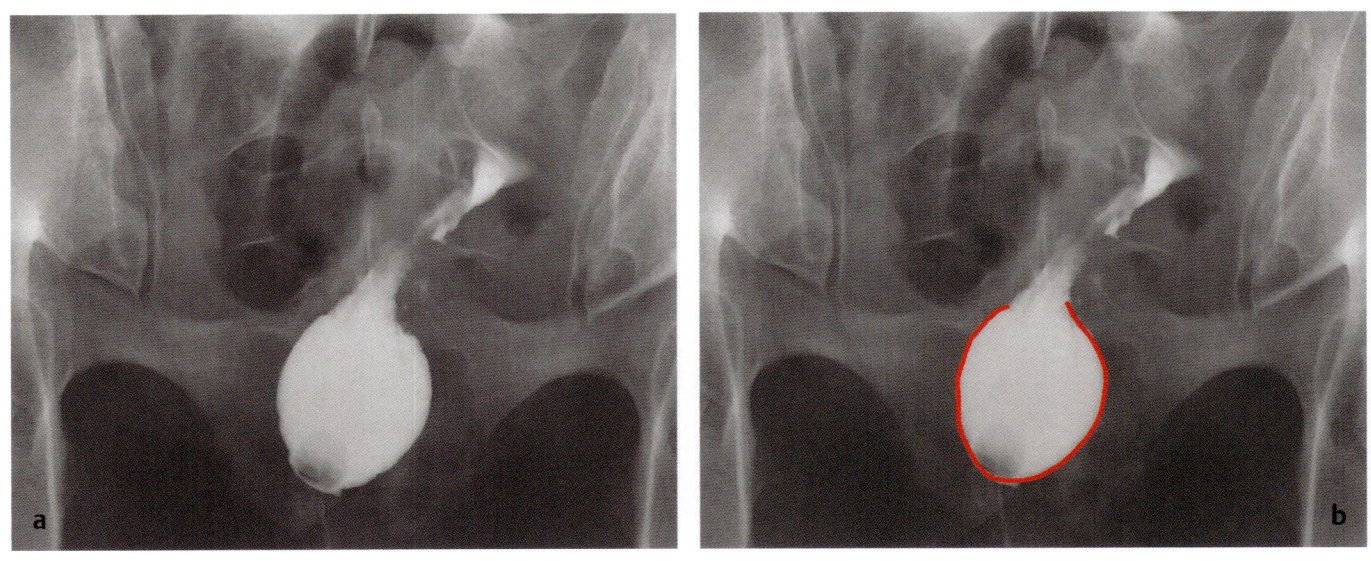

COMO INTERPRETAR O EXAME DE HISTEROSSALPINGOGRAFIA 69

Fig. 2-59. (a, b) O volume de contraste utilizado para repleção do colo uterino, neste caso, foi 10 mL.

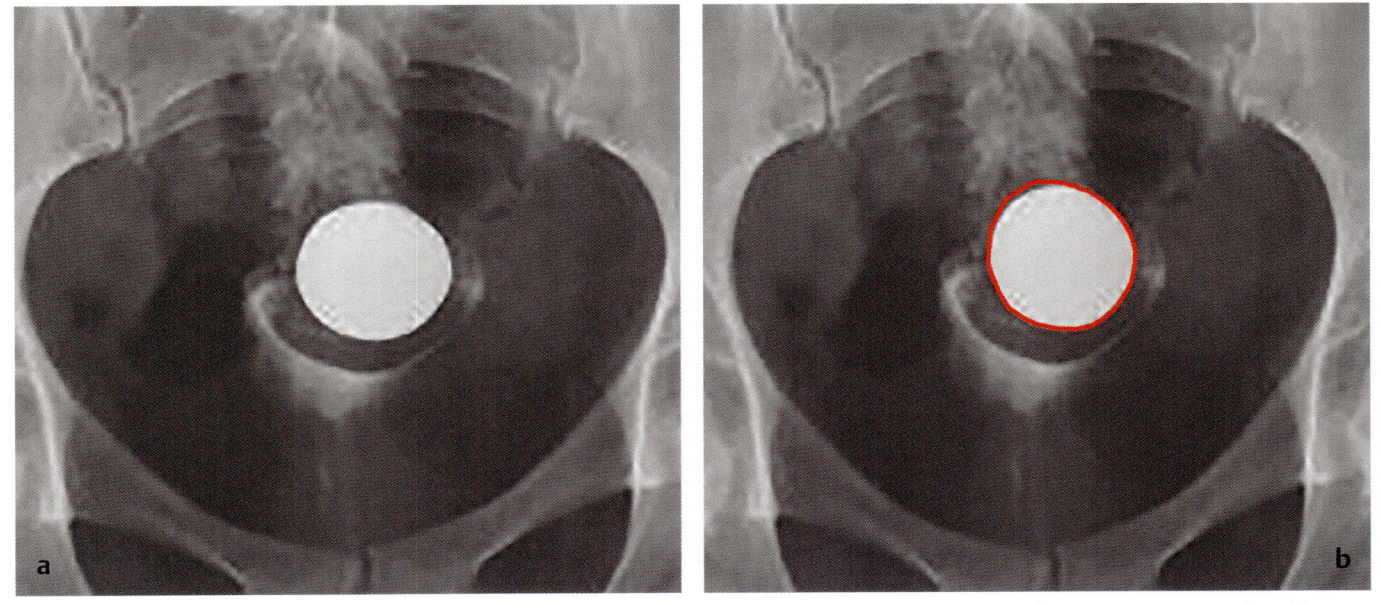

Fig. 2-60. (a, b) Pós-esvaziamento completo da cavidade uterina, nota-se retenção do meio de contraste no colo uterino, imagem radiográfica tardia, adquirida após a paciente ter se levantado da mesa de exames e andado por alguns minutos.

Pólipos Endocervicais

Os pólipos endocervicais apresentam aspecto de falhas de enchimento ou de imagens radioluzentes, com formatos arredondado ou ovalado (**Figs. 2-61-2-64**).

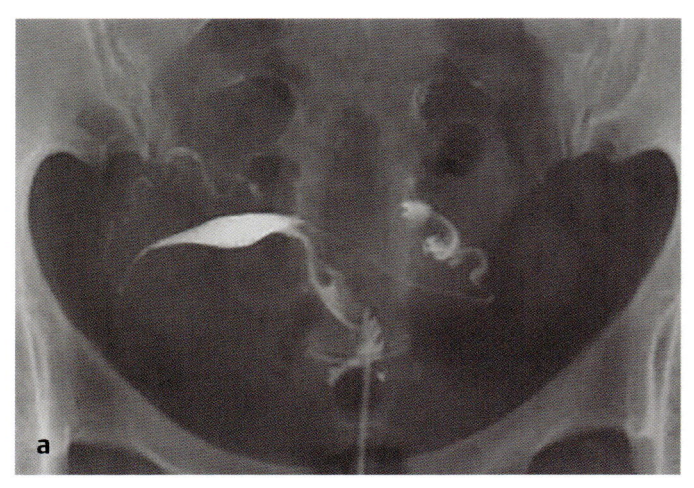

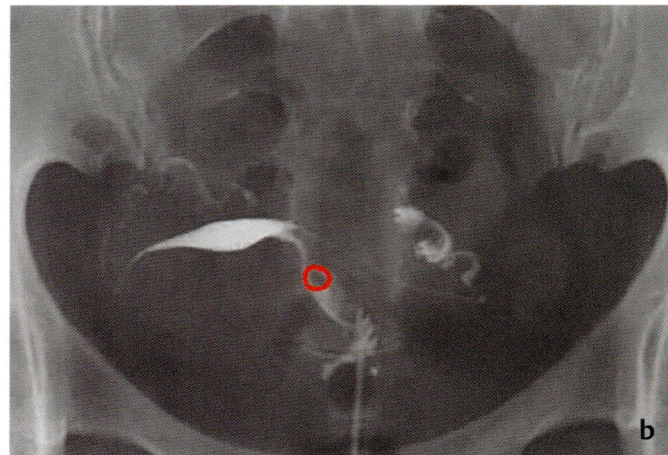

Fig. 2-61. (a, b) Pólipo endocervical.

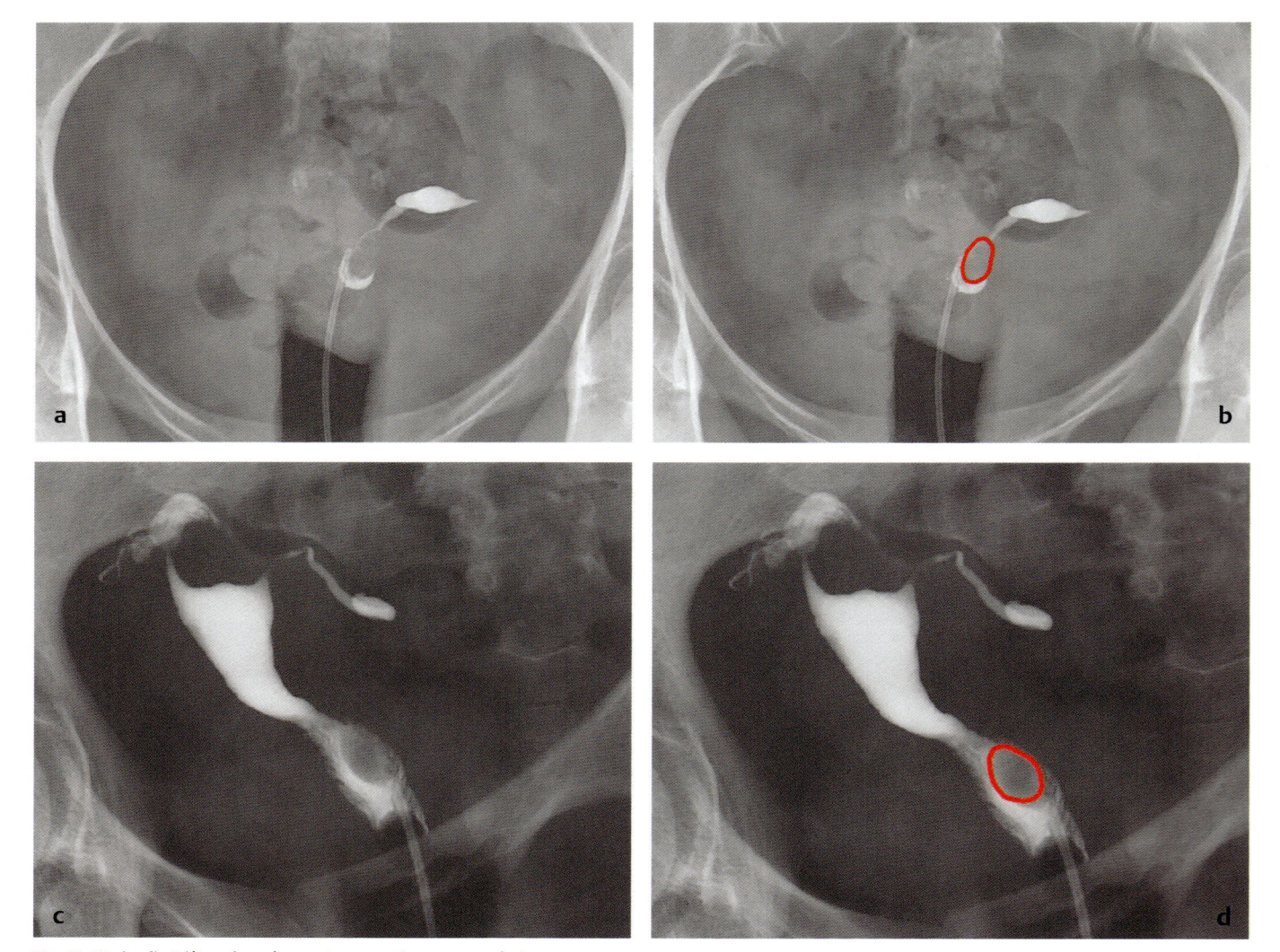

Fig. 2-62. (a-d). Pólipo do colo uterino com formato ovalado.

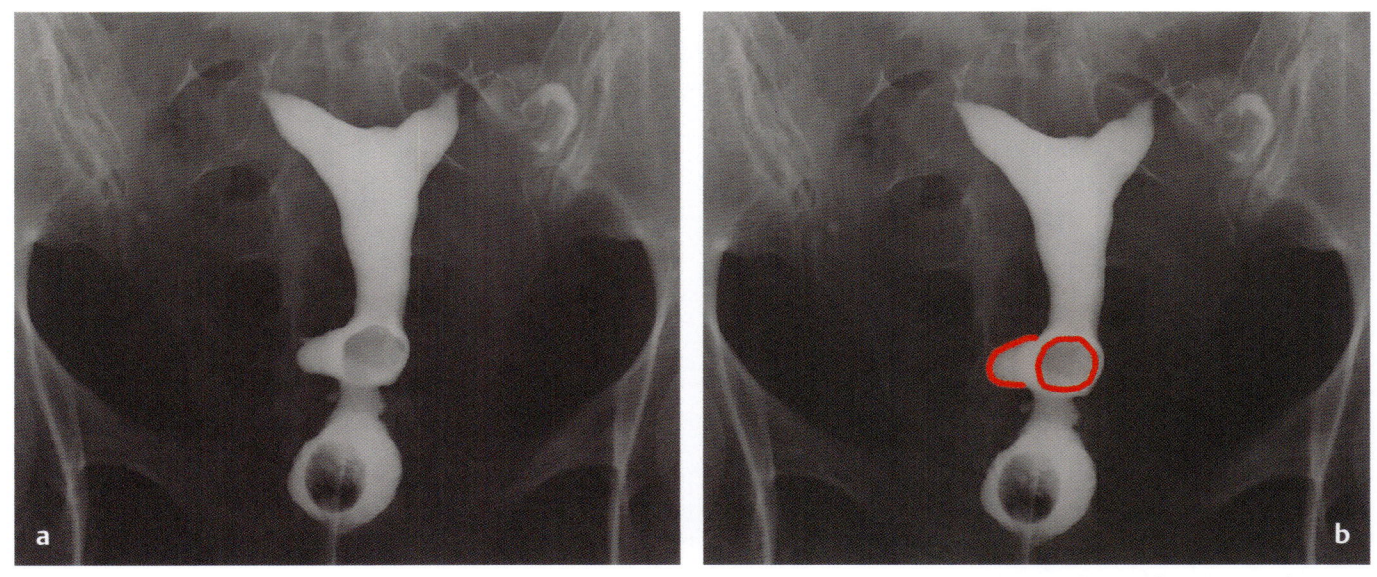

COMO INTERPRETAR O EXAME DE HISTEROSSALPINGOGRAFIA 71

Fig. 2-63. (a, b) Pólipo do istmo cervical caracterizado por lesão radioluzente arredondada. Em contiguidade com a lesão polipoide, identifica-se imagem de adição relacionada a cicatriz pós-cesárea.

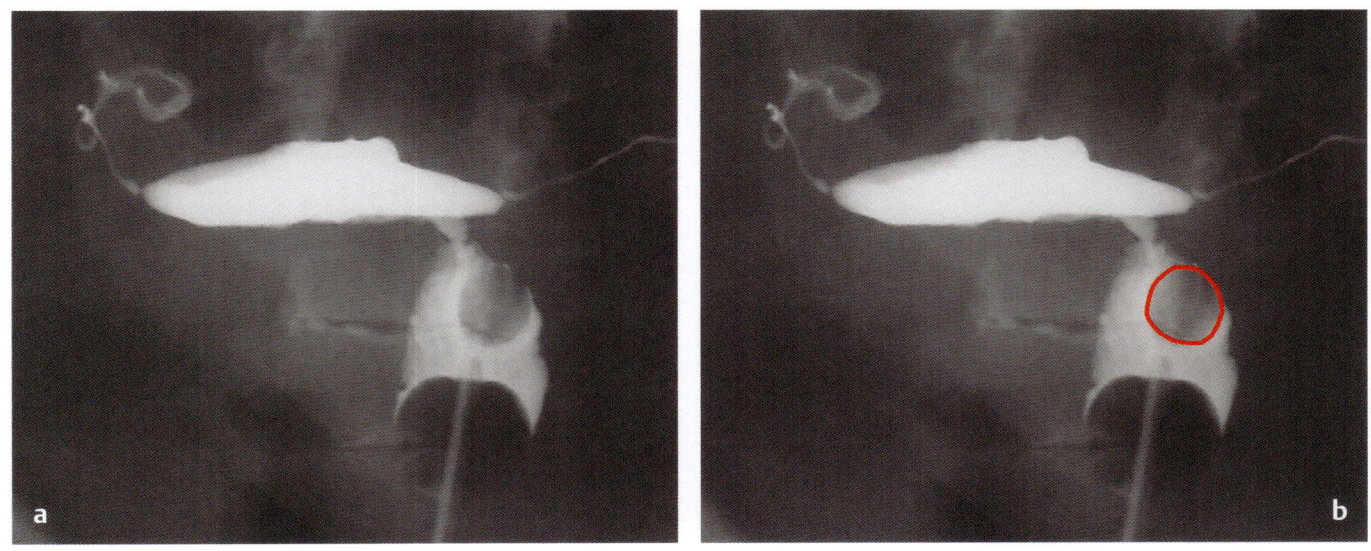

Fig. 2-64. (a, b) Pólipo endocervical com formato arredondado.

Miomas Paridos

Os miomas submucosos podem protruir para a cérvix uterina e alterar sua forma, sendo denominados miomas paridos (**Fig. 2-65**).

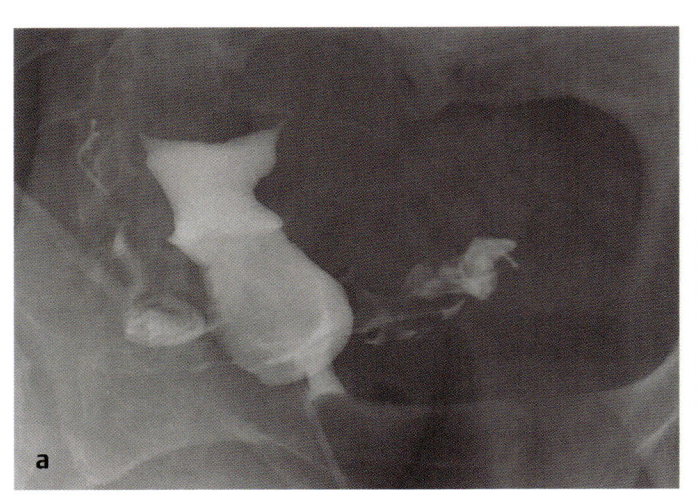

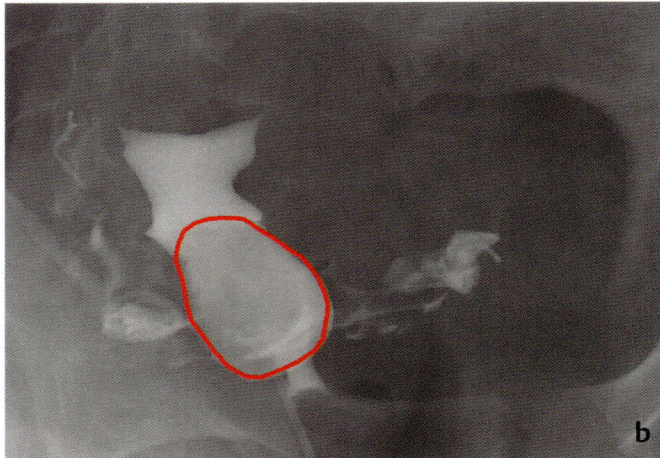

Fig. 2-65. (**a**, **b**) Mioma com componente submucoso comprometendo parte da cavidade uterina e o istmo cervical, alterando o formato dessas estruturas.

CAVIDADE UTERINA

A cavidade uterina apresenta contorno regular e aspecto triangular com a base em situação cefálica e o vértex em situação caudal. Os segmentos marginais da cavidade uterina são o fundo, a região supra-ístimica ou corporal e os cornos uterinos que contém os orifícios tubários (**Fig. 2-66**).[39]

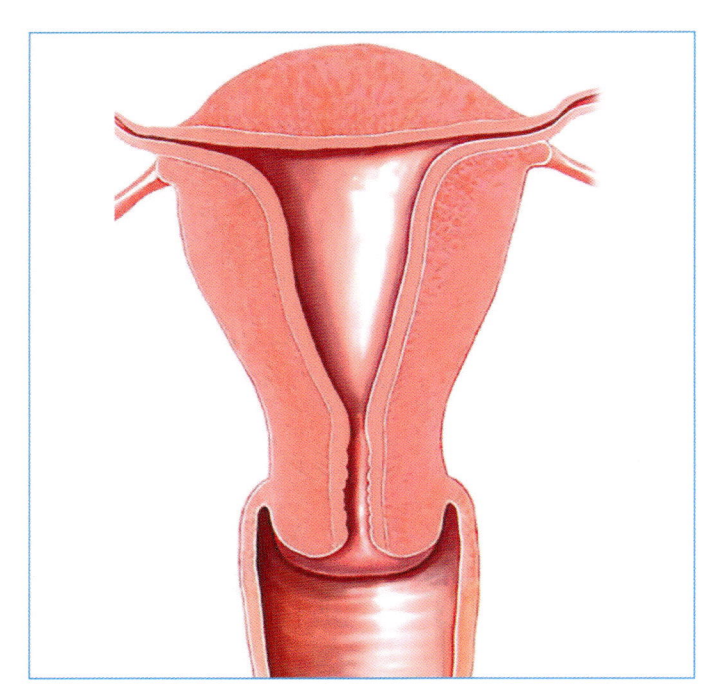

Fig. 2-66. Figura esquemática da cavidade uterina que apresenta formato triangular com base em situação cefálica e o vértex em situação caudal.

Alterações da Cavidade Uterina
Pregas Miometriais

As pregas miometriais ou dobras uterinas são ocasionalmente evidenciadas à histerossalpingografia. Consideradas variantes da normalidade caracterizam-se por imagem radioluzentes alongadas no mesmo sentido do contorno da cavidade uterina, sobretudo no seu maior eixo (**Fig. 2-67**).[3,6]

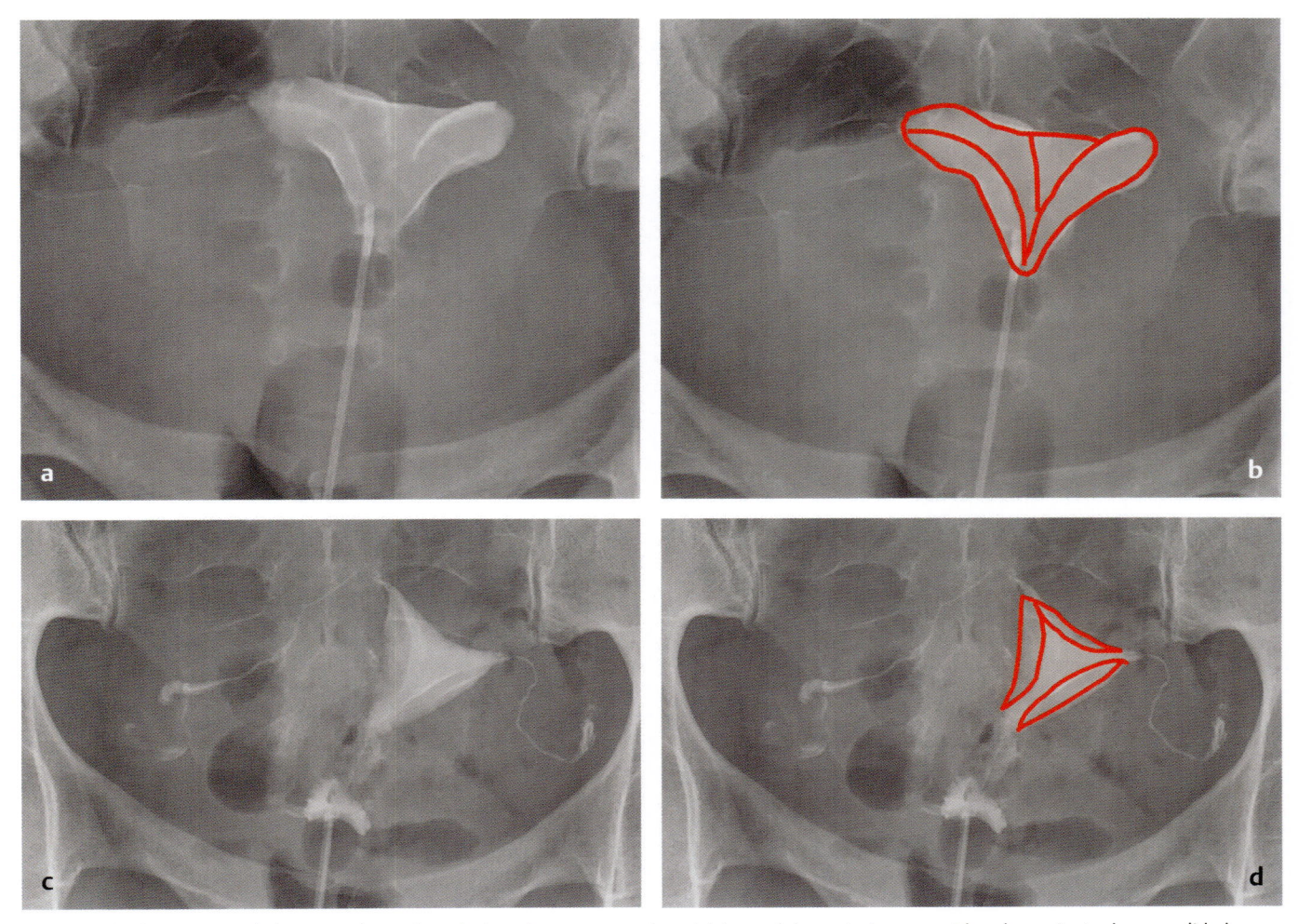

Fig. 2-67. (a-f) Imagens radioluzentes alongadas relacionadas a pregas miometriais ou dobras uterinas, consideradas variante da normalidade. (*Continua.*)

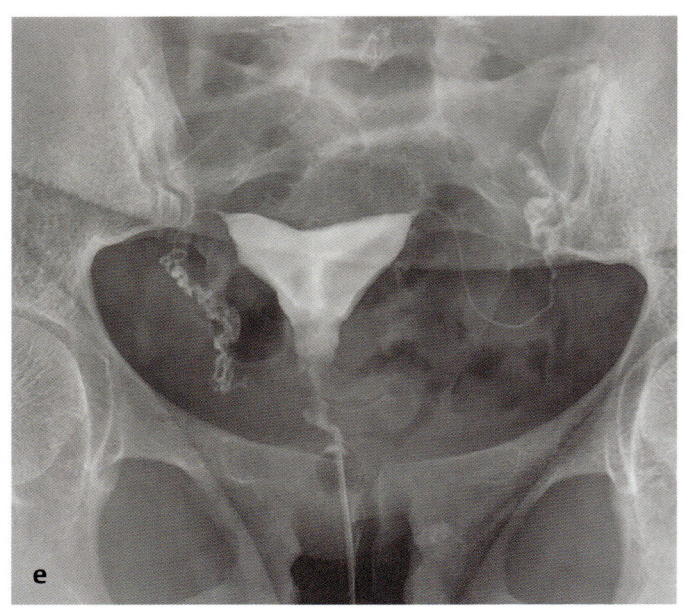

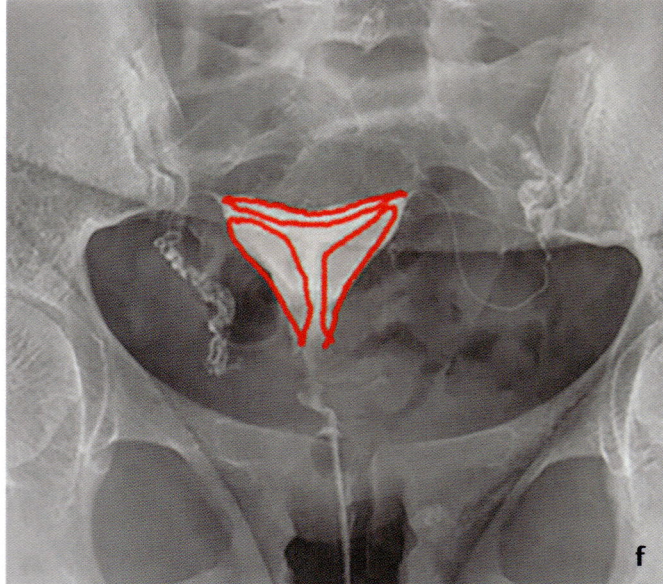

Fig. 2-67. *(Cont.)*

Miomas e Pólipos Endometriais

Os miomas ou leiomiomas são a causa mais comum de lesões uterinas. Em sua maioria são restritos ao miométrio. Quando protruem para a cavidade uterina, são denominados submucosos e somente estes podem alterar o contorno da cavidade uterina, e, portanto, ser identificados ao exame de histerossalpingografia (exceção dada aos miomas calcificados que podem ser evidenciados mesmo nas radiografia simples).

Os miomas com componentes submucosos podem aumentar o fluxo menstrual e a chance de abortos espontâneos.[10]

Os miomas intramurais, quando atingem grandes dimensões, podem promover deslocamento da cavidade uterina.

À histerossalpingografia, os miomas caracterizam-se por imagens radioluzentes ou falhas de enchimento, apresentando mais comumente formato arredondado, ovalado ou com aspecto semilunar com convexidade interna. Quando atingem grandes volumes, os miomas podem apresentar isquemia central e degeneração cística.[10]

Os pólipos endometriais são caracterizados por imagens radioluzentes ou falhas de enchimento. Seu formato usual é arredondado, assumindo aspecto alongado nas lesões sésseis. Podem ocorrer como lesões isoladas ou múltiplas.

Não é possível a diferenciação entre miomas com componentes submucosos e pólipos endometriais à histerossalpingografia, fazendo deste um exame bastante sensível, mas pouco específico na detecção dessas doenças.

Os miomas com componentes submucosos e os pólipos endometrias podem estar associados, e são mais bem evidenciados com o pequeno enchimento da cavidade uterina pelo meio de contraste (**Figs. 2-68 a 2-91**).

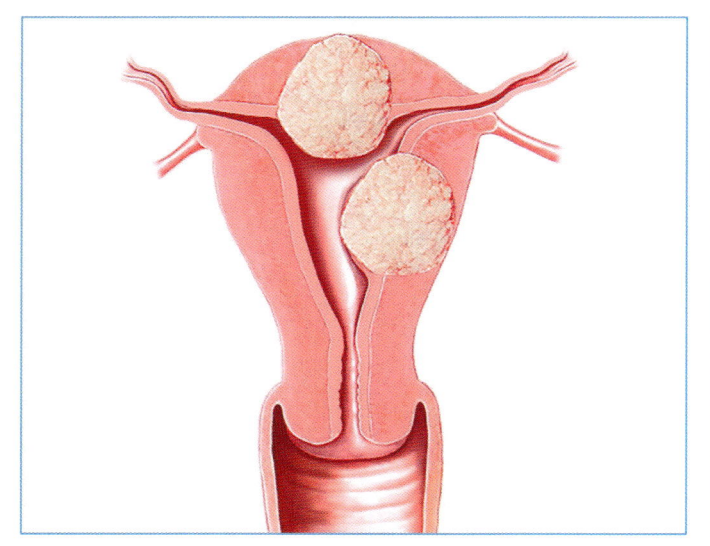

Fig. 2-68. Figura esquemática ilustrando miomas com componentes submucosos.

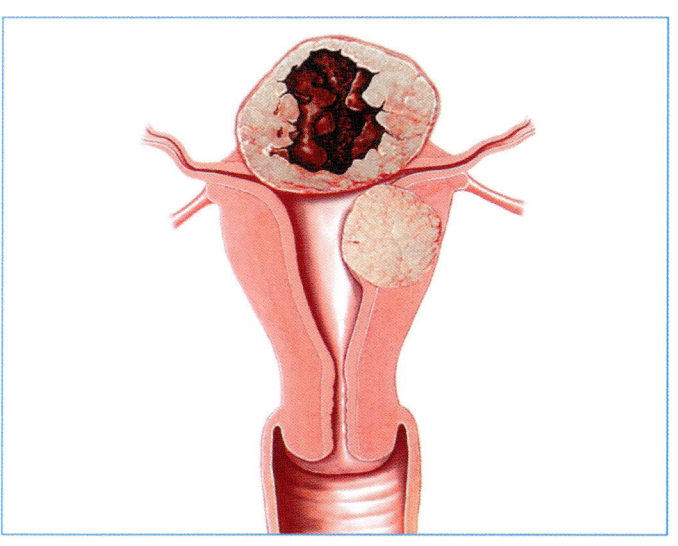

Fig. 2-69. Figura esquemática ilustrando miomas com componentes submucosos. A imagem arredondada da região fúndica ilustra mioma com isquemia central ou degeneração cística.

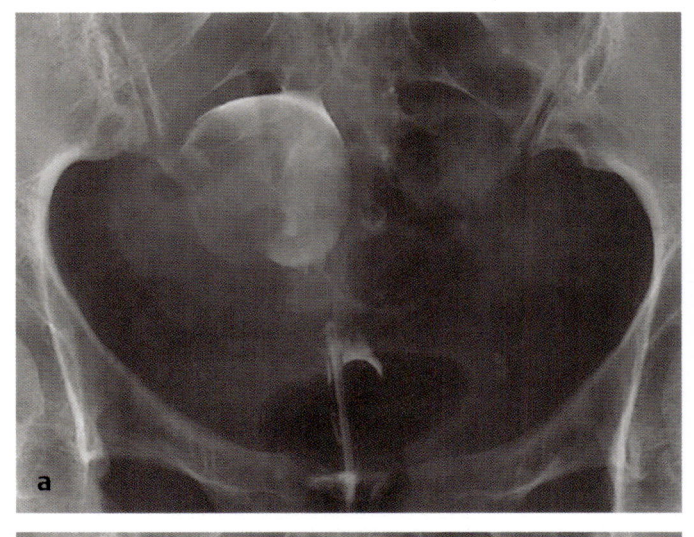

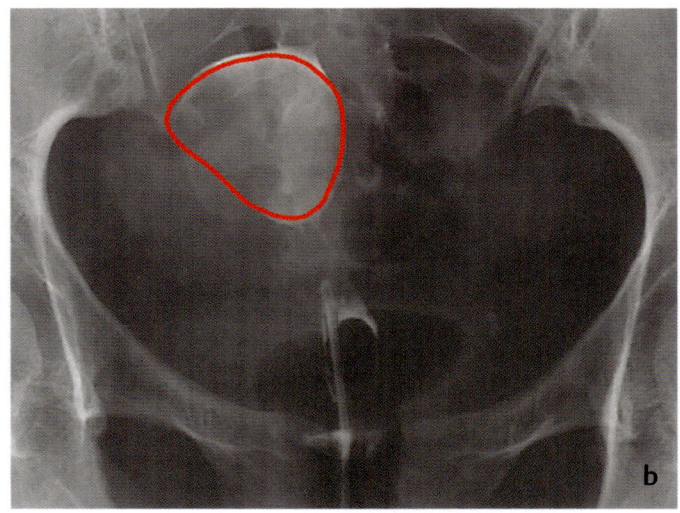

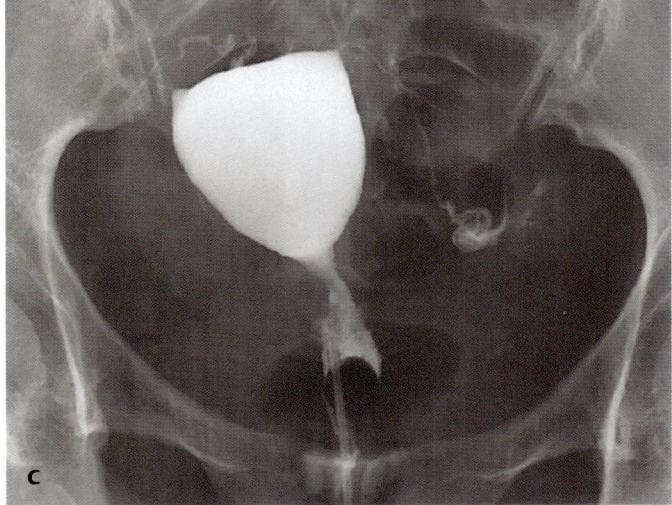

Fig. 2-70. Mioma com componente submucoso comprometendo quase a totalidade da cavidade uterina, mais bem evidenciado com pouca relação da cavidade pelo meio de contraste.

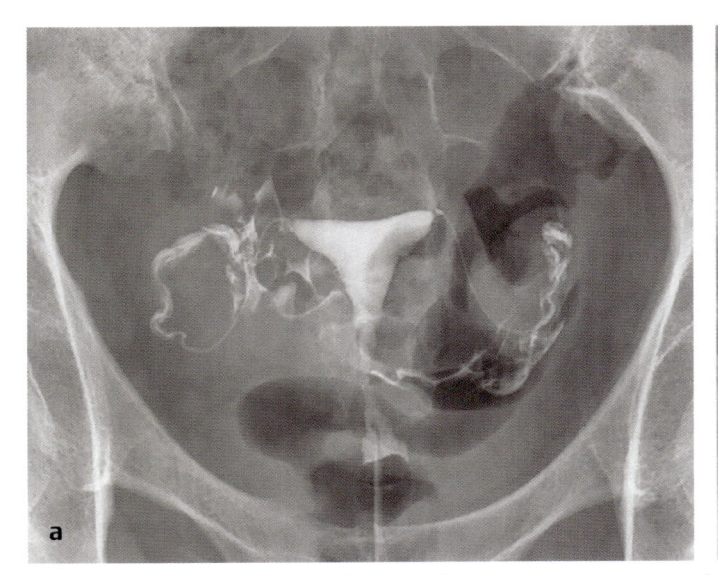

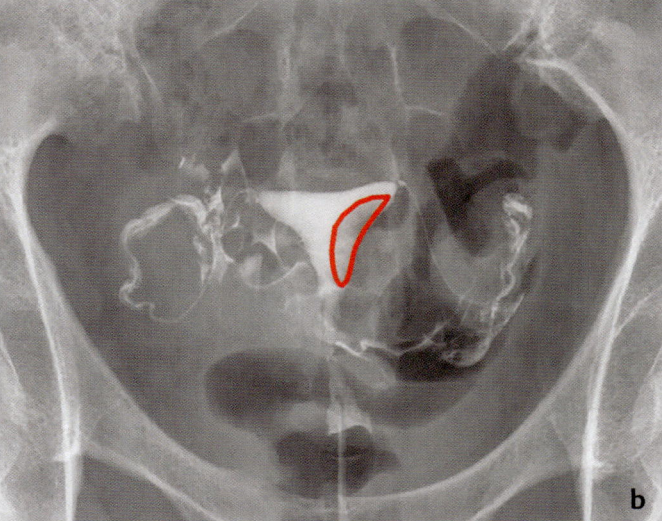

Fig. 2-71. Mioma com comprometimento submucoso, com aspecto semilunar, com convexidade interna comprometendo parte das regiões corporal e cornual esquerdas.

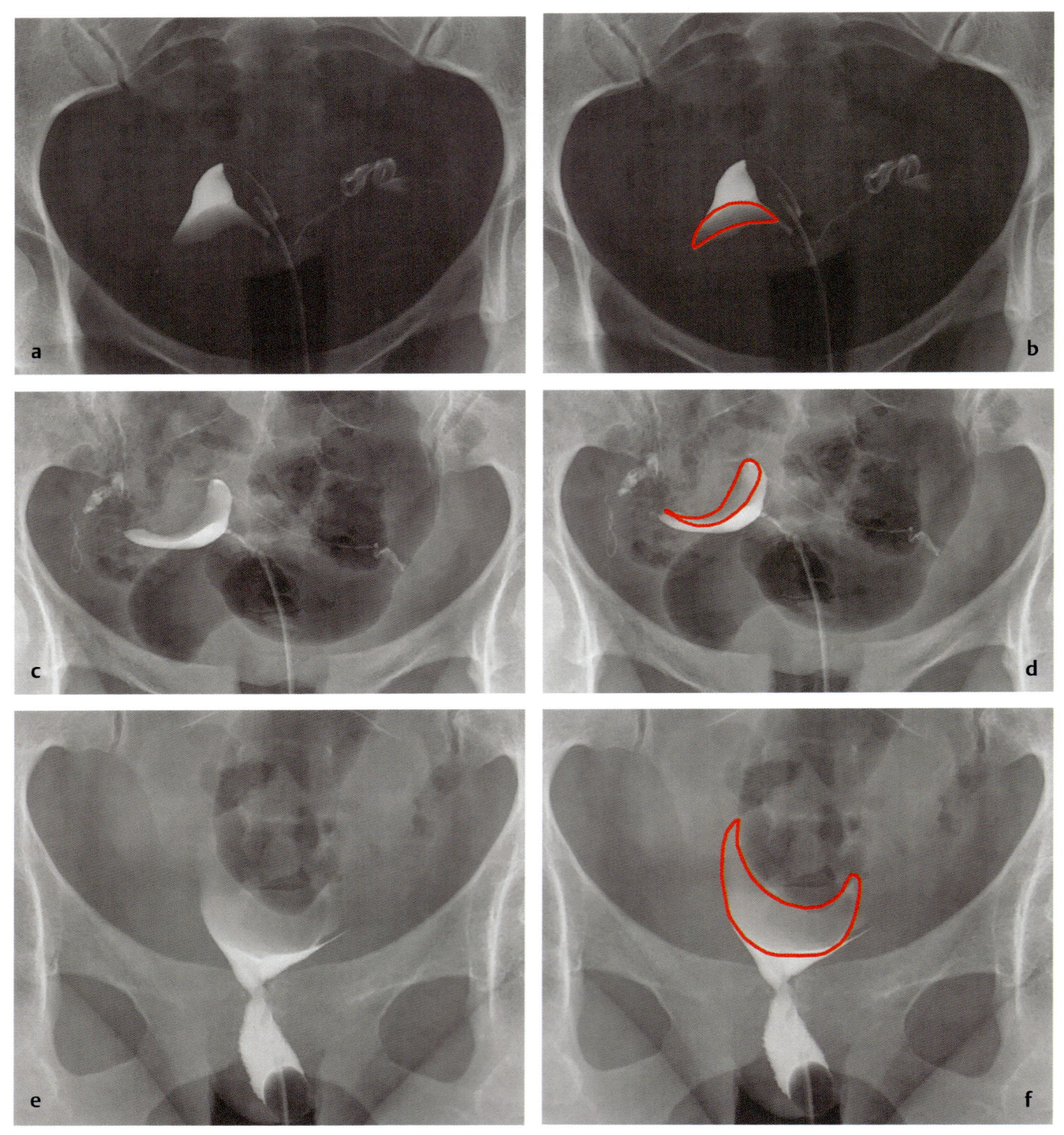

Fig. 2-72. (a-f) Três diferentes casos de miomas com aspecto semilunar, com convexidade interna da região fúndica, sendo em (c-f) associado a úteros arqueados.

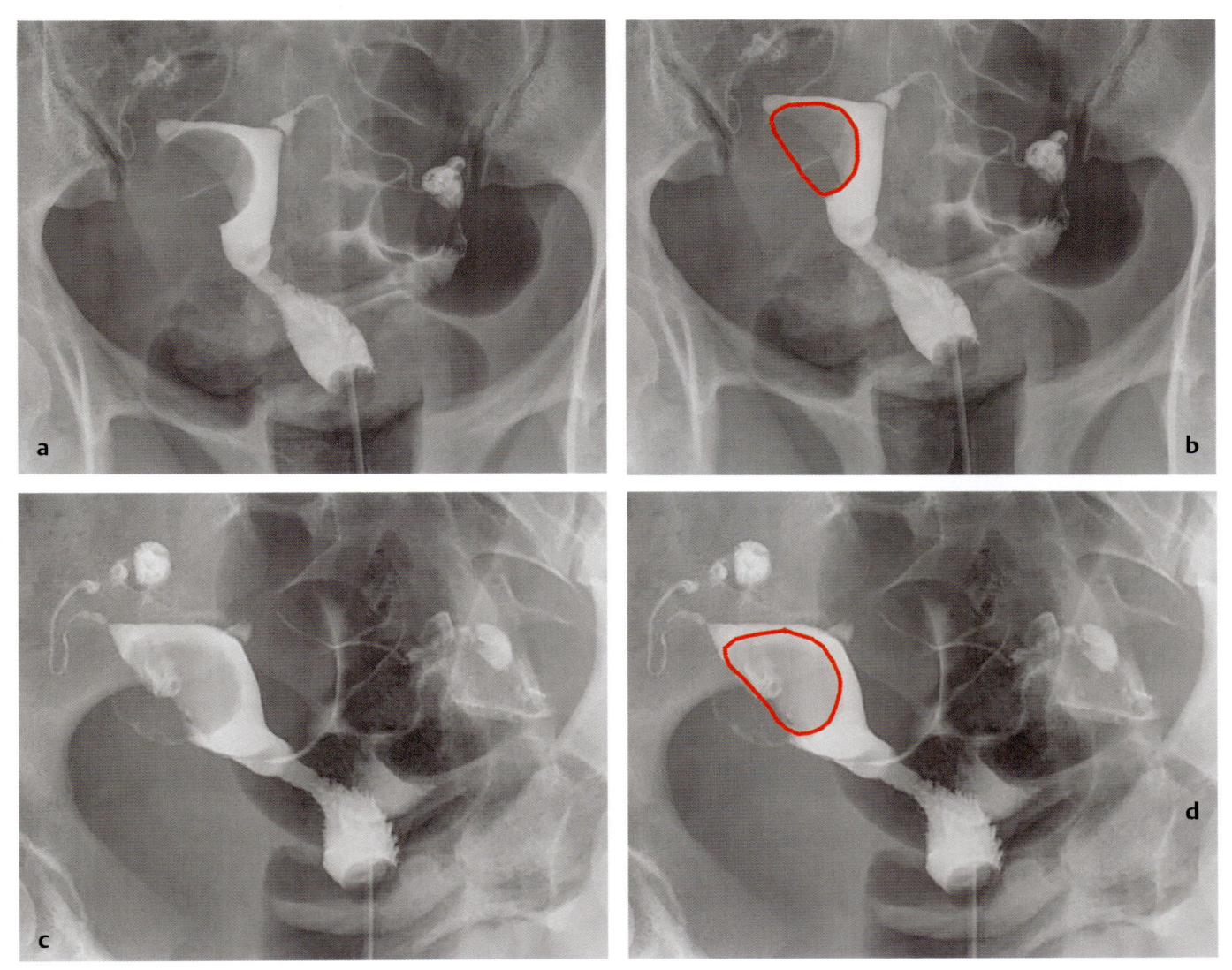

Fig. 2-73. Miomas com componentes submucosos, com aspeco semilunar, com convexidade interna, em situação corporal direita mais bem delimitados, com o pequeno enchimento da cavidade uterina pelo meio de contraste. *(Continua.)*

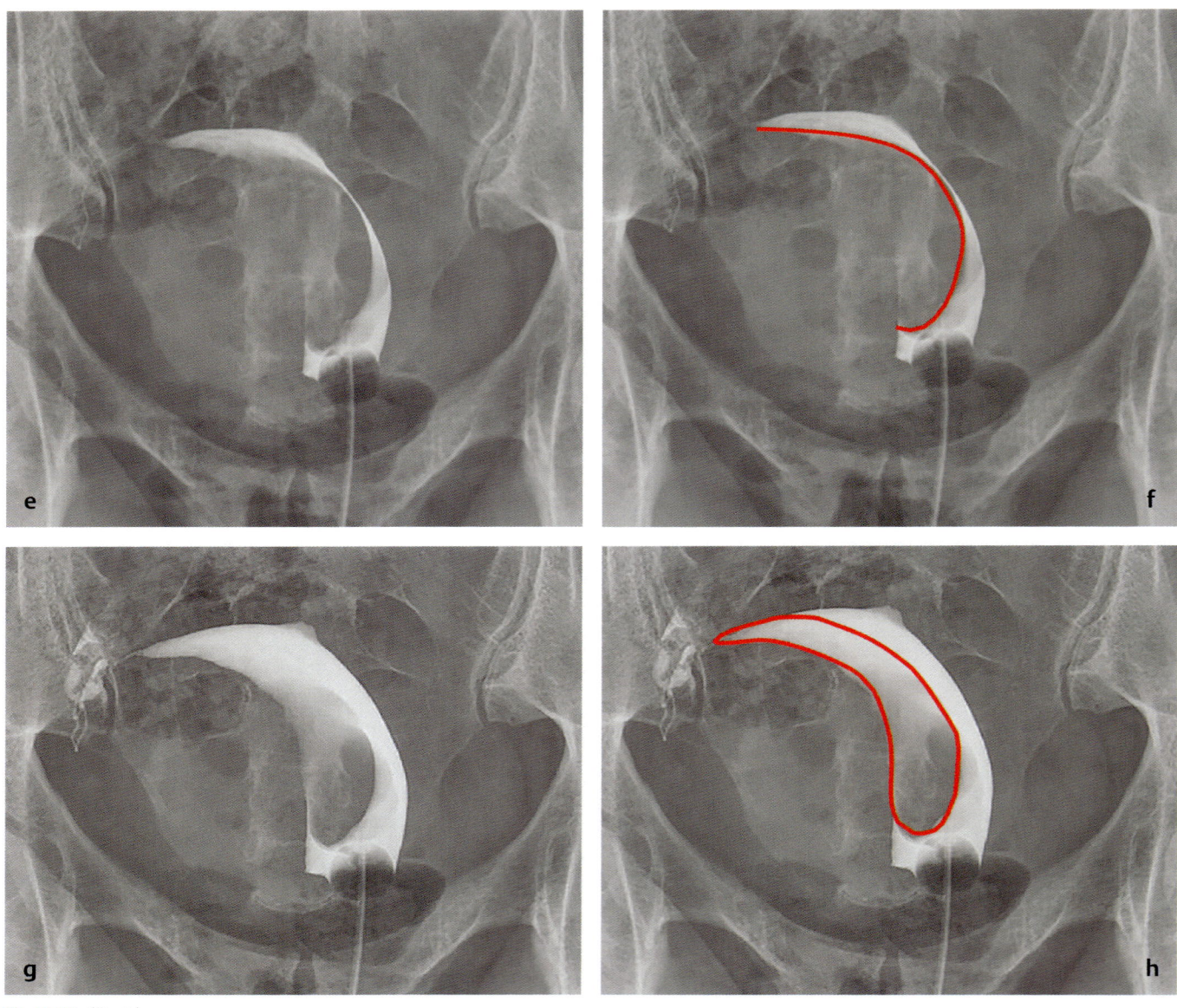

Fig. 2-73. *(Cont.)*

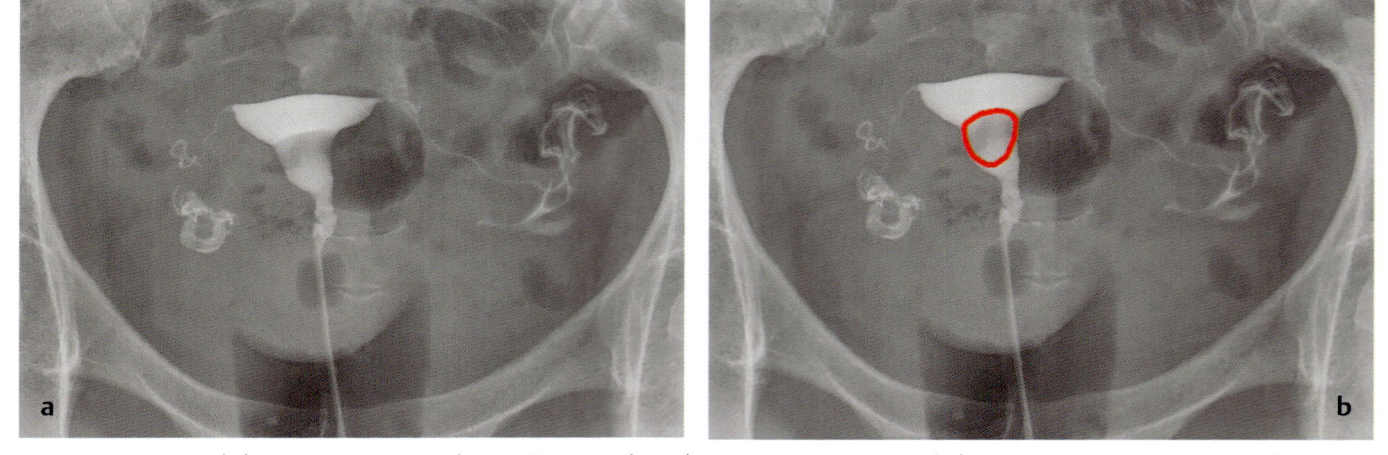

Fig. 2-74. Imagem radioluzente comprometendo a região corporal com limites imprecisos, compatível com mioma com componente submucoso.

COMO INTERPRETAR O EXAME DE HISTEROSSALPINGOGRAFIA

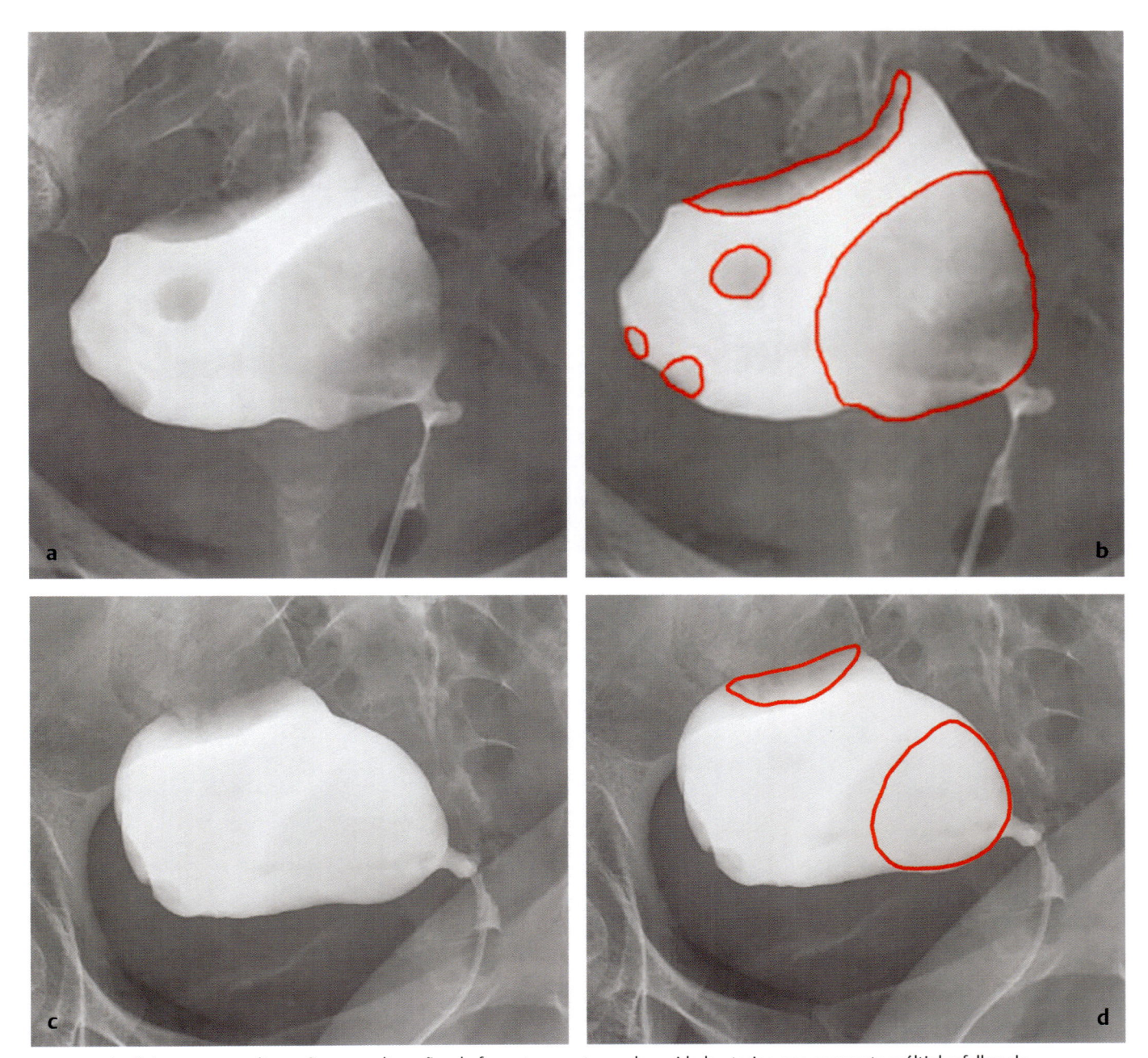

Fig. 2-75. (a-d) Aumento nas dimensões com alterações do formato e contorno da cavidade uterina que apresenta múltiplas falhas de enchimento. As três lesões redioluzentes arredondadas de menores dimensões podem estar relacionadas a miomas com componentes submucosos ou pólipos endometriais e são mais bem evidenciadas com o pequeno enchimento da cavidade uterina pelo meio de contraste. As lesões de maiores dimensões, corporal com formato arredondado e da região fúndica com aspecto semilunar, com convexidade interna, são compatíveis com miomas com componentes submucosos. Com maior repleção da cavidade uterina pelo meio de contraste as lesões radioluzentes, sobretudo as de menores dimensões, perdem definição.

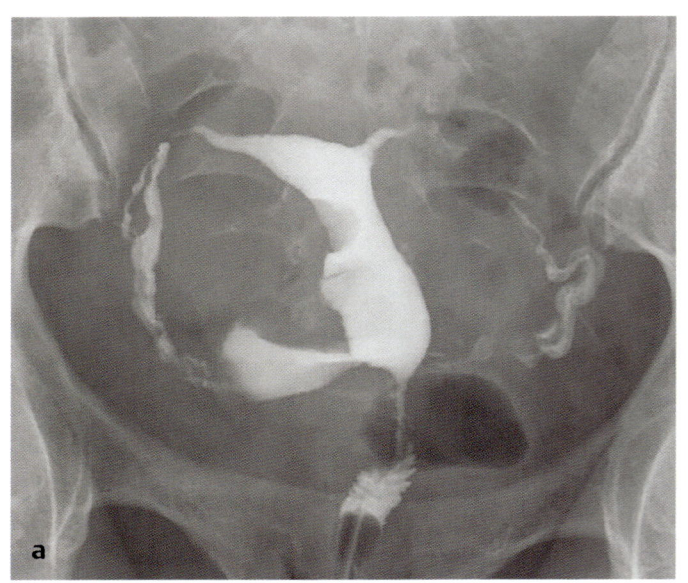

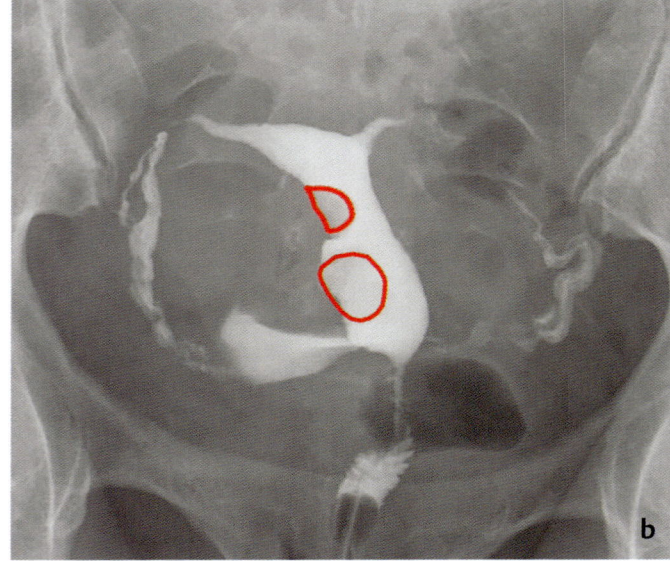

Fig. 2-76. (**a**, **b**) Duas lesões radioluzentes corporais. Baseado apenas nas imagens radiográficas a lesão em posição caudal, de limites menos precisos, corresponde a mioma com componente submucoso e a lesão em posição cefálica, com aspecto semilunar com convexidade interna, mais bem delimitada, pode corresponder a mioma com componente submucoso ou a pólipo endometrial de base larga.

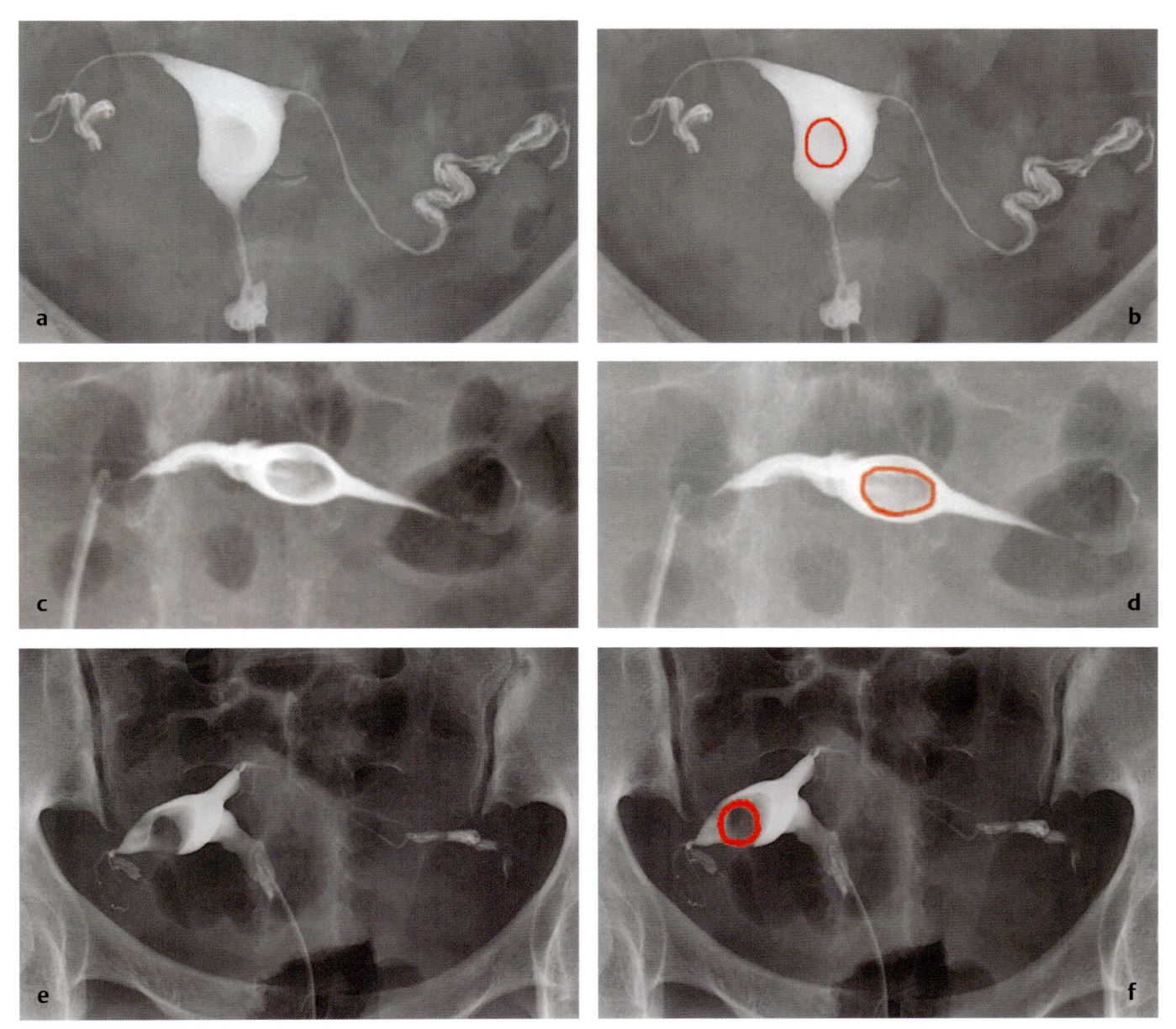

Fig. 2-77. Três lesões radioluzentes corporais arredondadas, que podem corresponder a miomas com componentes submucosos ou a pólipos endometriais de base larga ,sendo a histerossalpingografia um exame de alta sensibilidade mas de pouca especificidade na detecção dessas doenças.

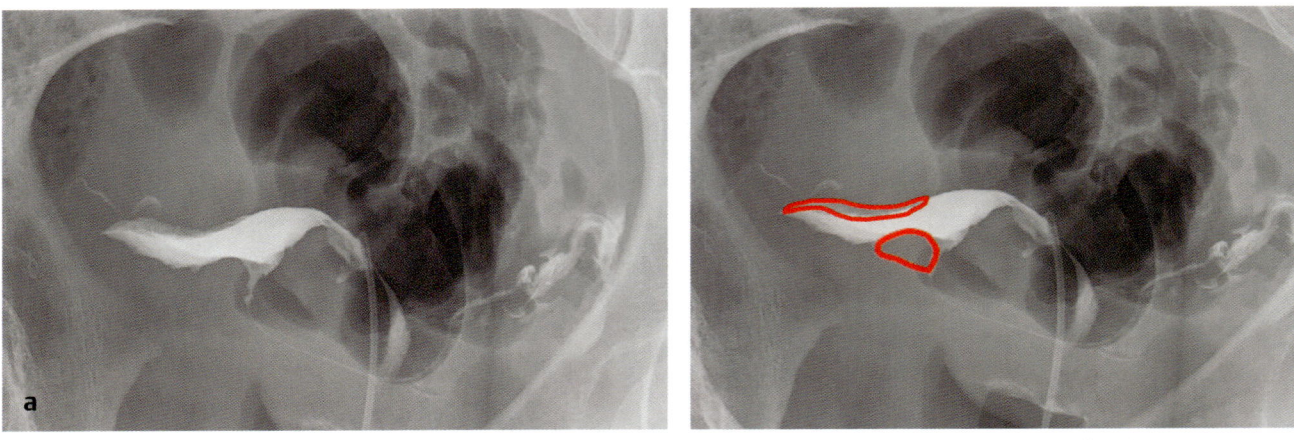

Fig. 2-78. Duas falhas de enchimento com aspecto semilunar, com convexidade interna. A lesão mais alongada, envolvendo o corpo uterino e o corno uterino esquerdo corresponde a mioma com componente submucoso e a lesão cornual direita pode corresponder a mioma com componente submucoso ou pólipo endometrial de base larga.

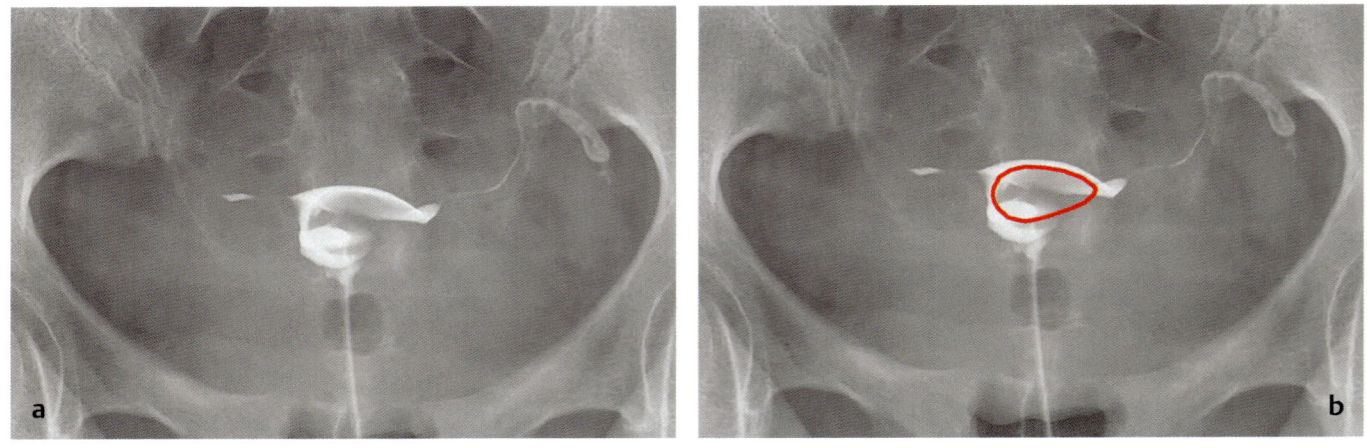

Fig. 2-79. Mioma com componente submucoso envolvendo as regiões corporal e cornual esquerda, com limites imprecisos.

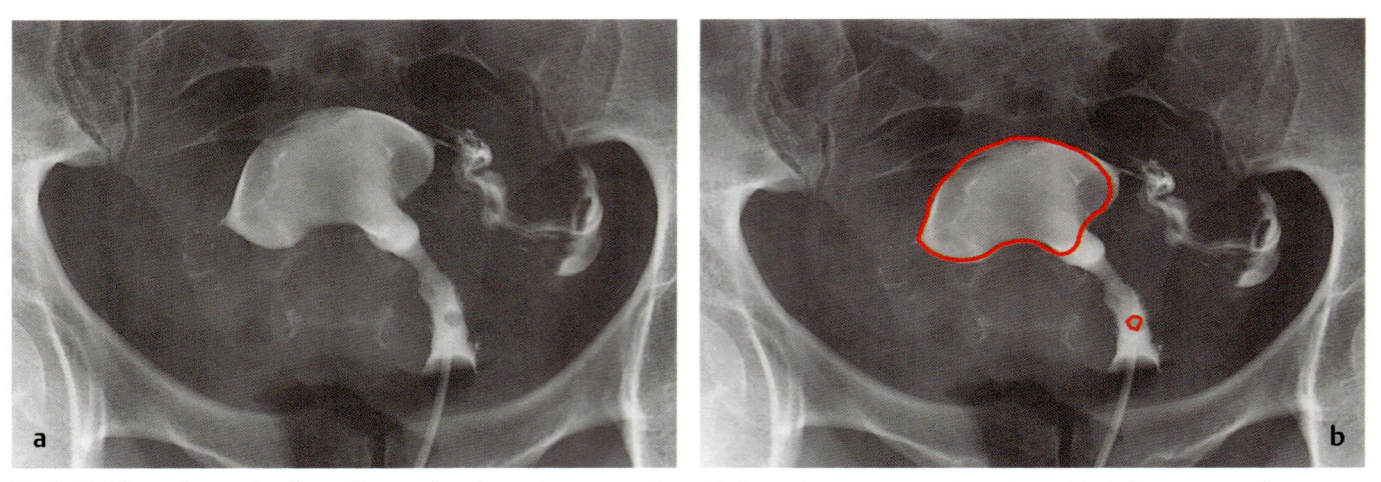

Fig. 2-80. Mioma de grandes dimensões envolvendo praticamente toda cavidade uterina, que apresenta contorno lobulado e aumento de suas dimensões. Observar também, a imagem radioluzente arredondada do colo uterino, compatível com pólipo endocervical.

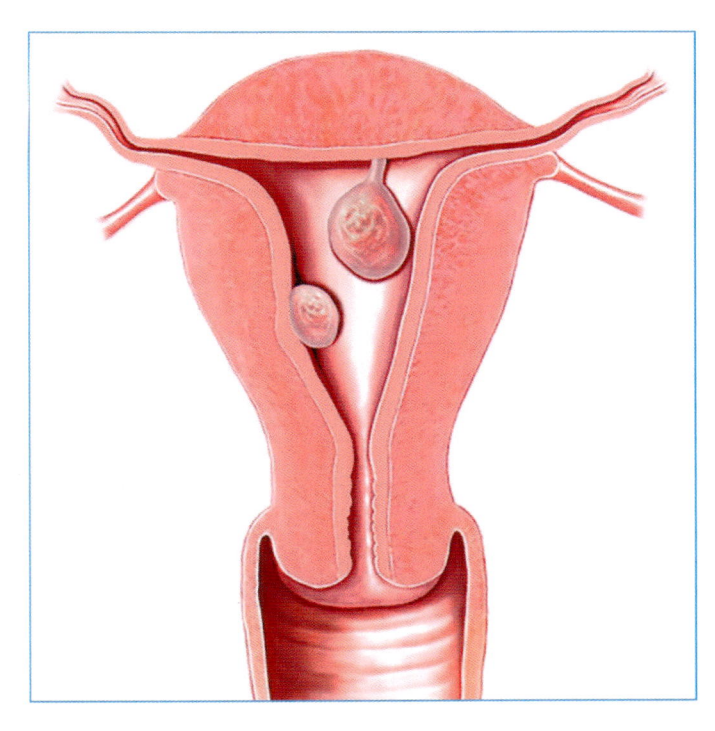

Fig. 2-81. Figura esquemática de pólipos endometriais.

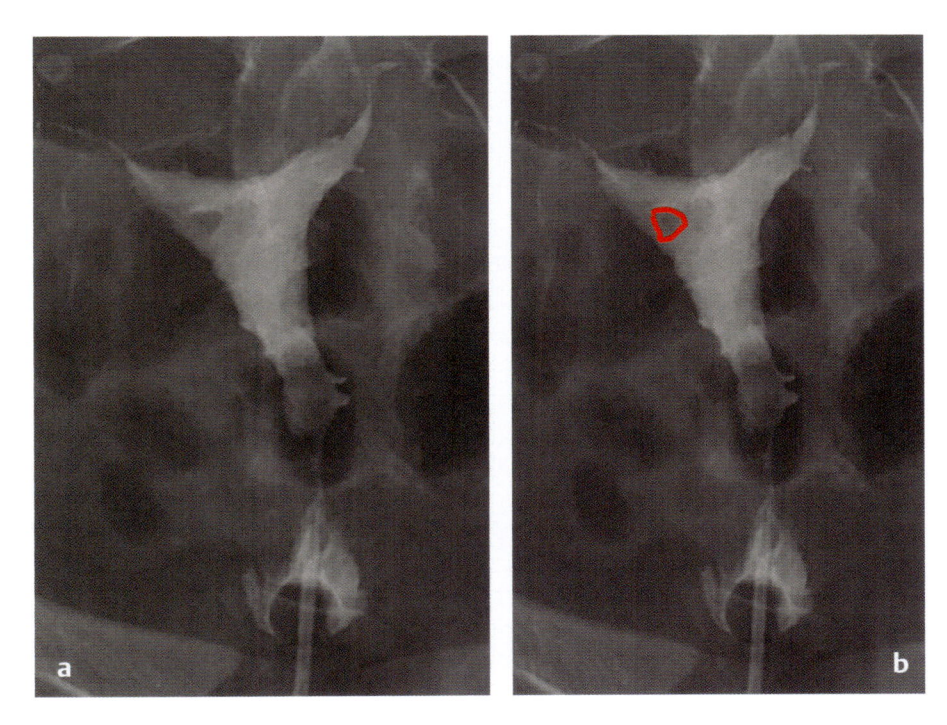

Fig. 2-82. (a, b) Pólipo endometrial corporal direito.

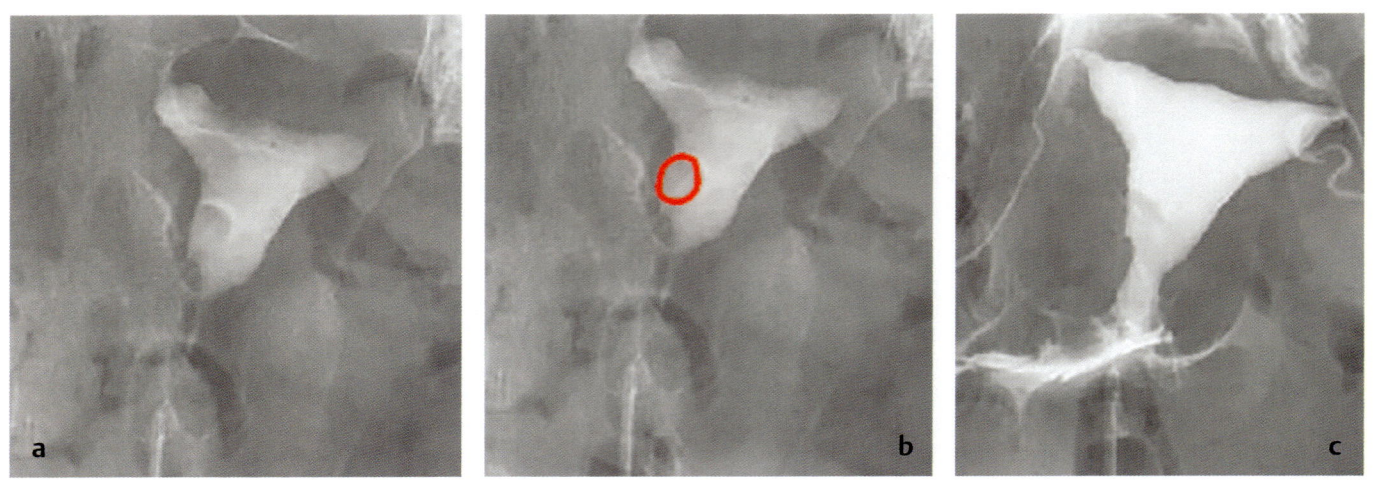

Fig. 2-83. Imagem radioluzente arredondada corporal direita, compatível com pólipo endometrial bem visível nas figuras **a** e **b**, com o pequeno enchimento da cavidade uterina pelo meio de contraste. (**c**) Com maior repleção da cavidade uterina pelo meio de contraste, a lesão polipoide perde definição.

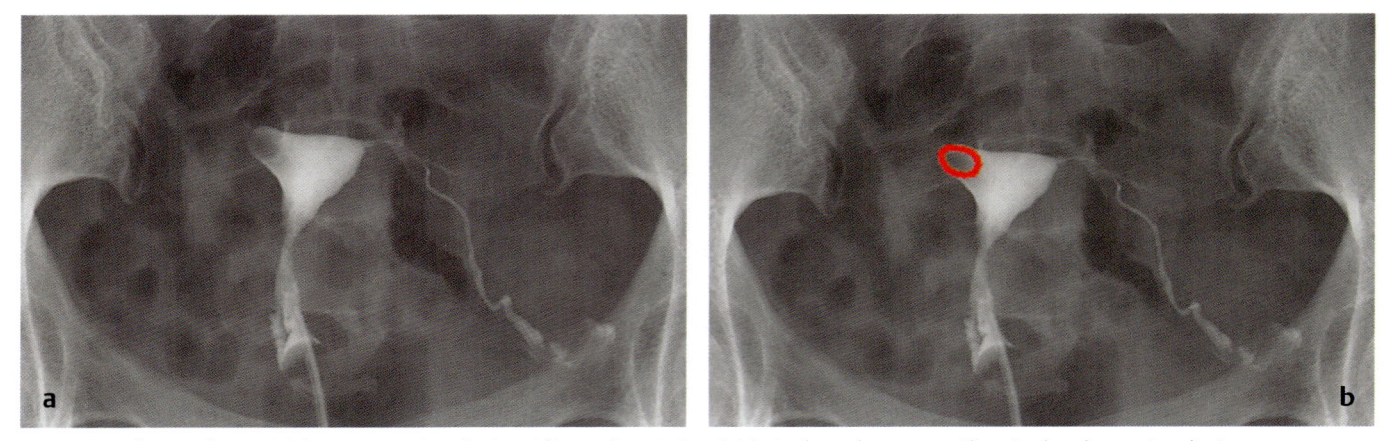

Fig. 2-84. Pólipo endometrial do corno uterino direito obliterando o óstio tubário ipsilateral, sem opacificação da tuba uterina direita.

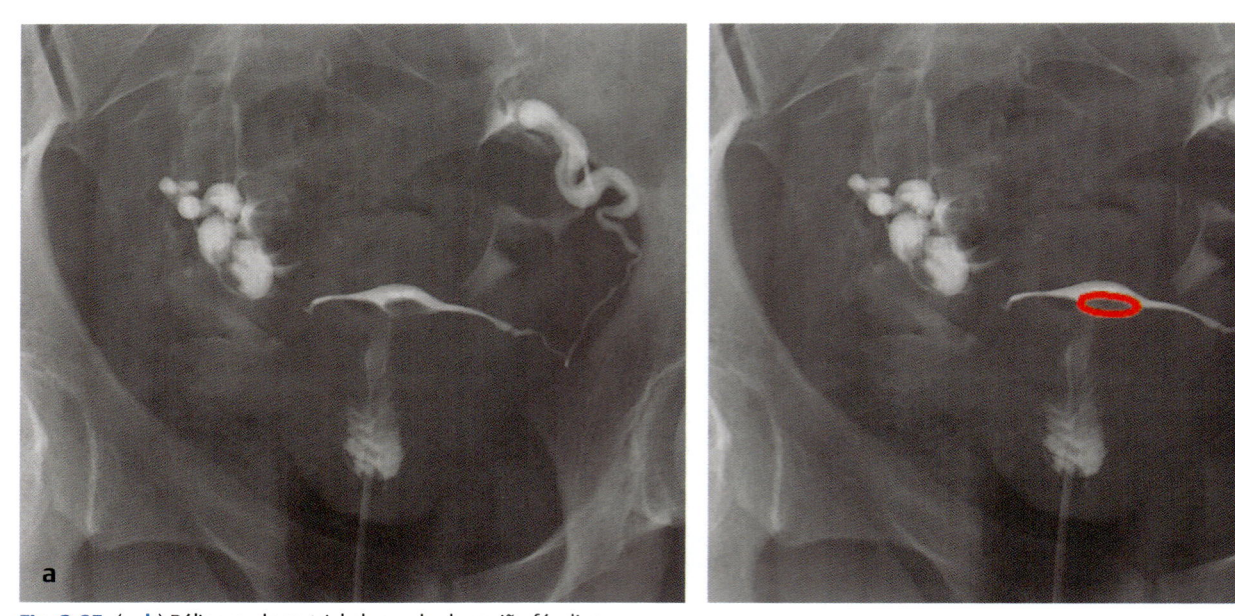

Fig. 2-85. (**a**, **b**) Pólipo endometrial alongado da região fúndica.

COMO INTERPRETAR O EXAME DE HISTEROSSALPINGOGRAFIA 85

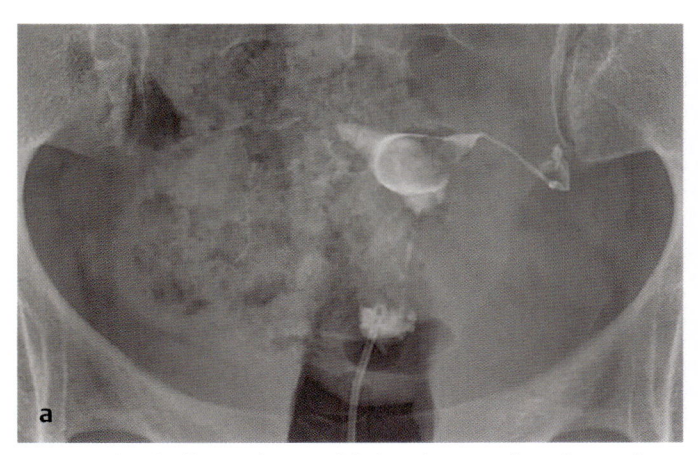

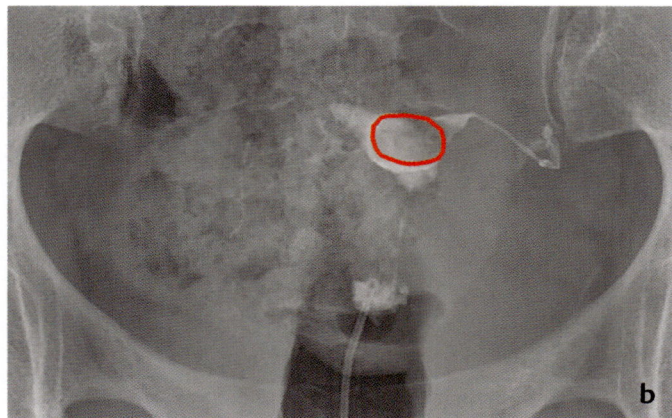

Fig. 2-86. (a, b) Pólipo endometrial de base larga confirmado por ultrassonografia transvaginal. Analisando apenas as imagens do exame de histerossalpingografia não é possível afastar, mioma com componente submucoso.

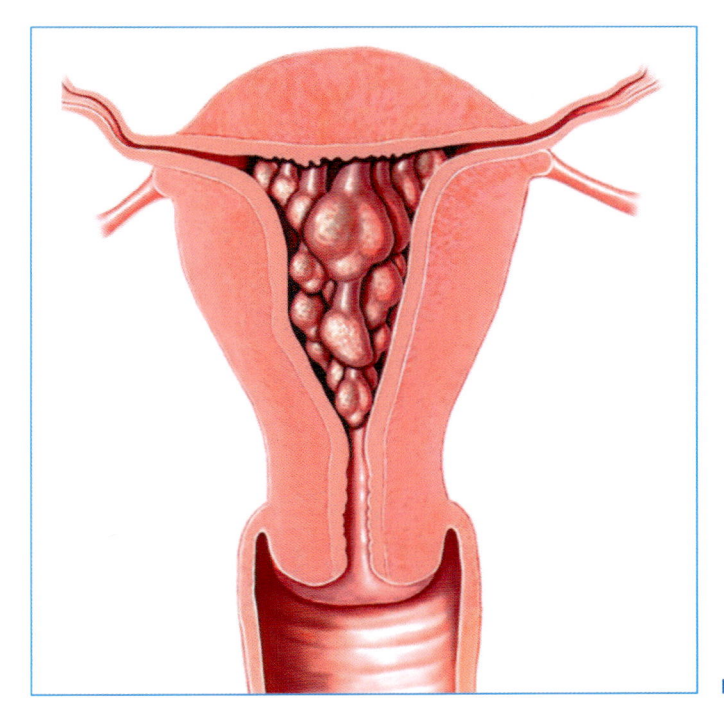

Fig. 2-87. Figura esquemática de pólipos endometriais múltiplos.

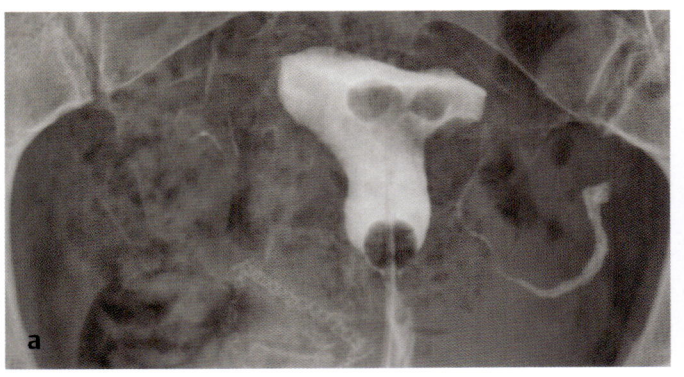

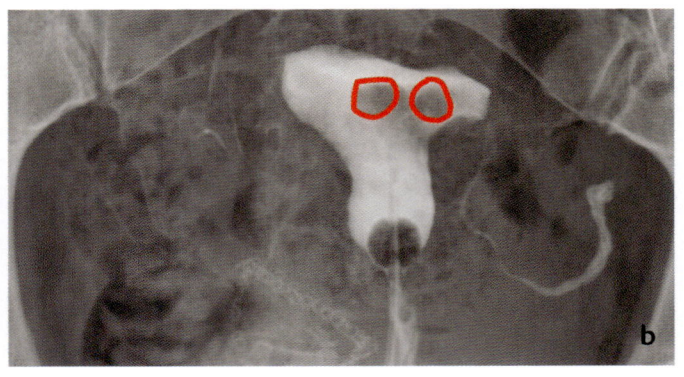

Fig. 2-88. (a, b) Duas imagens radioluzentes arredondadas corporais compatíveis com pólipos endometriais. *(Continua.)*

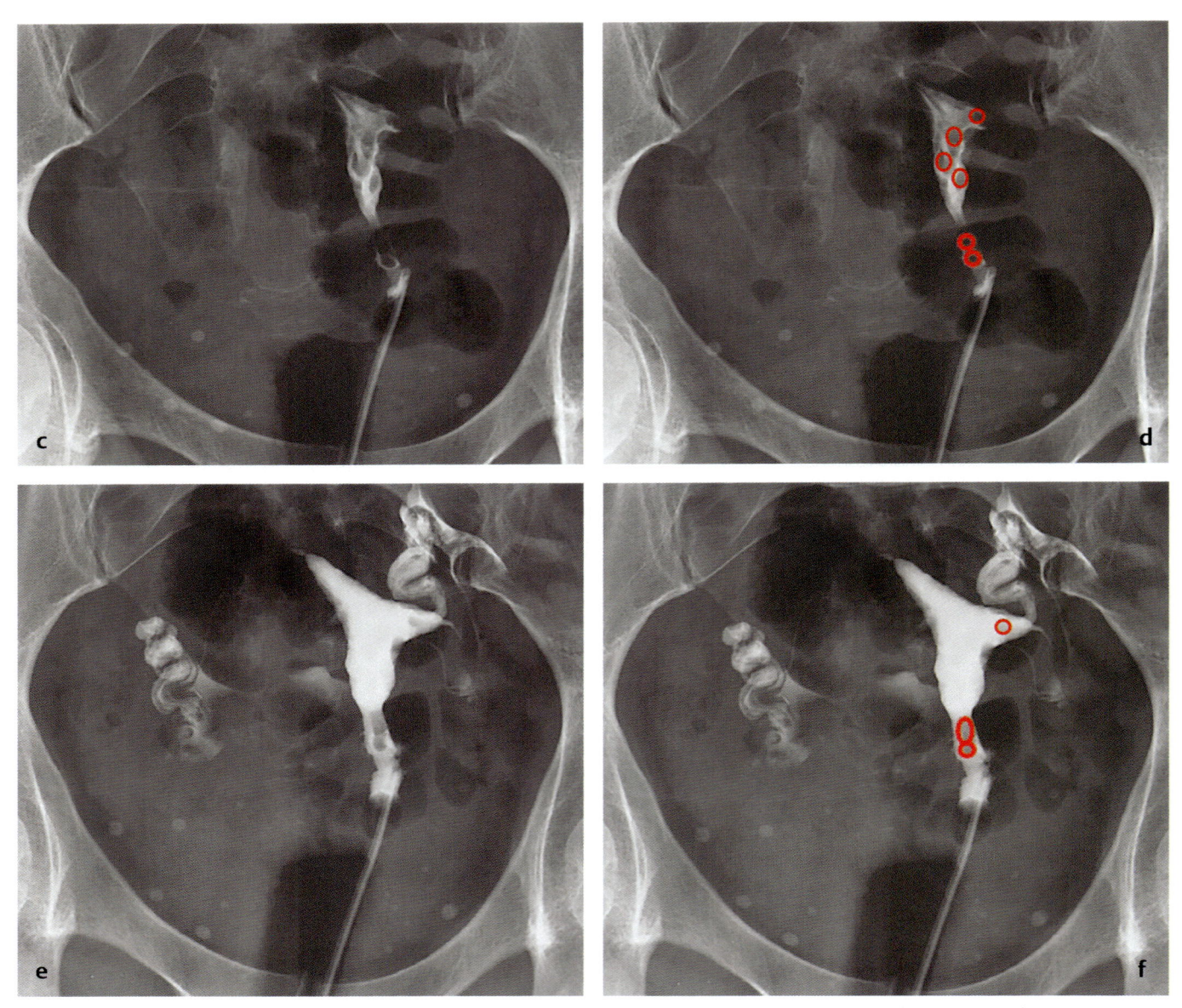

Fig. 2-88. *(Cont.)* **(c-f)** Múltiplas lesões radioluzentes arredondadas, compatíveis com pólipos endometriais, mais bem evidenciadas com o pequeno enchimento da cavidade uterina pelo meio de contraste. Com repleção plena da cavidade uterina pelo meio de contraste algumas dessas lesões perdem definição e outras deixam de ser visíveis. Notar também, as duas lesões arredondadas relacionadas a pólipos endocervicais.

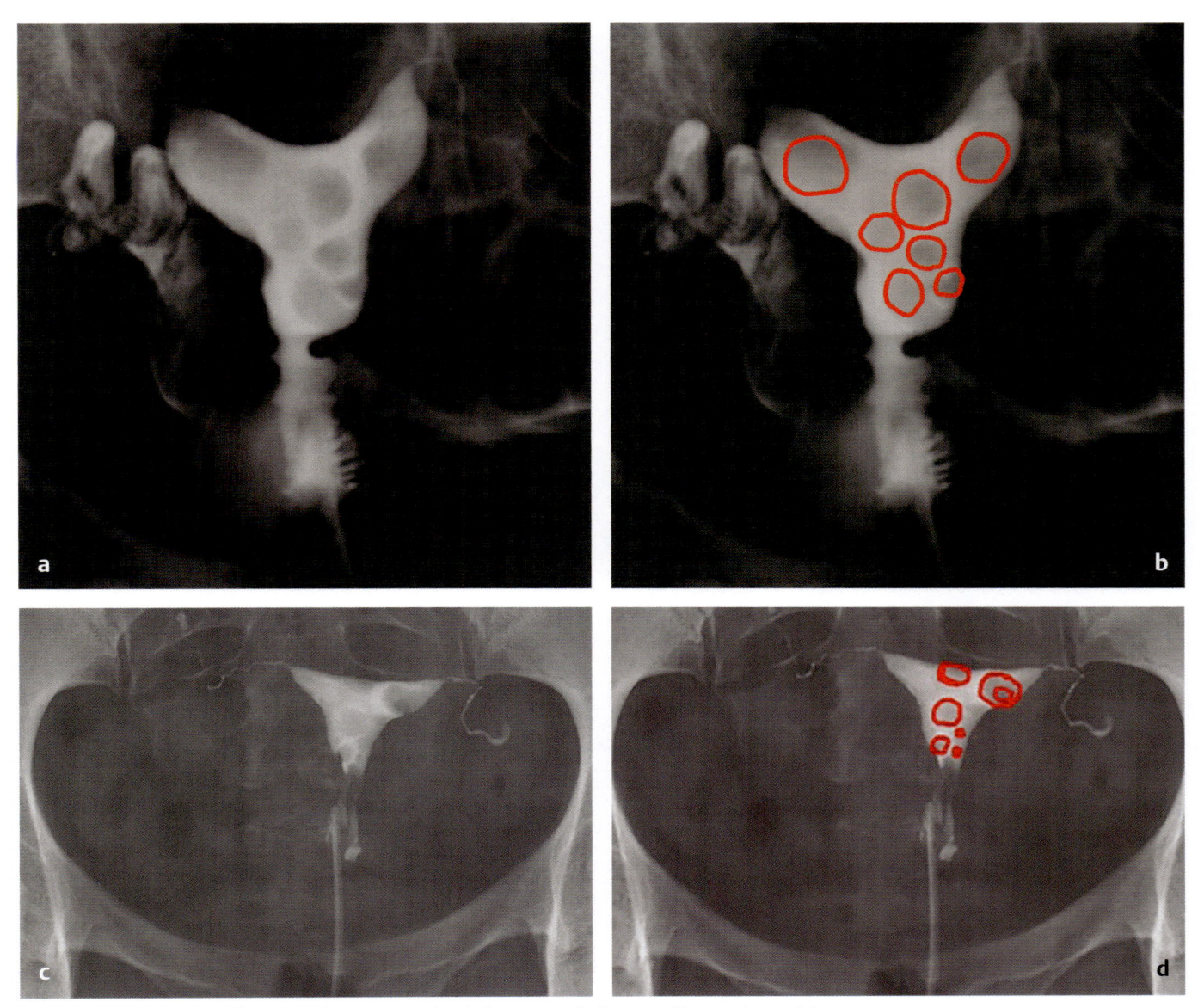

Fig. 2-89. (a-d) Múltiplas falhas de enchimento arredondadas, compatíveis com pólipos endometriais.

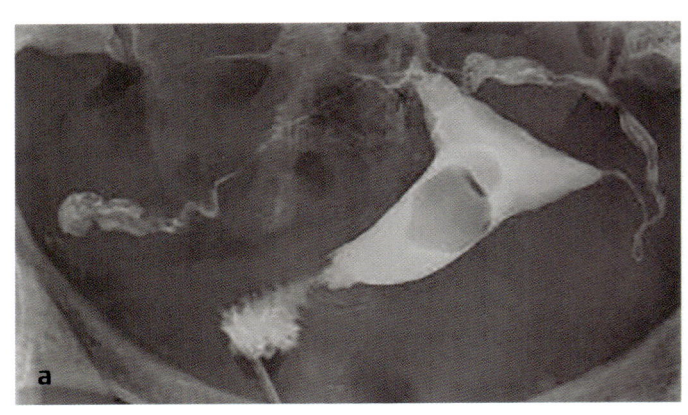

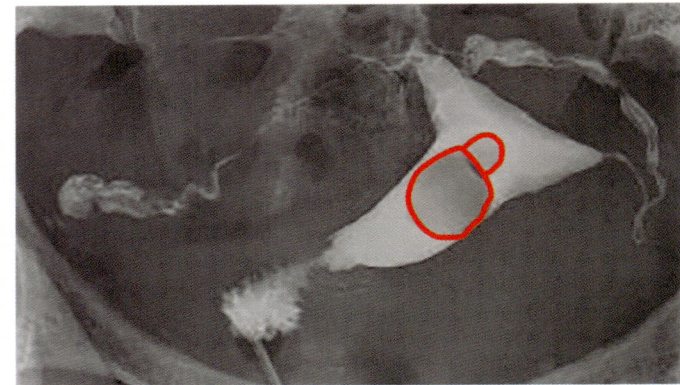

Fig. 2-90. (a, b) Duas lesões arredondadas compatíveis com pólipos endometriais. A lesão de maiores dimensões corresponde a pólipo endometrial de base larga.

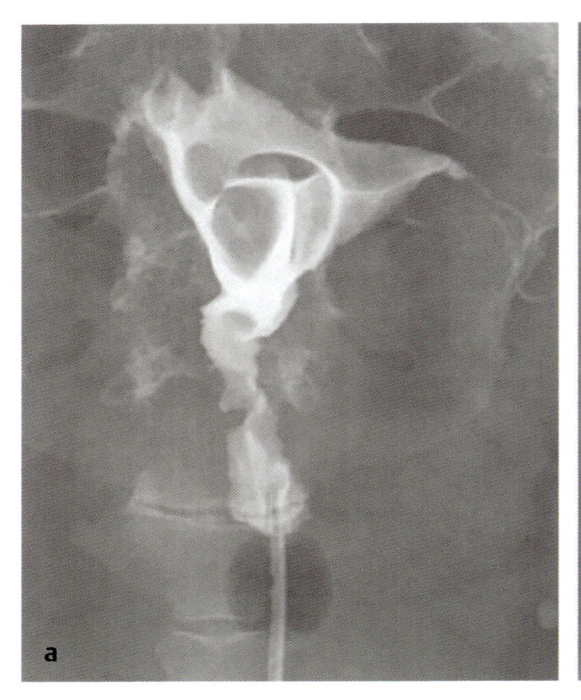

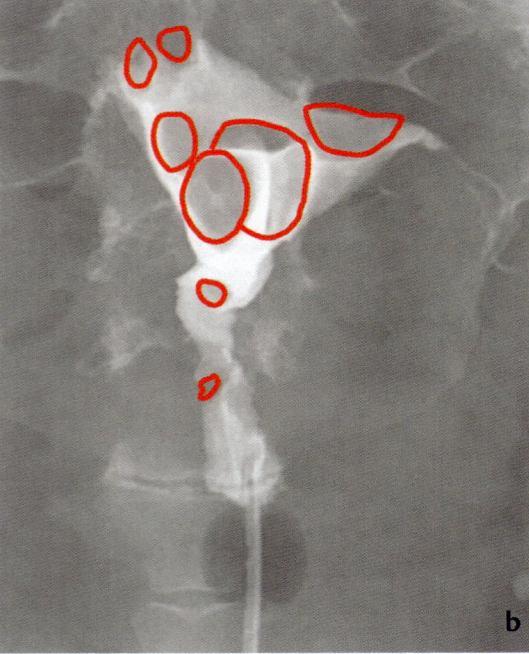

Fig. 2-91. (a, b) Múltiplas falhas de enchimento intracavitárias, com formatos arredondado e ovalado. A correlação com ecografia endovaginal evidenciou algumas lesões relacionadas a pólipos endometriais e outras relacionadas a miomas com componentes submucosos.

Fístulas Uterinas

Fístulas urogenitais podem ser traumáticas, cirúrgicas ou em consequência de processo infeccioso (sobretudo tuberculose genital em atividade, segundo Asplund). Podem também estar associadas a neoplasia ou pós-radioterapia.[2,14]

É achado bastante raro à histerossalpingografia nos tempos atuais, quando a indicação mais frequente para o exame é a investigação da infertilidade feminina (**Fig. 2-92**).

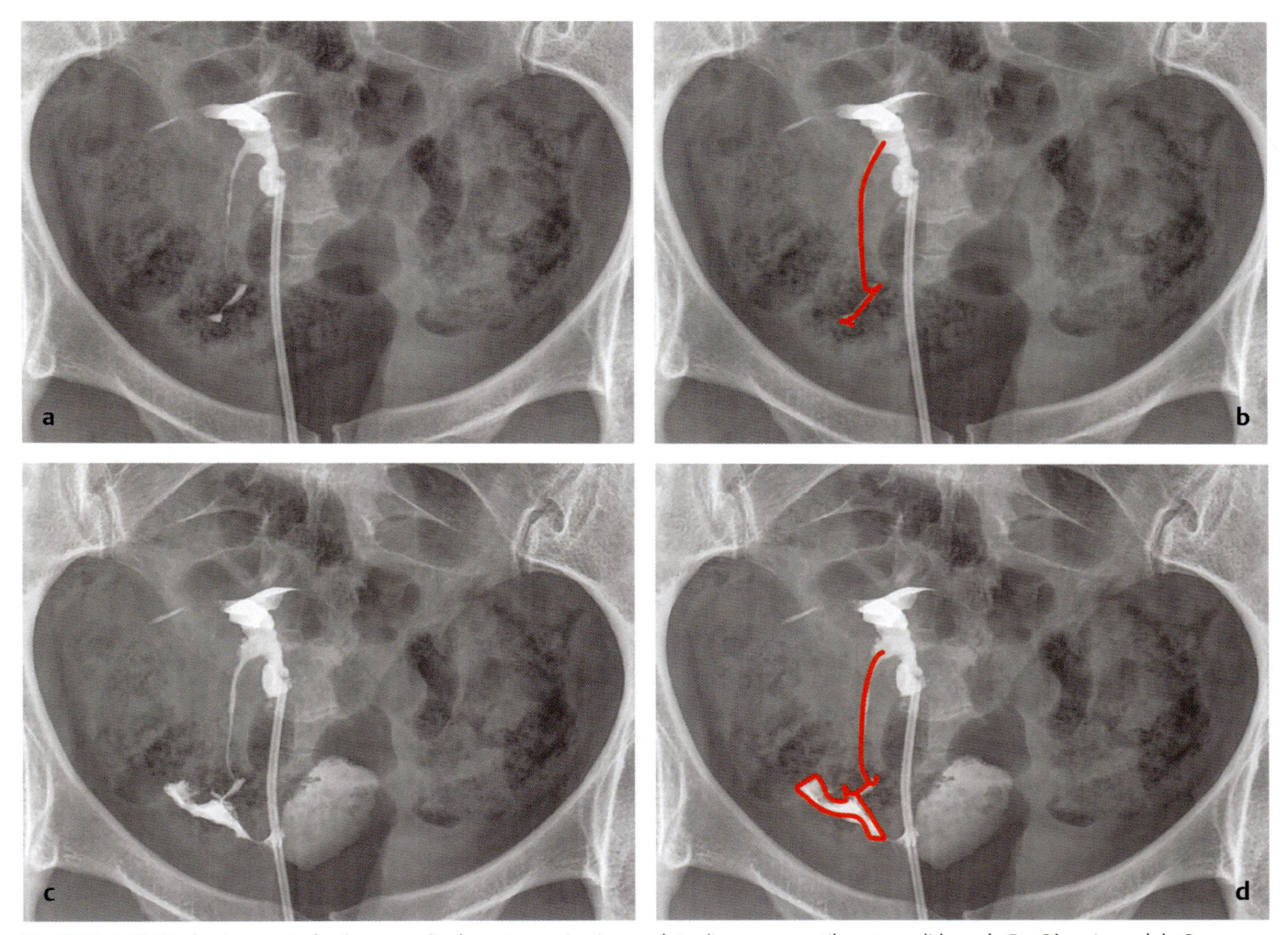

Fig. 2-92. (a-f) Fístula uterovaginal, pós-ressecção de septo uterino incompleto. (Imagens gentilmente cedidas pelo Dr. César Amaral de Camargo Penteado). *(Continua.)*

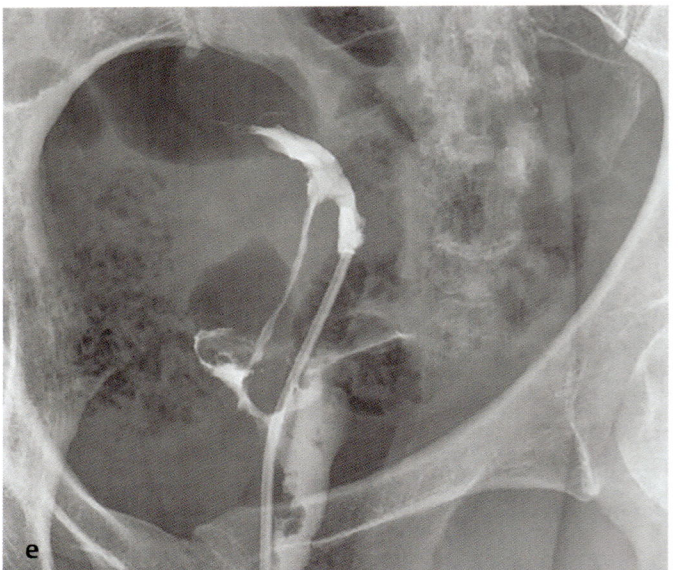

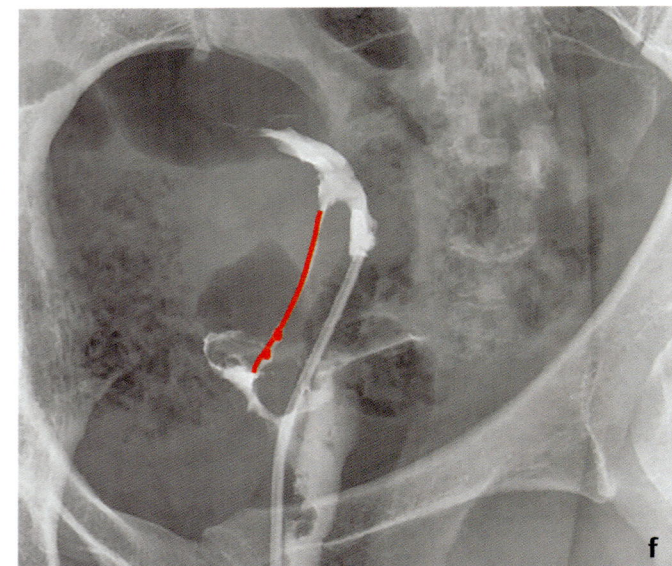

Fig. 2-92. *(Cont.)*

Hiperplasia Endometrial

A hiperplasia endometrial é caracterizada pela proliferação das glândulas endometriais por ação prolongada de estrogênio sem o efeito contrário dado pela ação da progesterona, levando ao aumento do endométrio. É frequentemente encontrada em mulheres no climatério, mulheres com ovários micropolicísticos e em pacientes submetidas à reposição hormonal exclusiva com estrógenos.[10,15]

A hiperplasia endometrial pode apresentar-se ao exame de histerossalpingografia como lesões heterogêneas ou com aspecto polipoide, frequentemente ligada a infertilidade. Na segunda fase do ciclo menstrual, o endométrio pode também apresentar este aspecto (**Figs. 2-93 a 2-96**).[10]

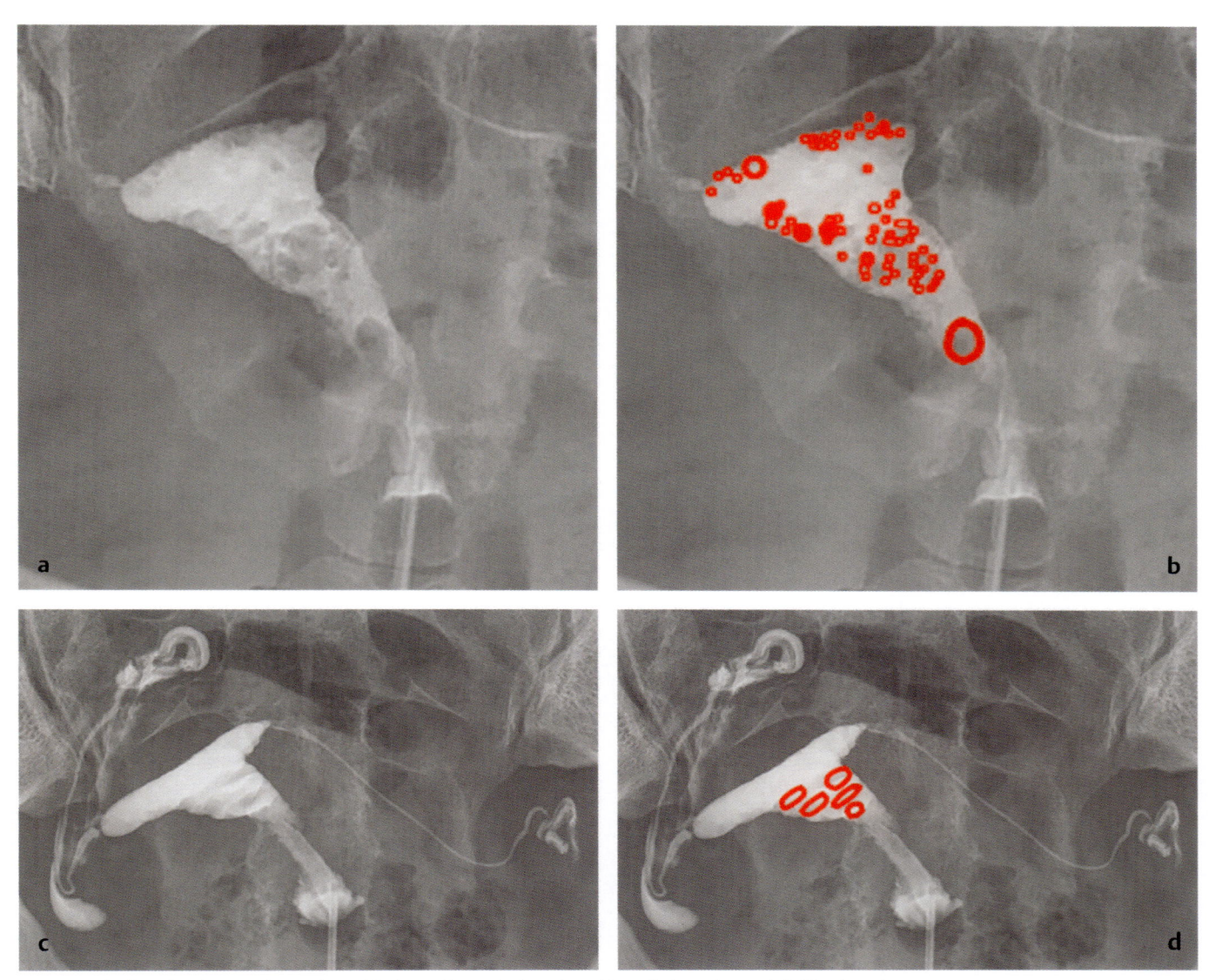

Fig. 2-93. (a-f) Lesões heterogêneas da cavidade uterina, relacionadas a hiperplasia endometrial. *(Continua.)*

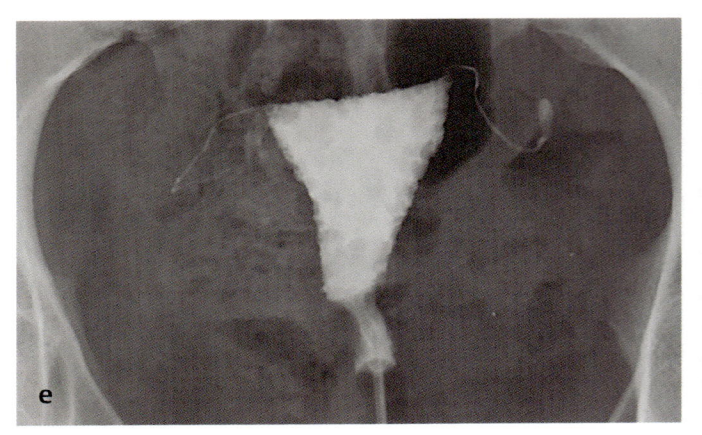

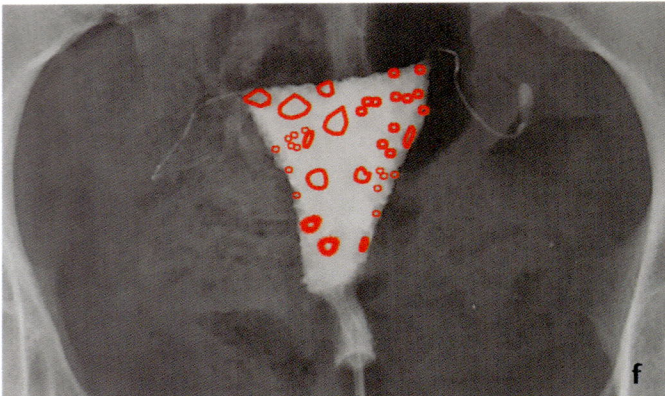

Fig. 2-93. *(Cont.)*

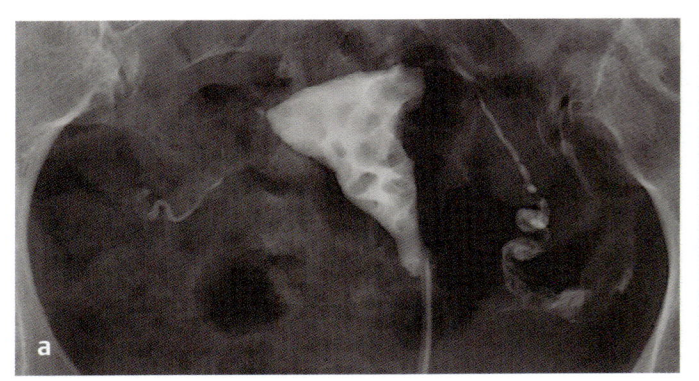

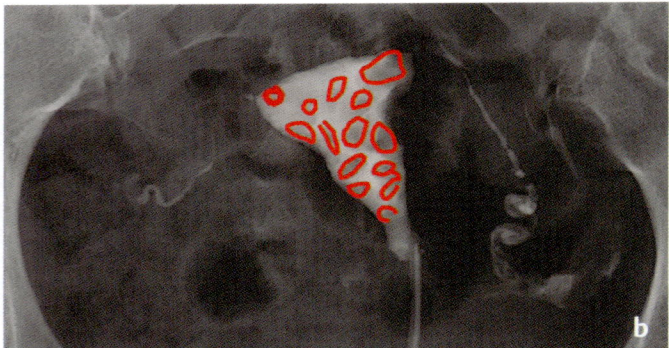

Fig. 2-94. (**a**, **b**) Hiperplasia do endométrio com aspecto polipoide.

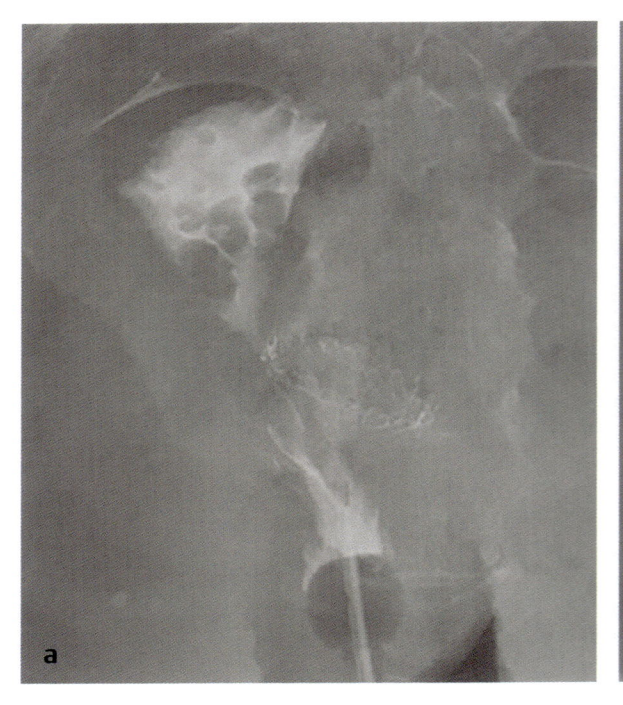

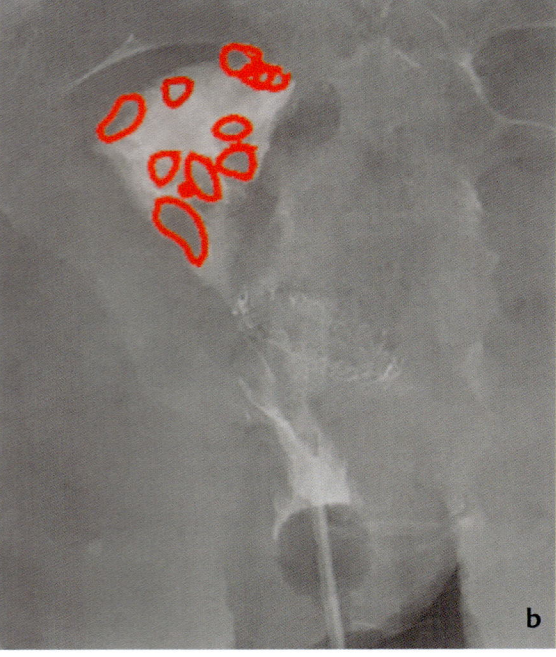

Fig. 2-95. (**a**, **b**) Hiperplasia do endométrio simulando pólipos endometriais.

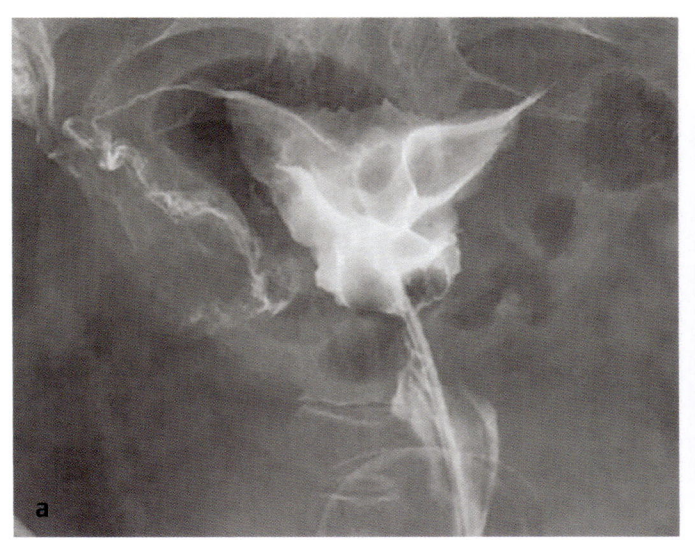

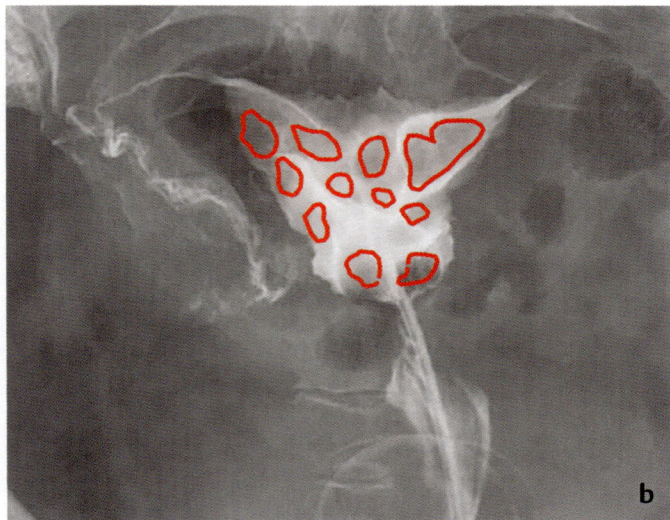

Fig. 2-96. (a, b) Lesões heterogêneas intracavitárias relacionadas a hiperplasia endometrial.

Sinéquias

Sinéquias são cicatrizes em bandas que podem ocorrer na cavidade uterina. Podem comprometer também o istmo cervical e o colo uterino (**Fig. 2-97**). Não são vascularizadas e apresentam-se como traves finas ou densas.

Segundo a American Fertility Society, as sinéquias uterinas podem ser classificadas em leves, quando as traves são finas e envolvem apenas um terço da cavidade uterina; moderadas, quando existe associação de traves fibrosas finas e densas com envolvimento de um terço a dois terços da cavidade uterina; e graves, quando as traves fibrosas são densas e envolvem mais de dois terços da cavidade uterina.[16]

Como sintomas, podem promover redução ou ausência do fluxo menstrual, de acordo com a extensão das lesões, bem como dismenorreia grave.

As sinéquias têm grande importância na reprodução humana, pois diminuem a superfície de implantação embrionária.

Ao exame de histerossalpingografia, são caracterizadas por imagens radioluzentes ou falhas de enchimento com aspecto linear ou amorfo. As lesões finas, notadamente as lineares, são mais bem evidenciadas com o pequeno enchimento da cavidade uterina pelo meio de contraste (**Figs. 2-98 e 2-101**).

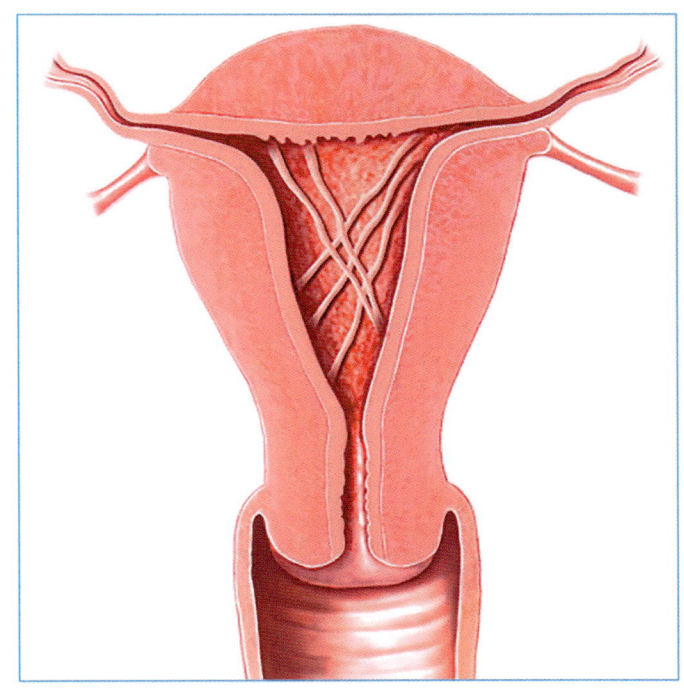

Fig. 2-97. Figura esquemática de sinéquias.

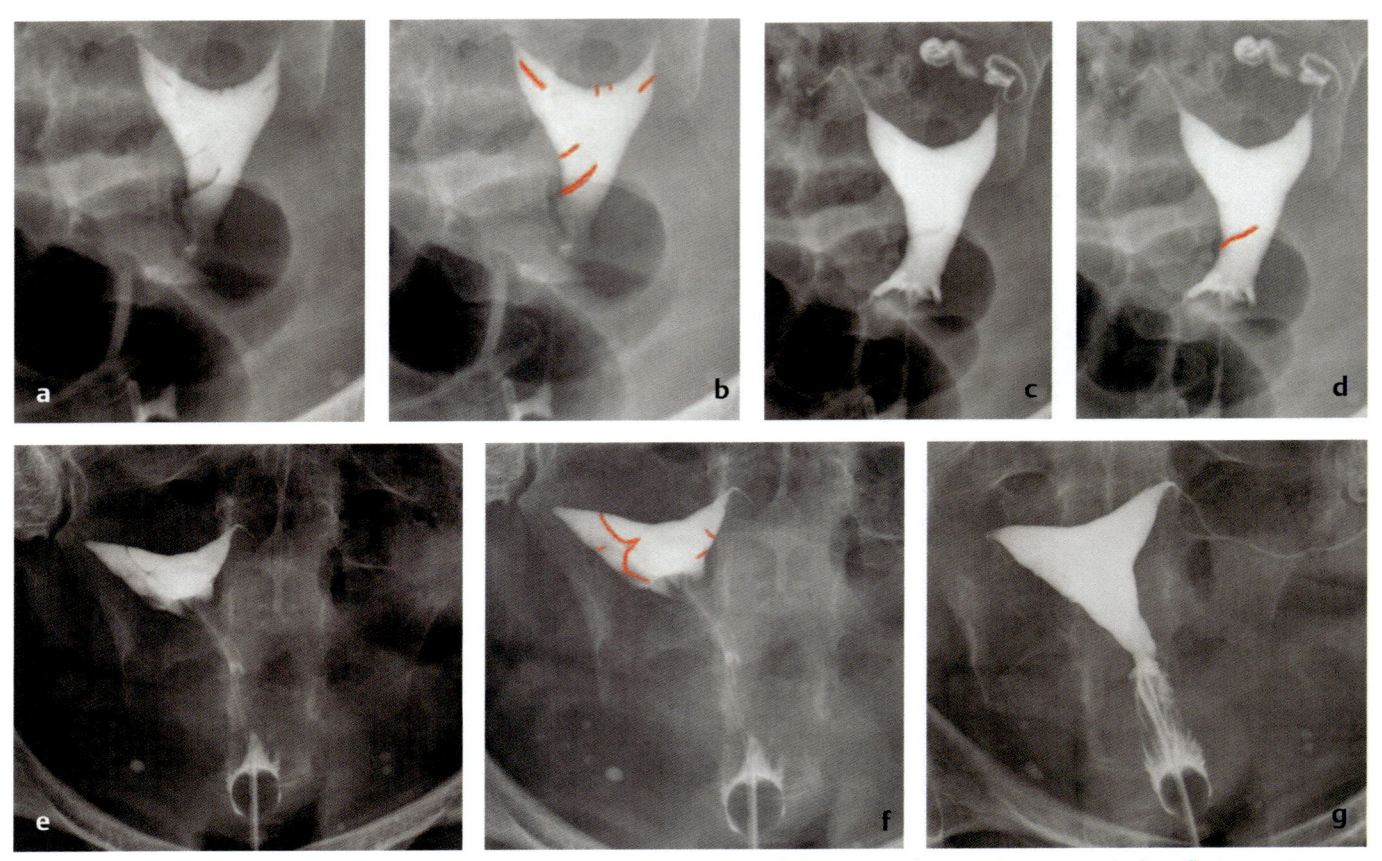

Fig. 2-98. (a-g) Sinéquias lineares visibilizadas com o pequeno enchimento da cavidade uterina pelo meio de contraste (**a, b, e, f**). Com maior repleção da cavidade uterina pelo meio de contraste as lesões perdem definição ou deixam de ser visíveis (**c, d, g**).

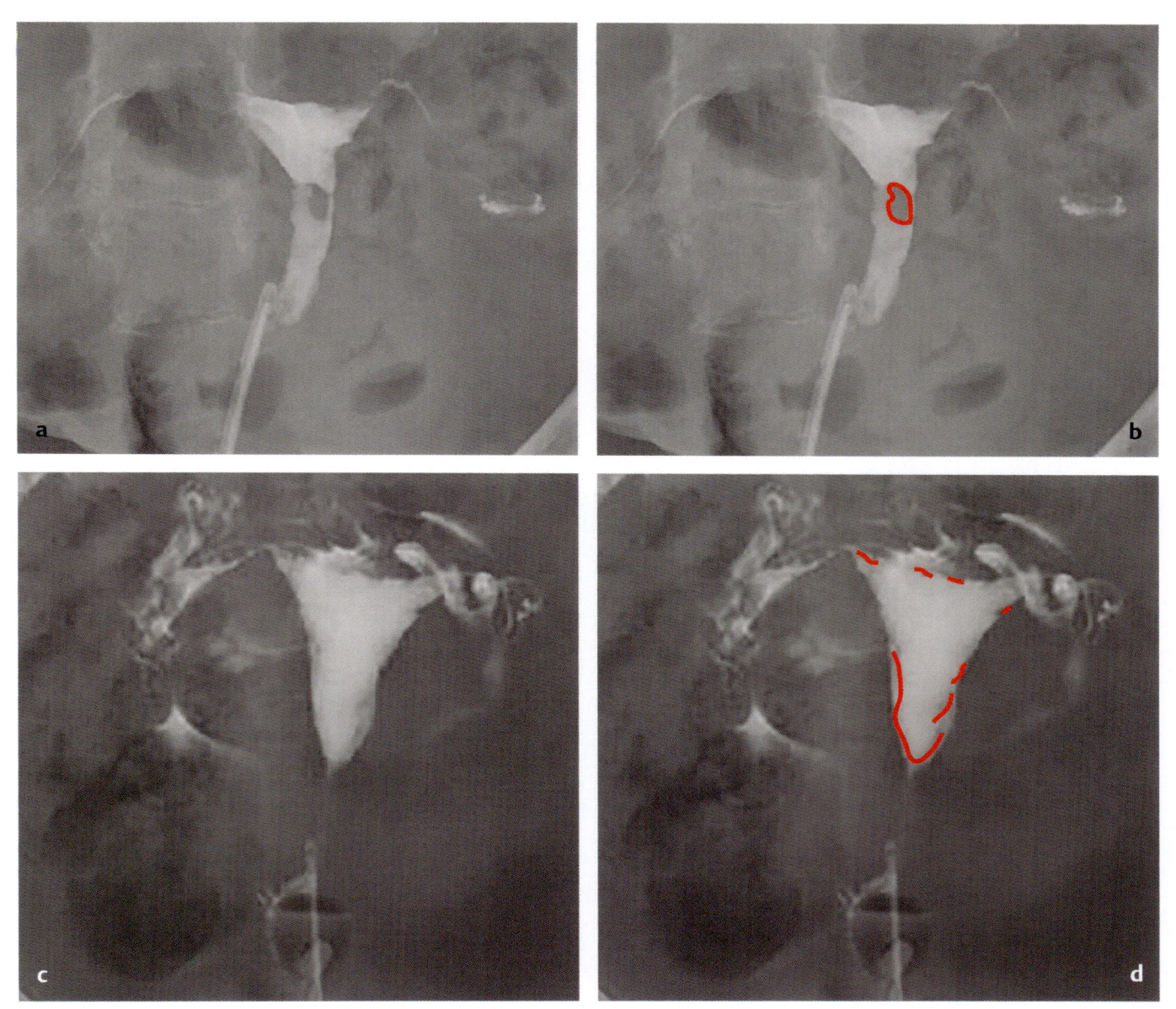

Fig. 2-99. (a-j) Sinéquias comprometendo até um terço da cavidade uterina. *(Continua.)*

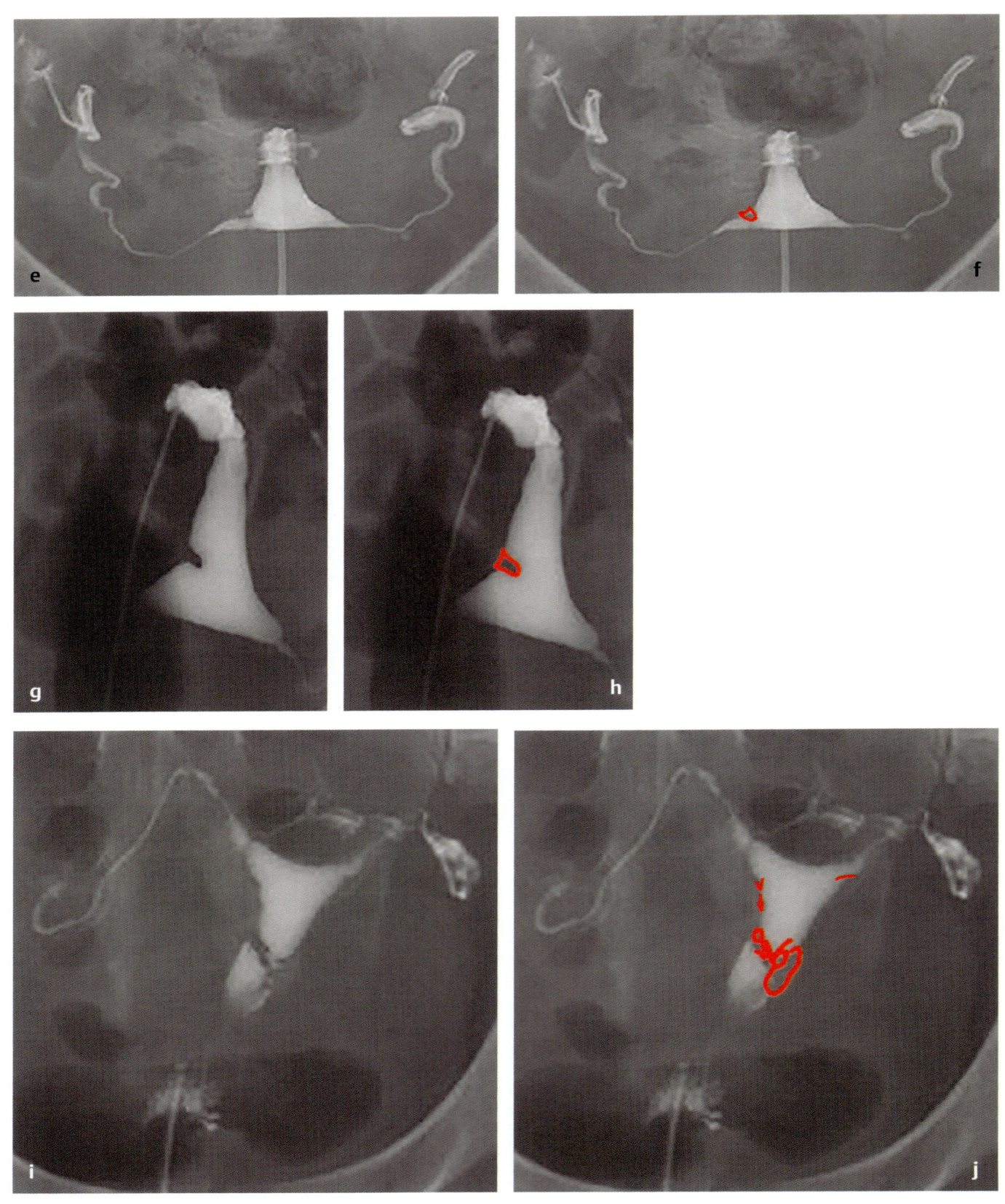

Fig. 2-99. *(Cont.)*

COMO INTERPRETAR O EXAME DE HISTEROSSALPINGOGRAFIA

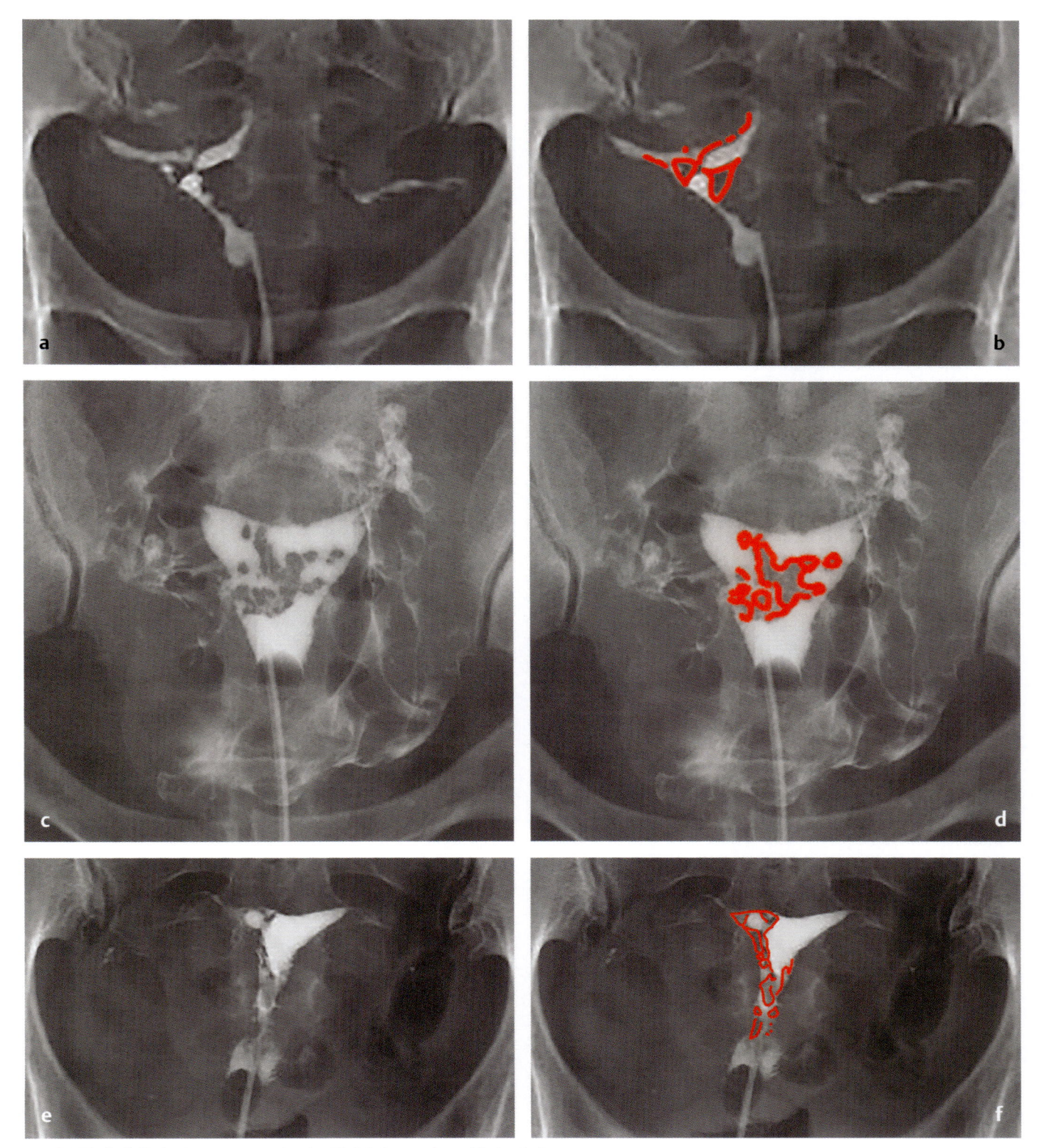

Fig. 2-100. (a-f) Sinéquias comprometendo até dois terços da cavidade uterina.

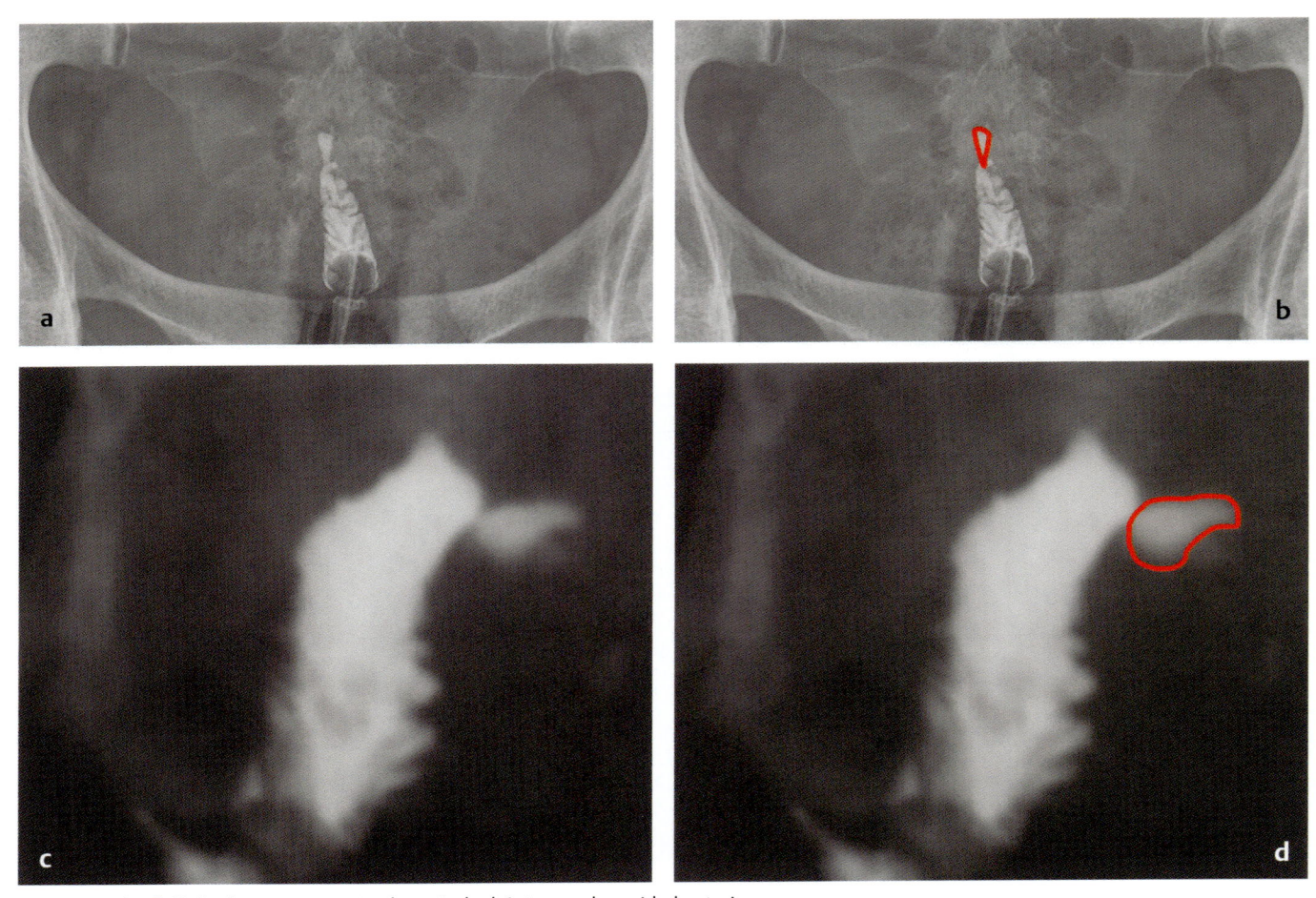

Fig. 2-101. (a-d) Sinéquias comprometendo mais de dois terços da cavidade uterina.

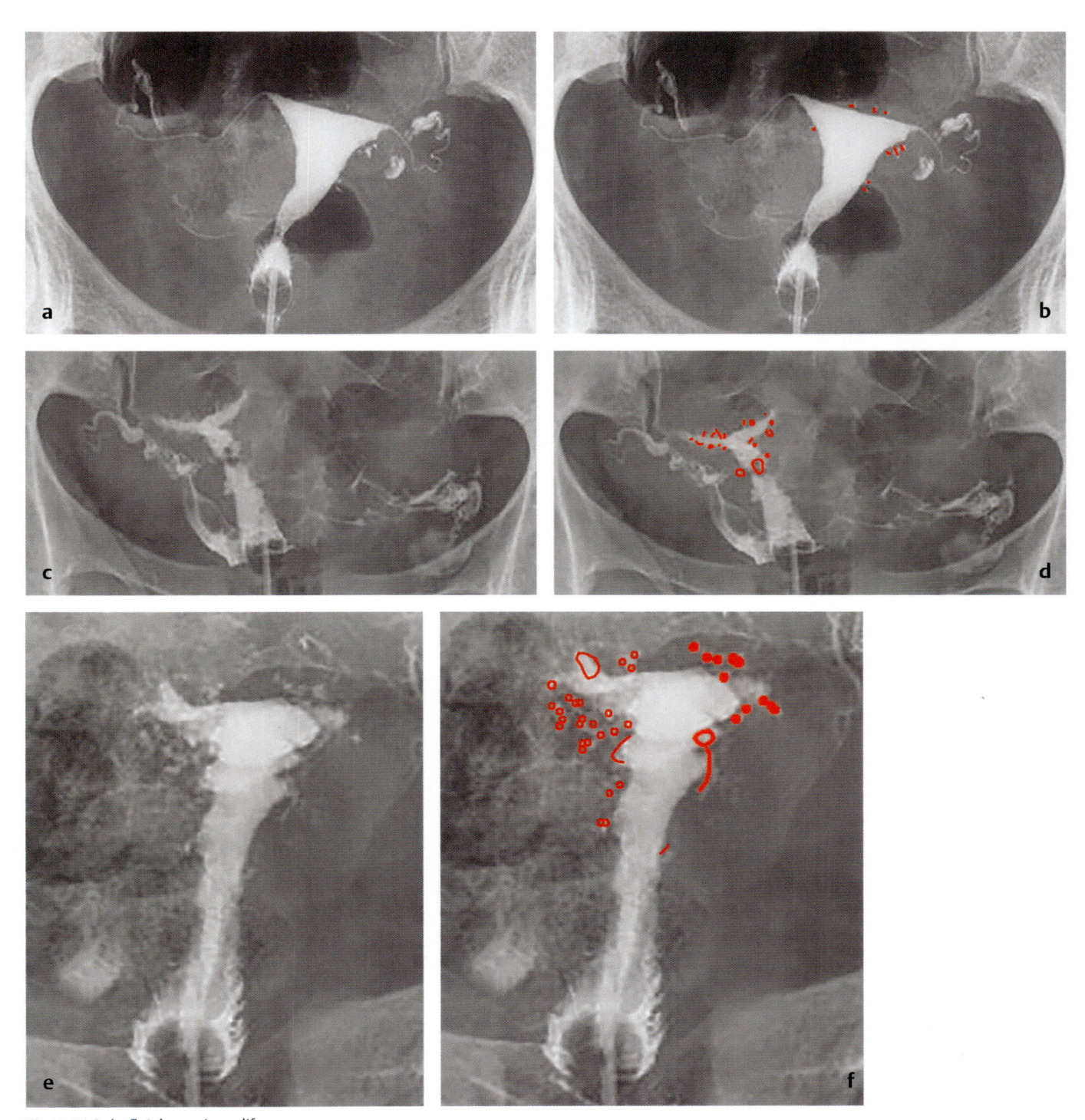

Fig. 2-106. (a-f) Adenomiose difusa.

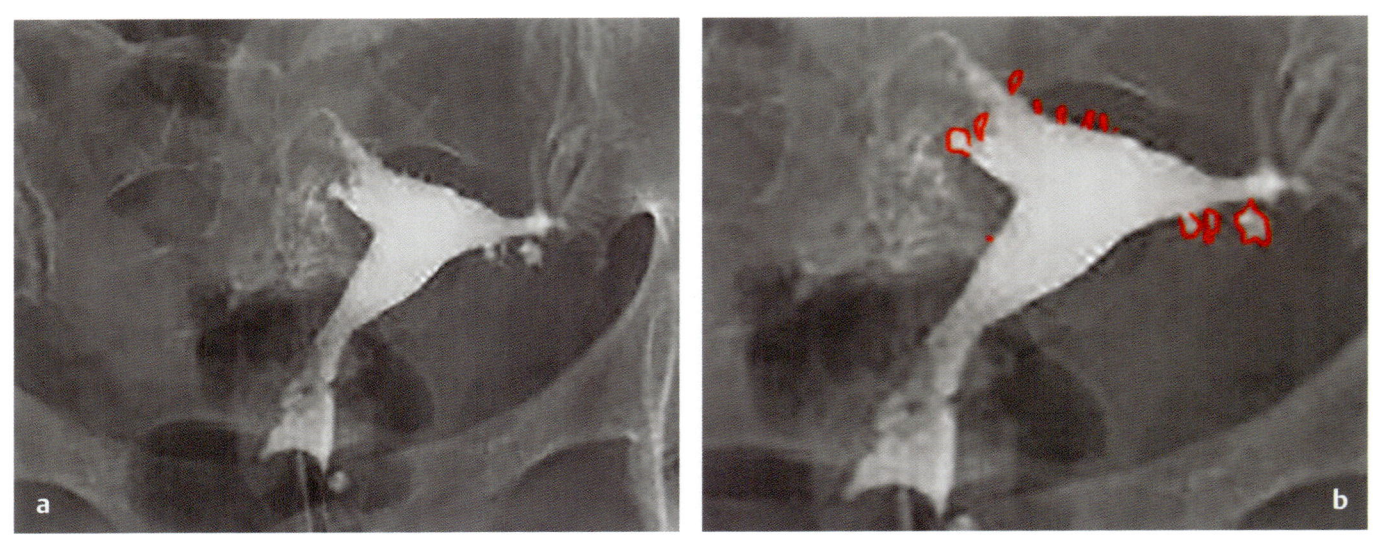

Fig. 2-107. (a-f) Adenomiose envolvendo as regiões fúndica e cornuais, com aspecto "serrilhado" e cilíndrico associados.

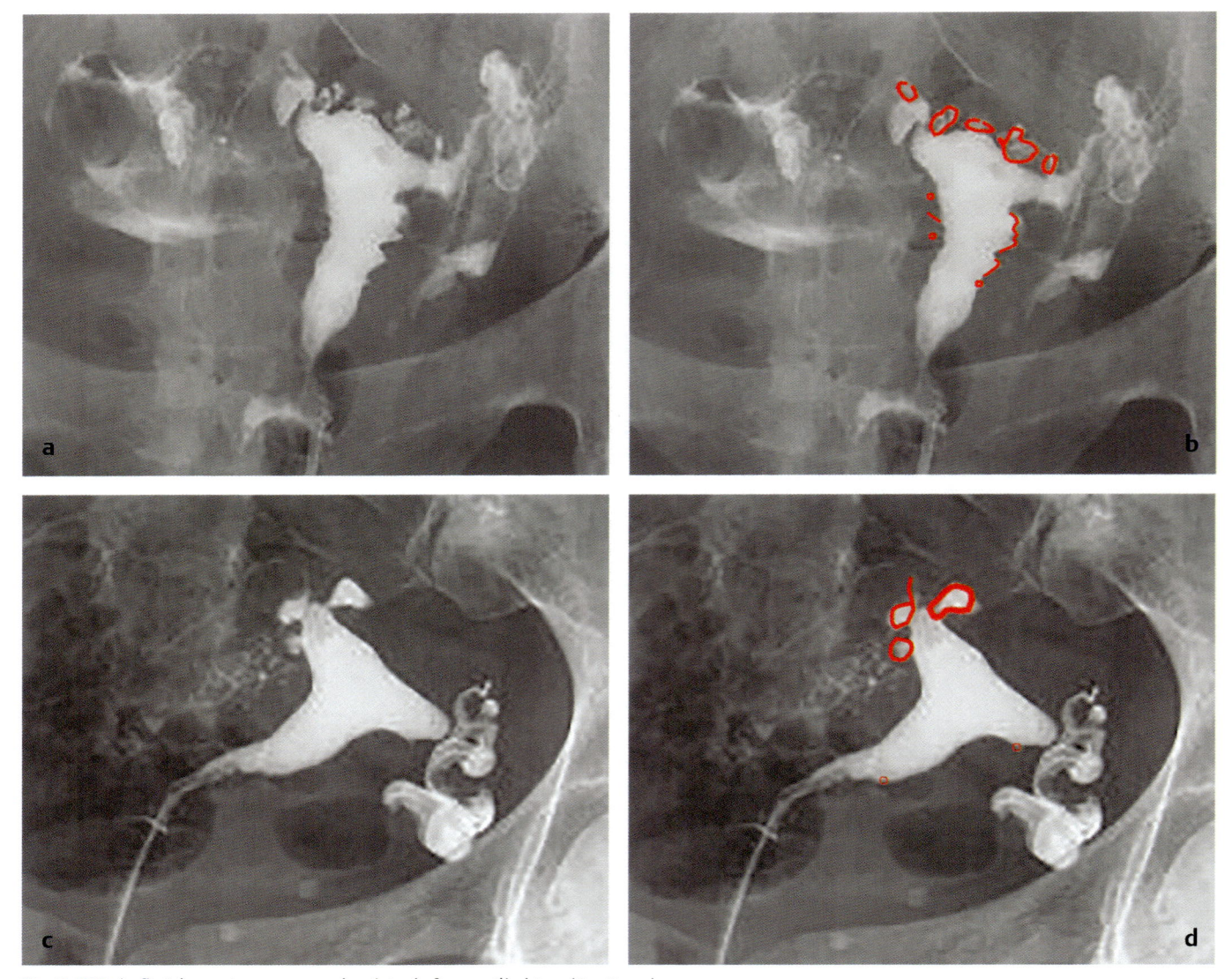

Fig. 2-108. (a-f) Adenomiose com predomínio da forma cilíndrica. *(Continua.)*

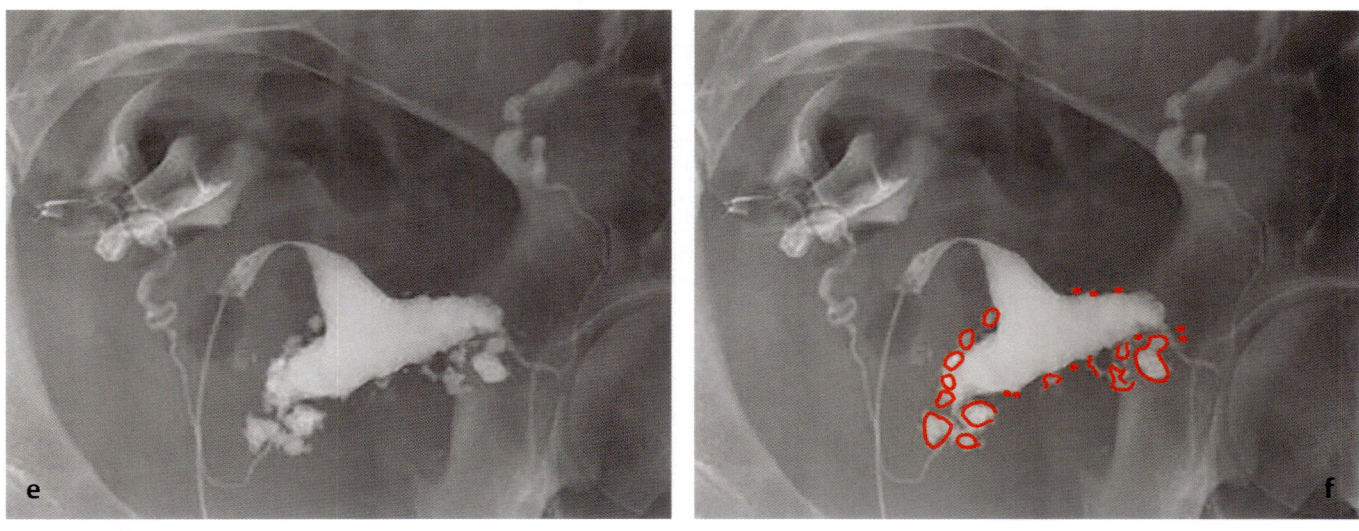

COMO INTERPRETAR O EXAME DE HISTEROSSALPINGOGRAFIA 103

Fig. 2-108. (Cont.)

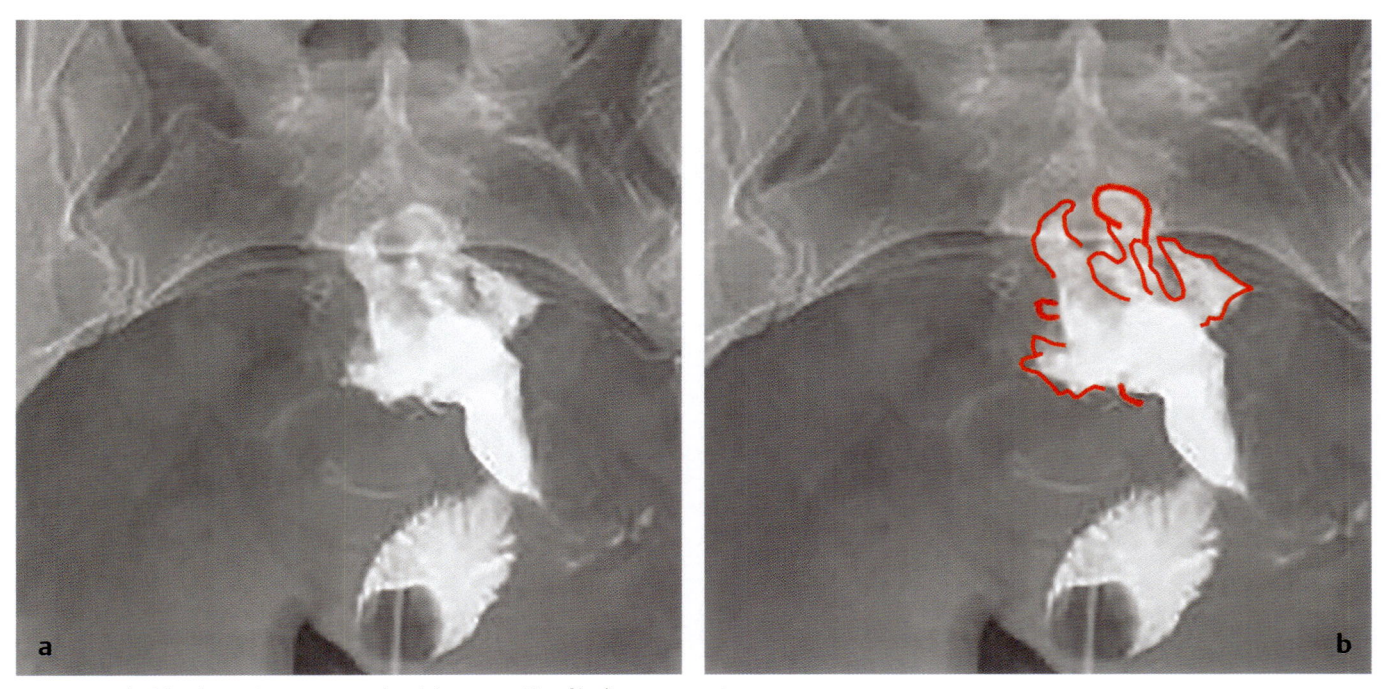

Fig. 2-109. (a, b) Adenomiose com predomínio nas regiões fúndica e cornuais.

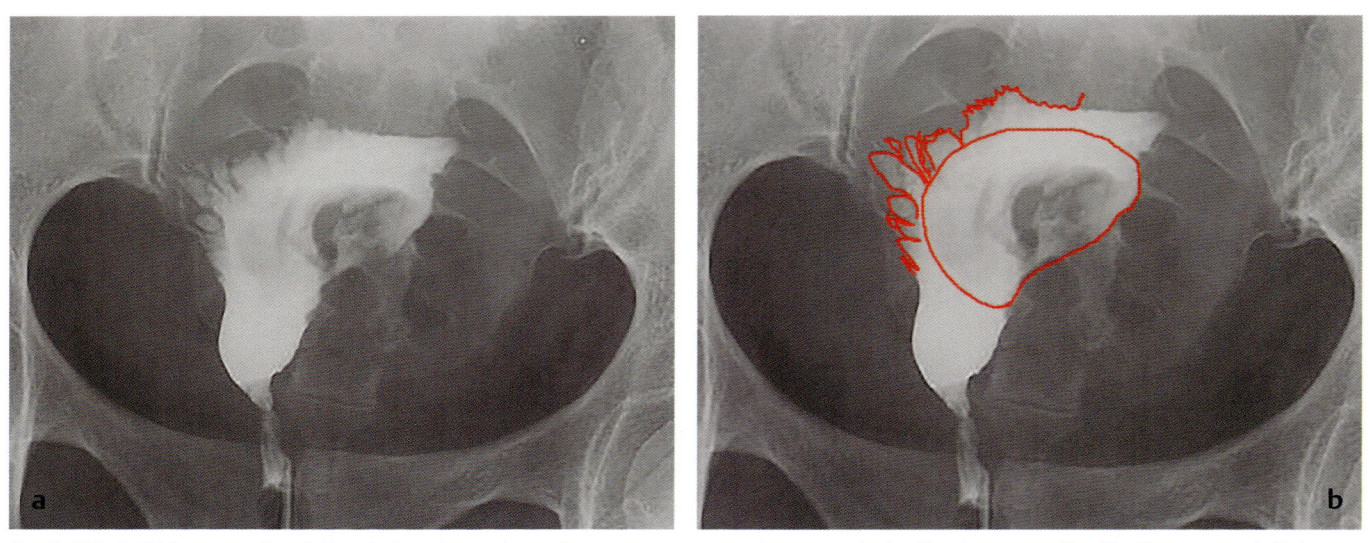

Fig. 2-110. (**a**, **b**) Imagens de adição relacionadas a adenomiose com comprometimento mais significativo nas regiões fúndica e cornual direita. Notar também, o aumento nas dimensões da cavidade uterina e o mioma corporal com componente submucoso.

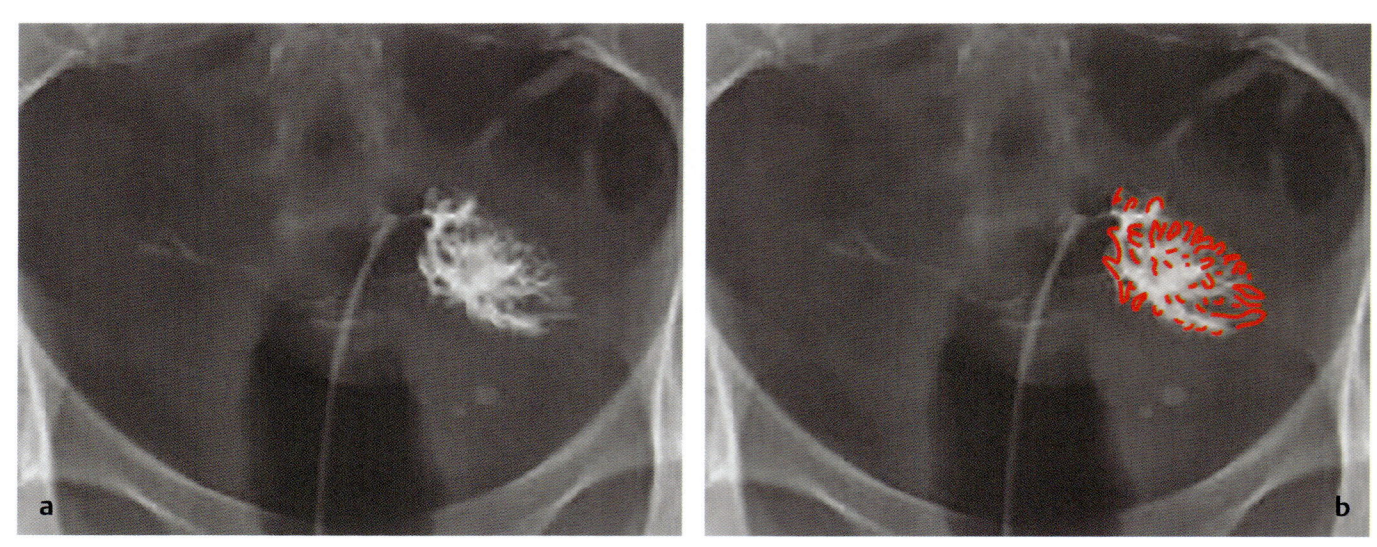

Fig. 2-111. (**a-f**) Adenomiose severa. *(Continua.)*

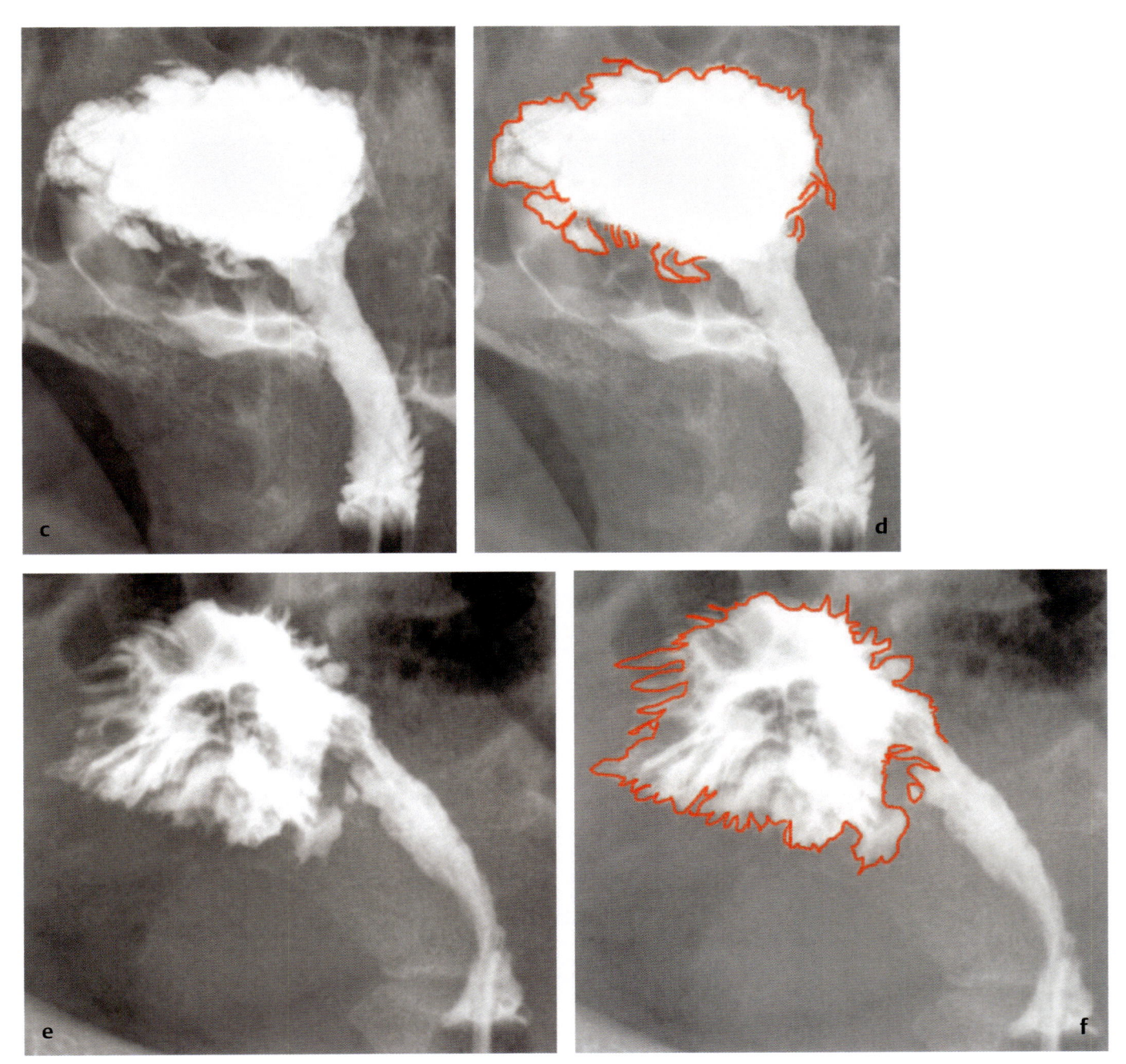

COMO INTERPRETAR O EXAME DE HISTEROSSALPINGOGRAFIA

Fig. 2-111. *(Cont.)*

Malformações Müllerianas

As malformações müllerianas ocorrem em 1 a 5% na população geral e em 13 a 25% nos casos de abortos de repetição.[17]

Inúmeras e complexas são as alterações que podem ocorrer no desenvolvimento embrionário dos ductos de Müller, responsáveis pela formação dos dois terços proximais da vagina, do colo uterino, do útero e das tubas uterinas.

O terço distal da vagina não tem a mesma origem embrionária e forma-se a partir do seio urogenital, bem como os ovários, que se formam a partir do saco vitelínico.

As malformações müllerianas podem levar à infertilidade, abortos de repetição e endometriose. Também podem associar-se a malformações do aparelho urinário em 30 a 50%, da coluna vertebral em 29% e cardíacas em 14,5% dos casos.

Ainda não existe um consenso da classificação das malformações müllerianas, porém, até o momento, a classificação mais aceita é a de Buttram and Gibbons de 1979, e revisada pela American Society for Reproductive Medicine em 1988.[18] Em minha opinião, esta classificação deverá ser atualizada (**Fig. 2-112**).

A anomalia mais grave do desenvolvimento mülleriano ocorre precocemente no desenvolvimento embrionário por agenesia ou disgenesia dos ductos de Müller, resultando em sua forma mais extrema na síndrome de Mayer-Rokitansky-Küster-Hauser, caracterizada por ausência dos dois terços proximais da vagina, do colo e corpo uterino, e das tubas uterinas.

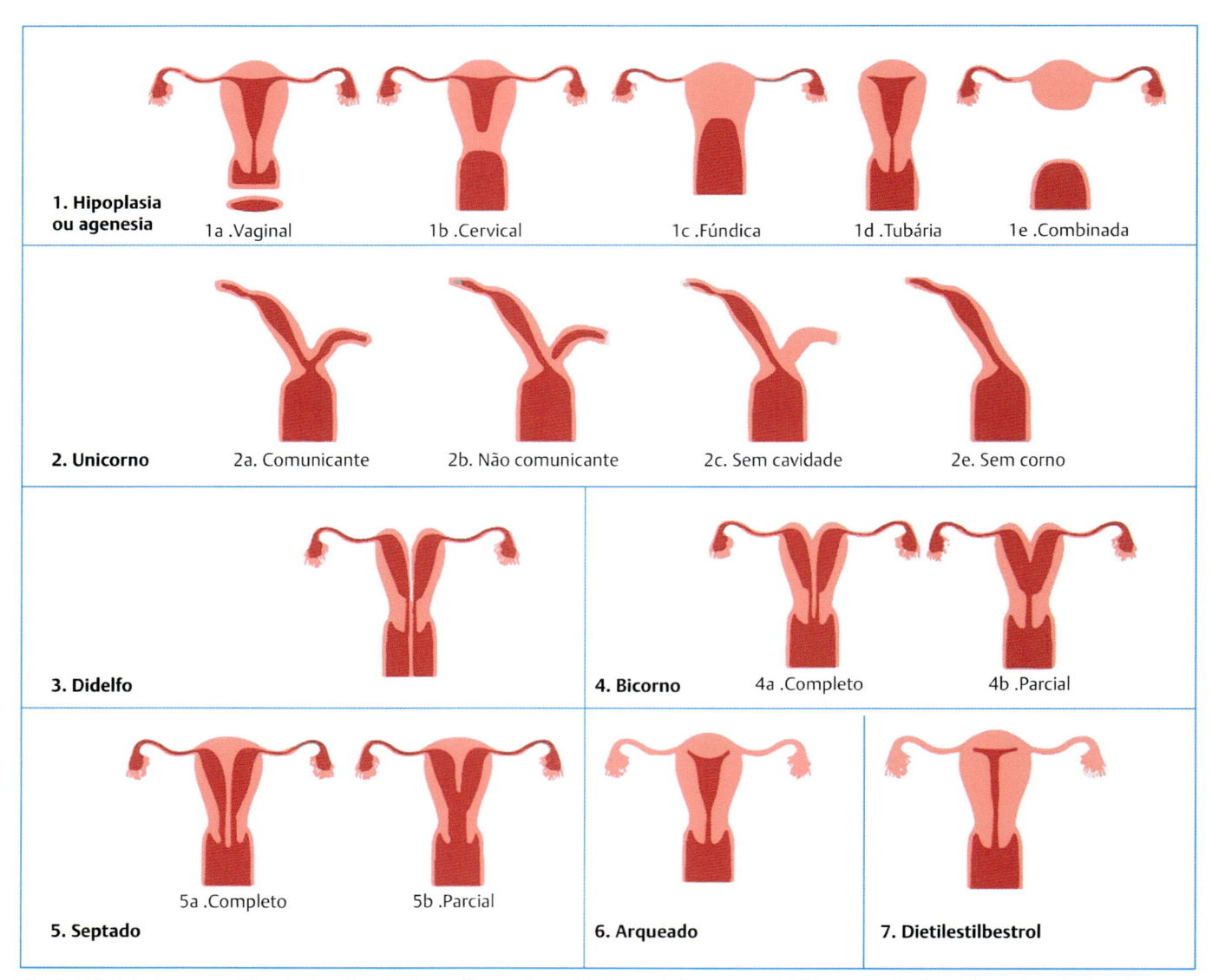

Fig. 2-112. Tabela esquemática da classificação das malformações müllerianas, de Buttram and Gibbons e revisada pela American Society for Reproductive Medicine.

Útero Unicorno (Figs. 2-113)

O útero unicorno é o resultado do não desenvolvimento de um dos ductos de Müller. Essa anomalia é subdividida em quatro subtipos:

- Sem corno rudimentar.
- Com corno rudimentar comunicante (o corno rudimentar pode ser visibilizado à histerossalpingografia).
- Com corno rudimentar não comunicante (o corno rudimentar não pode ser visibilizado à histerossalpingografia).
- Com corno rudimentar sem cavidade uterina (o corno rudimentar não pode ser visibilizado à histerossalpingografia).

Nos cornos rudimentares, com cavidade uterina comunicante ou não, podem ocorrer gestações com risco de aborto e de rotura uterina (**Figs. 2-114 e 2-115**).

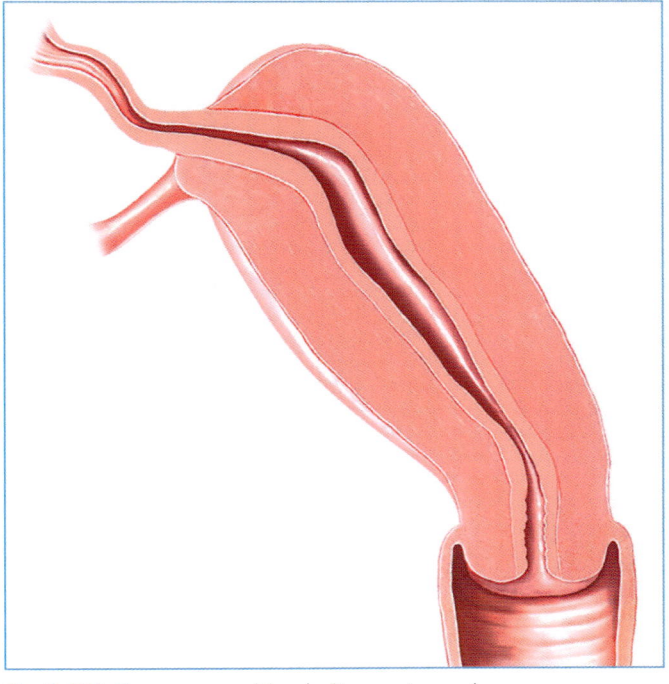

Fig. 2-113. Figura esquemática de útero unicorno (sem corno rudimentar).

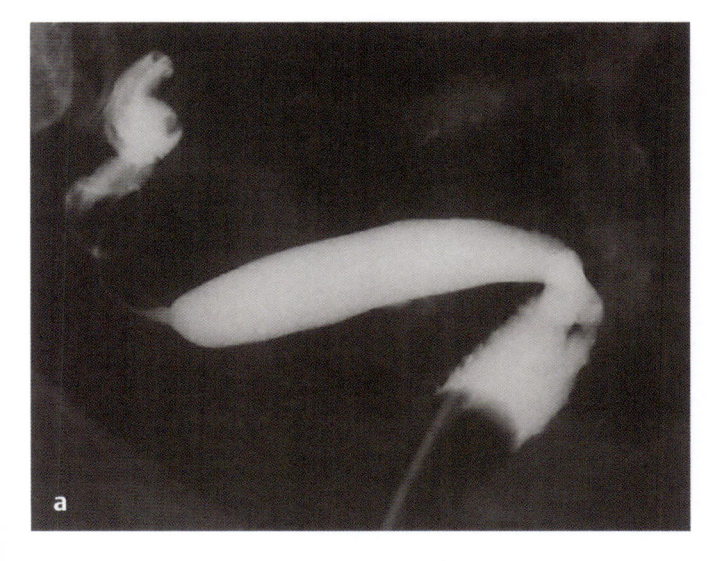

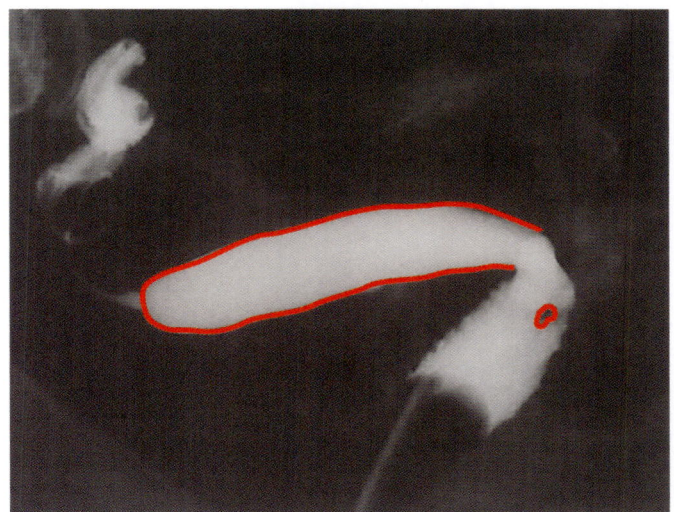

Fig. 2-114. (a, b) Útero unicorno. Notar também, lesão amorfa do colo uterino, relacionada a sinéquia.

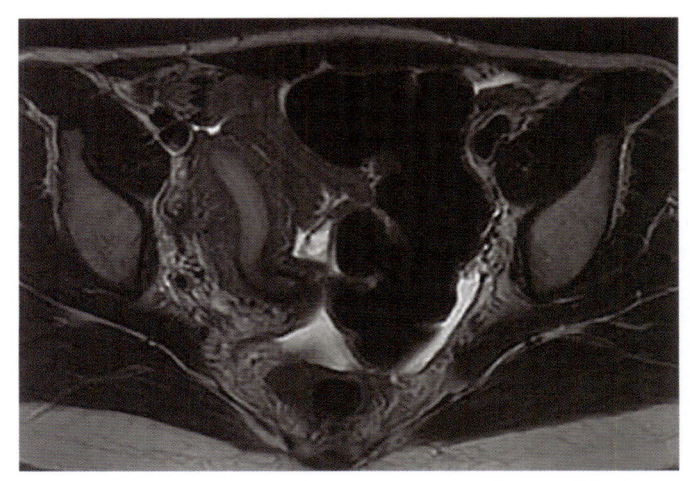

Fig. 2-115. Imagem de ressonância magnética no plano axial de útero unicorno.

Útero Didelfo (Fig. 2-116)

O útero didelfo ocorre em consequência da não fusão dos ductos de Müller. Apresenta duas cavidades uterinas separadas, dois istmos cervicais e dois colos uterinos, com septo vaginal longitudinal comprometendo os dois terços proximais da vagina, em 75% dos casos.[15,17]

Em 23% dos casos existe associação com anomalias do trato urinário (**Figs. 2-117 e 2-118**).

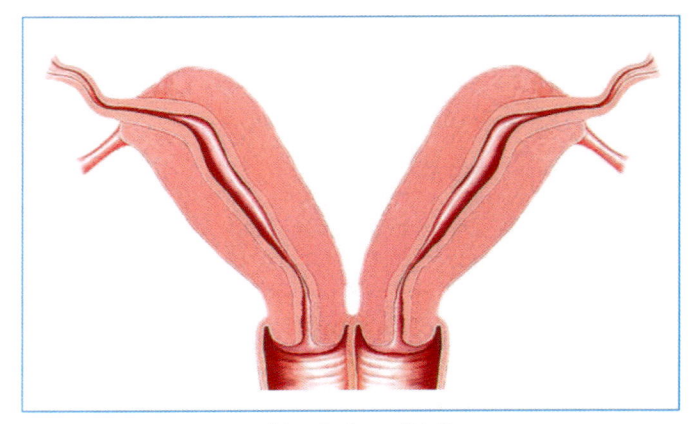

Fig. 2-116. Figura esquemática de útero didelfo.

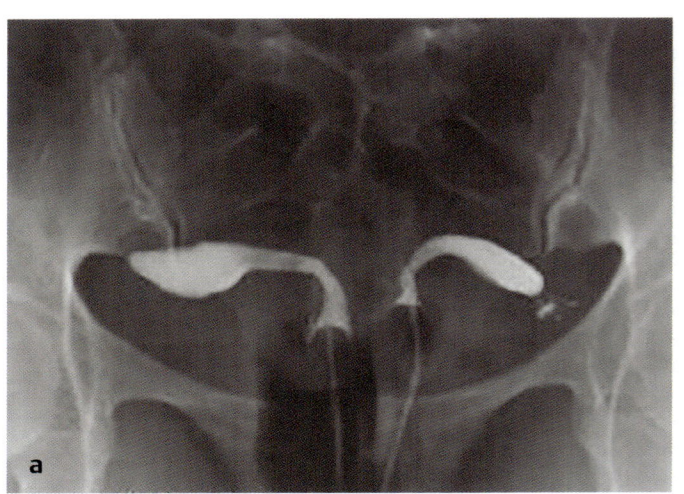

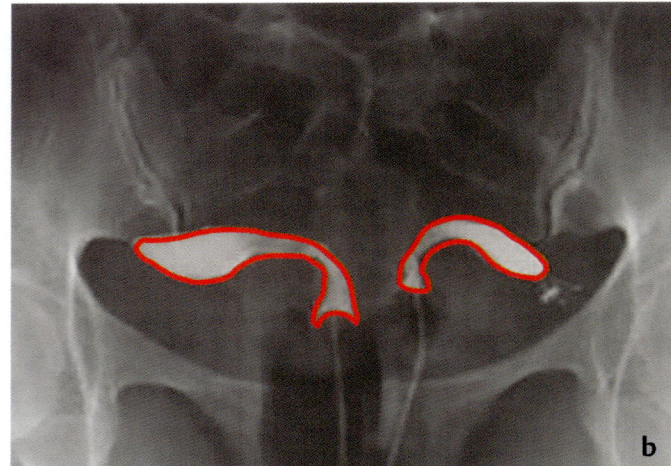

Fig. 2-117. (**a**, **b**) Útero didelfo. *(Continua.)*

COMO INTERPRETAR O EXAME DE HISTEROSSALPINGOGRAFIA

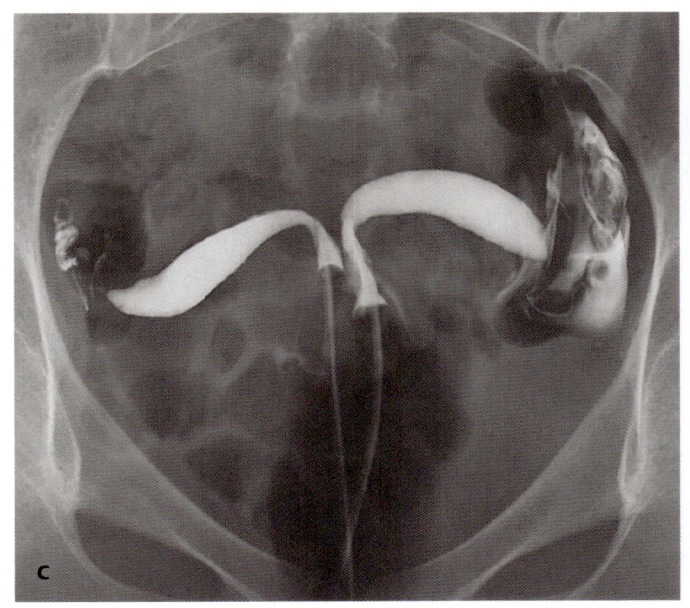

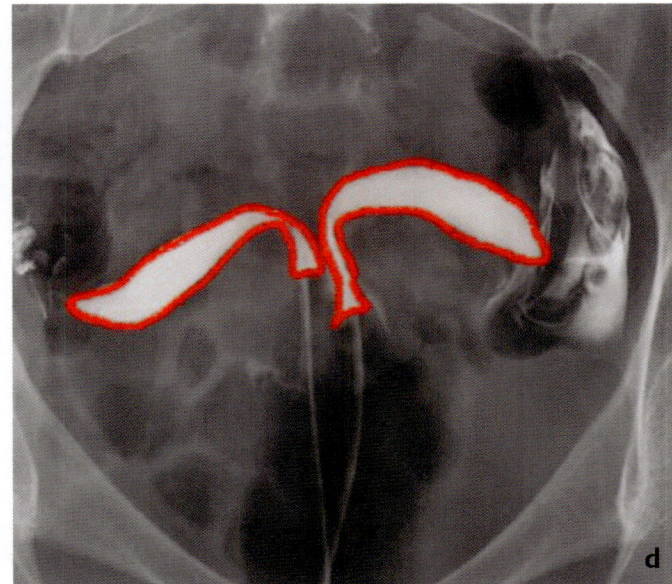

Fig. 2-117. (Cont.)

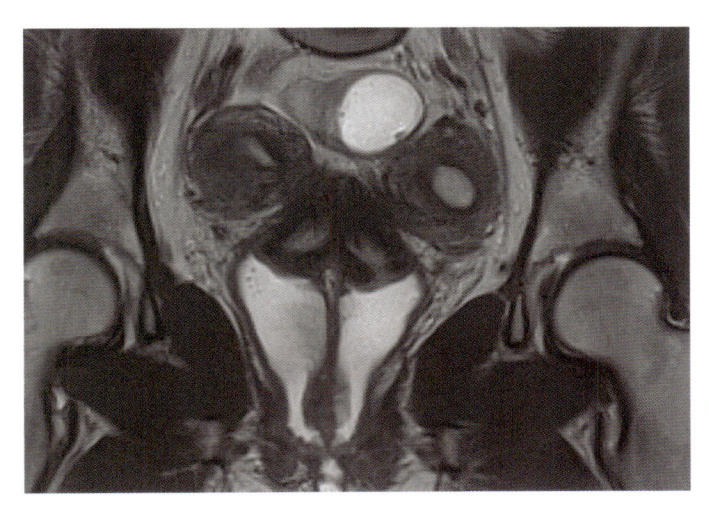

Fig. 2-118. Imagem de ressonância magnética no plano coronal de útero didelfo ,com septo vaginal nos dois terços proximais da vagina.

Útero Bicorno

O útero bicorno ocorre quando existe falha de fusão das porções superiores dos ductos müllerianos.

É denominado completo quando a falha de fusão se prolonga do corpo uterino até o orifício cervical interno. Quando esta fusão não se estende até este orifício, ocorrem diferentes graus de úteros bicornos incompletos.

Como à histerossalpingografia não é possível visibilizar a musculatura uterina, a hipótese diagnóstica de útero bicorno ocorre quando o ângulo formado entre os cornos uterinos for superior a 105 graus e a distância entre os cornos uterinos for superior a 4 cm (**Figs. 2-119 a 2-122**).

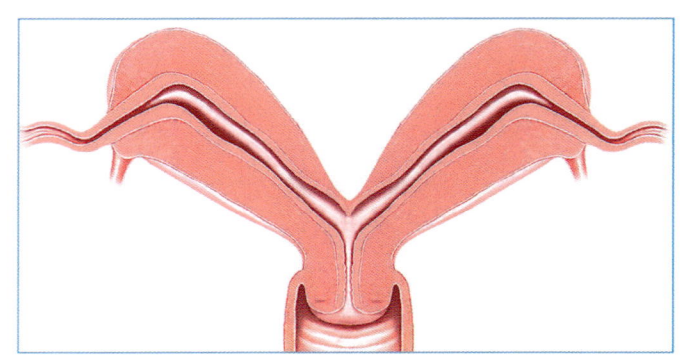

Fig. 2-119. Figura esquemática de útero bicorno.

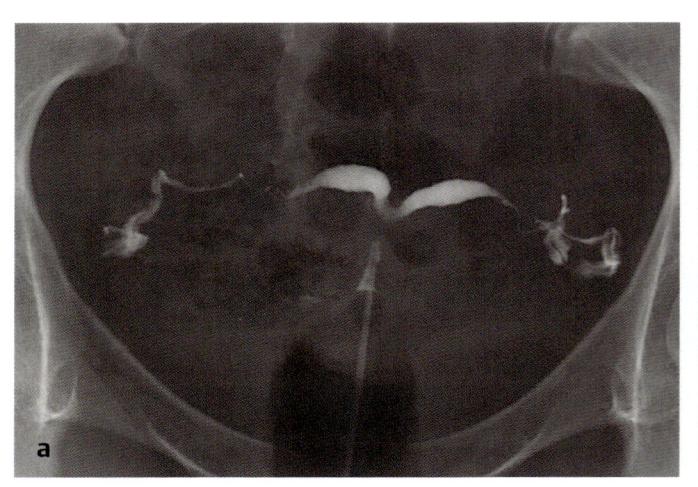

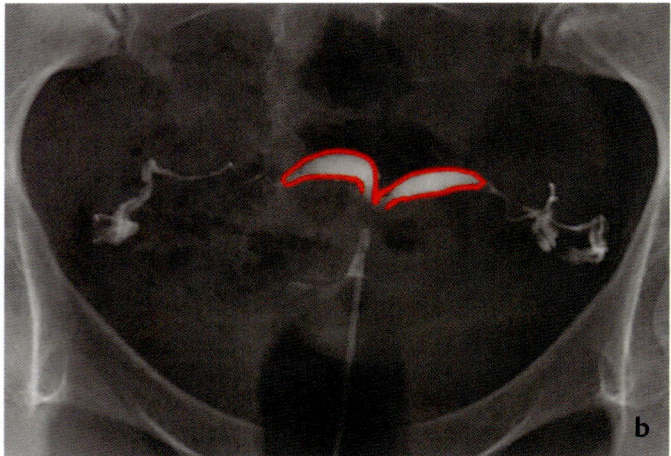

Fig. 2-120. (**a**, **b**) Útero bicorno completo, com separação dos cornos uterinos até o orifício cervical interno.

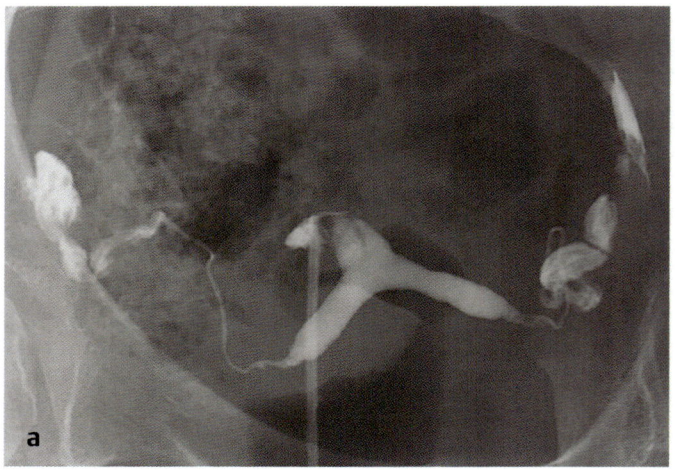

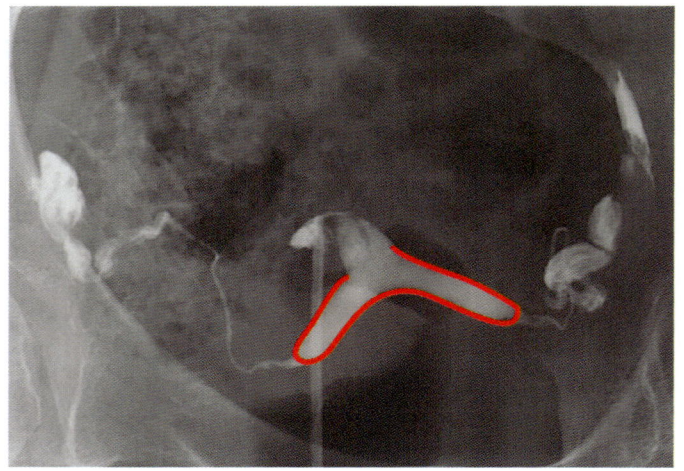

Fig. 2-121. (**a**, **b**) Útero bicorno incompleto. A separação dos cornos uterinos não se estende até o orifício cervical interno.

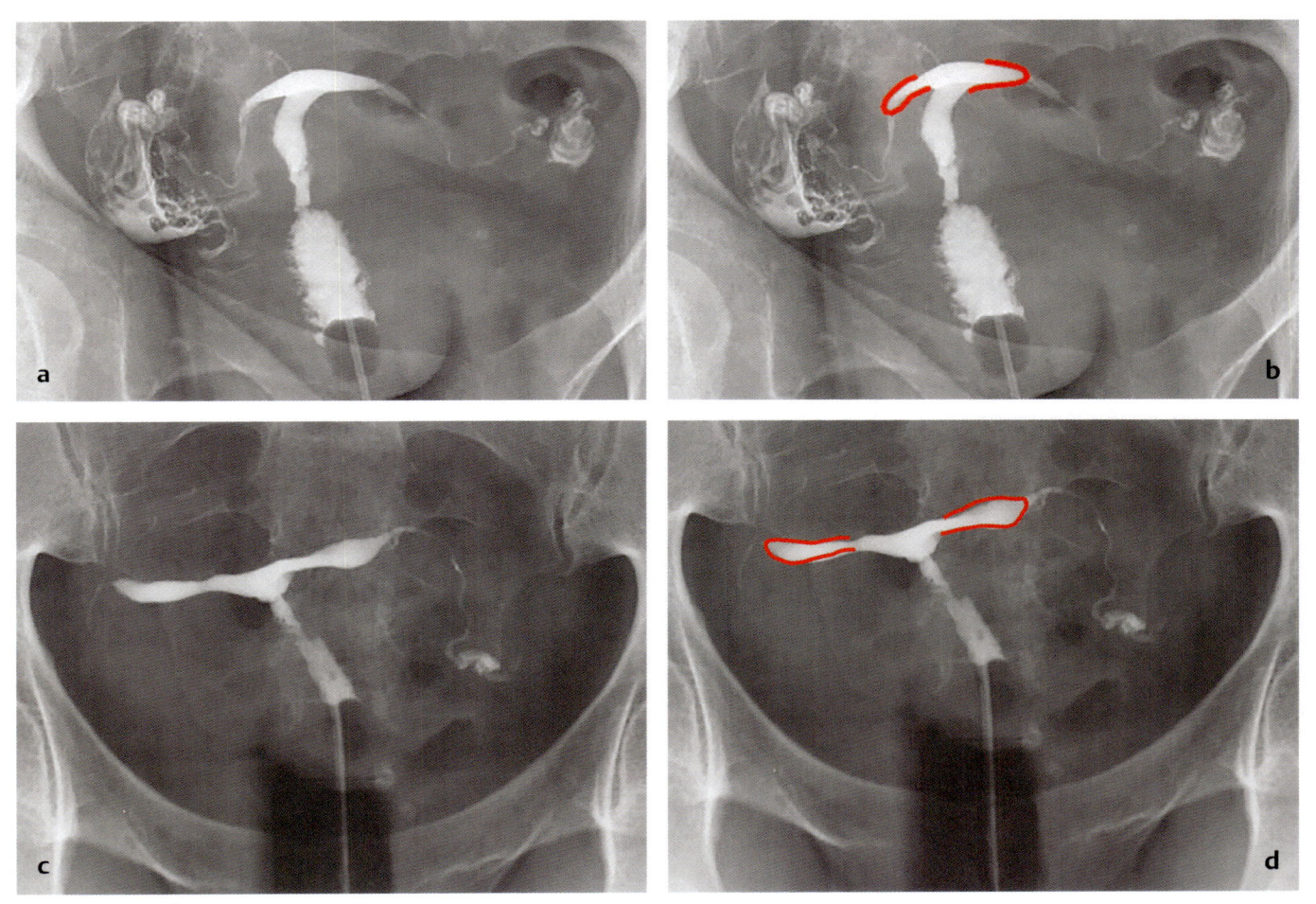

Fig. 2-122. (a-d) Útero bicorno incompleto.

Útero Septado (Fig. 2-123)

Resulta da falha da reabsorção total ou parcial do septo uterovaginal que se forma a partir da fusão dos ductos müllerianos.

Suspeita-se de útero septado à histerossalpingografia, quando o ângulo entre os cornos uterinos é menor que 75 graus e a distância entre os cornos uterinos é inferior a 4,0 cm.[15]

Entretanto, a diferenciação entre útero bicorno e útero septado pode não ser possível pela histerossalpingografia, fazendo-se necessária correlação com outros métodos de imagens, como ultrassonografia sobretudo com reconstruções tridimensionais e ressonância magnética, esta última tornando possível ainda a diferenciação entre septo vaginal fibroso ou muscular.[19,20]

Das malformações müllerianas, o útero septado é o que promove maior taxa de abortos espontâneos (**Fig. 2-124**).[15]

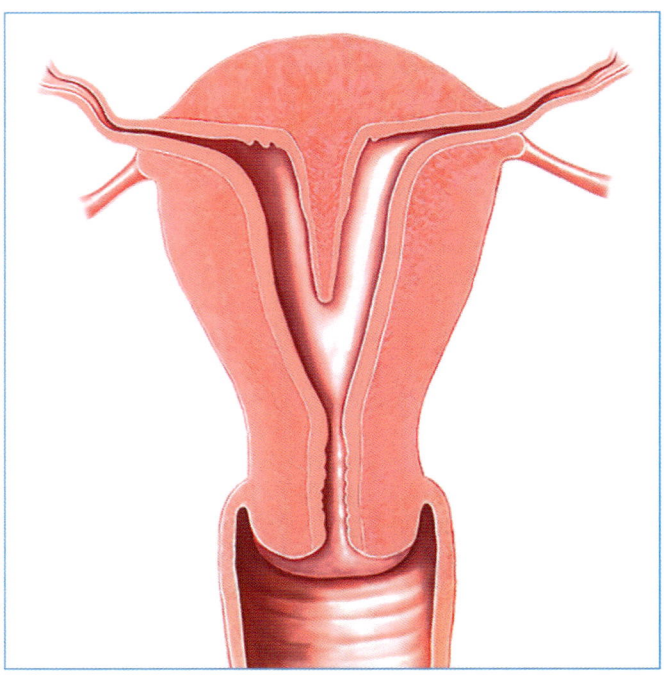

Fig. 2-123. Figura esquemática de útero septado.

COMO INTERPRETAR O EXAME DE HISTEROSSALPINGOGRAFIA 113

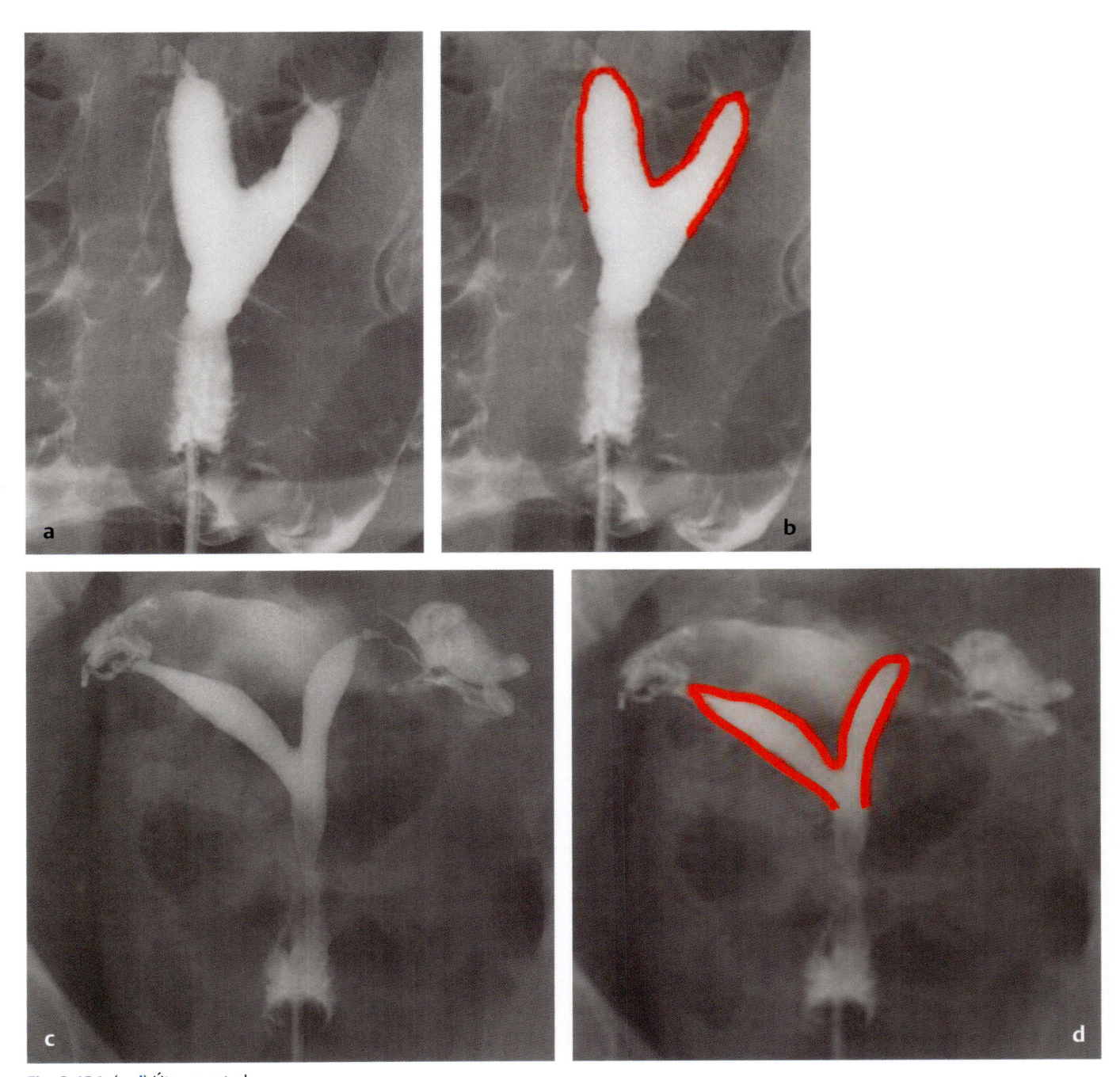

Fig. 2-124. (a-d) Útero septado.

Útero Arqueado (Fig. 2-125)

O útero arqueado caracteriza-se por cavidade uterina única com infradesnivelamento da região fúndica. Considera-se útero arqueado quando a linha perpendicular traçada entre as linhas imaginárias das porções superiores dos cornos uterinos e fúndica central da cavidade uterina, medir até um centímetro.

Como ele não tem efeito na infertilidade, alguns autores consideram o útero arqueado como uma variação da normalidade (**Fig. 2-126**).[15,21]

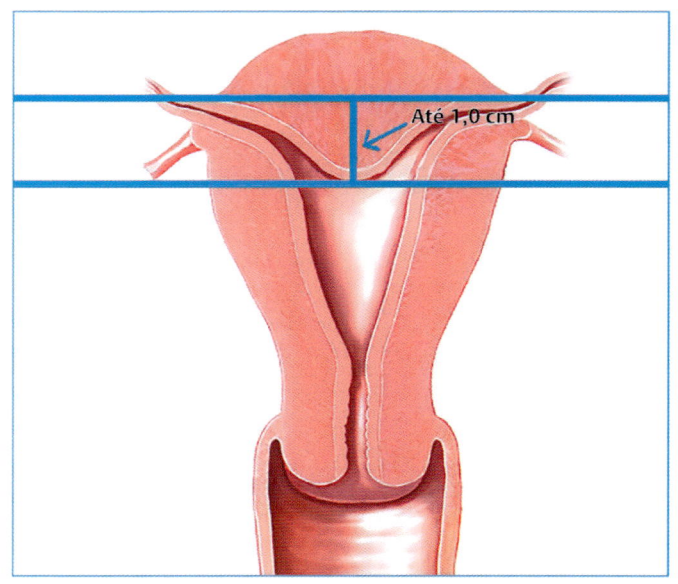

Fig. 2-125. Figura esquemática de útero arqueado ilustrando a linha perpendicular traçada entre as porções superiores do cornos uterinos e a porção inferior da região fúndica.

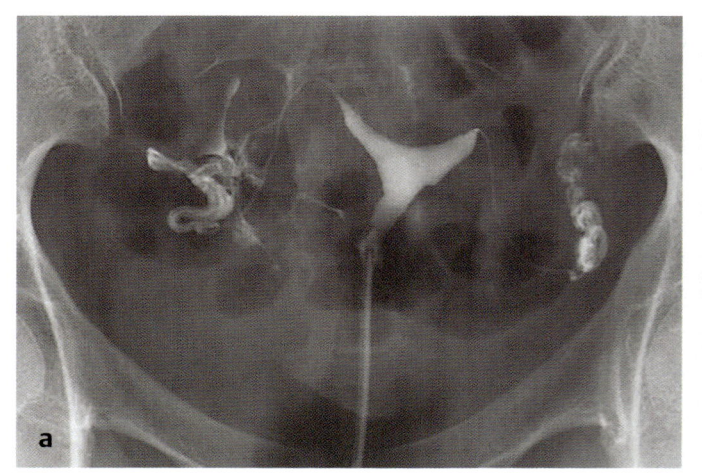

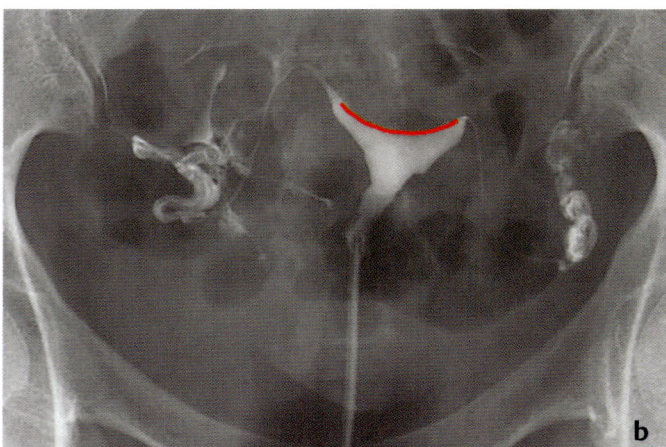

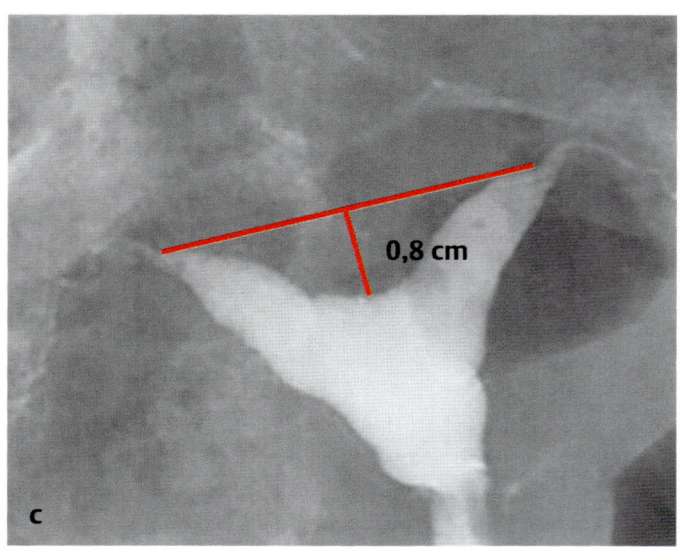

Fig. 2-126. (a-c) Útero arqueado.

Outros Tipos de Malformações Müllerianas

Inúmeras são as malformações müllerianas que podem ocorrer sem pertencer à tabela da classificação da American Society for Reproductive Medicine. Nestes casos, o mais apropriado é descrevê-las.

Seguem alguns exemplos.

Quando no útero bicorno não existir fusão parcial ou total dos condutos cervicais, resultará em útero bicorno bicervical ou útero pseudidelfo, normalmente com vagina única. Existindo comunicação entre os istmos cervicais, a anomalia mülleriana será denominada de útero bicorno bicervical comunicante (**Figs. 2-127 a 2-134**).[2]

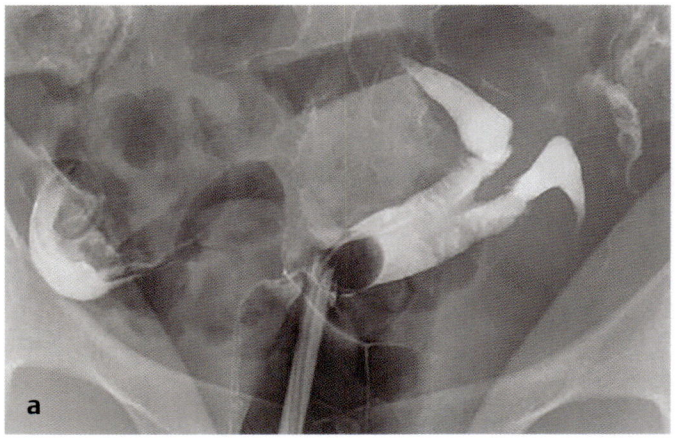

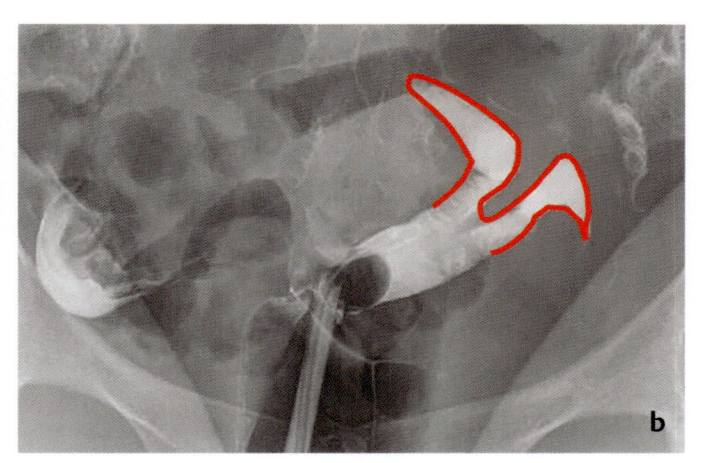

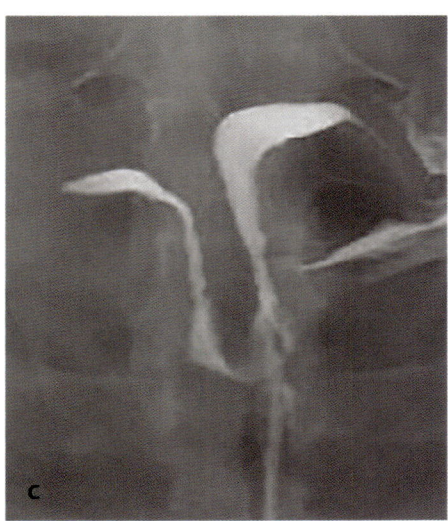

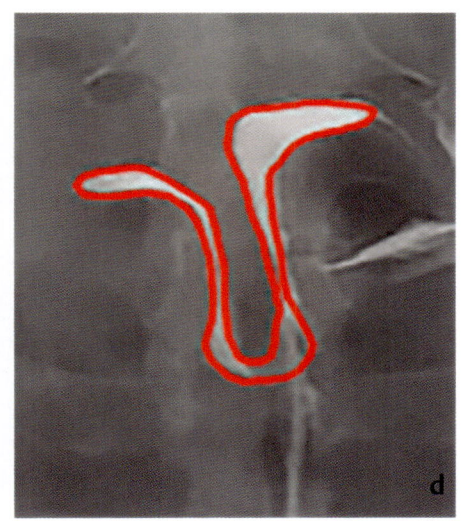

Fig. 2-127. (a-d) Útero bicorno bicervical ou pseudodidelfo com fusão parcial dos condutos cervicais.

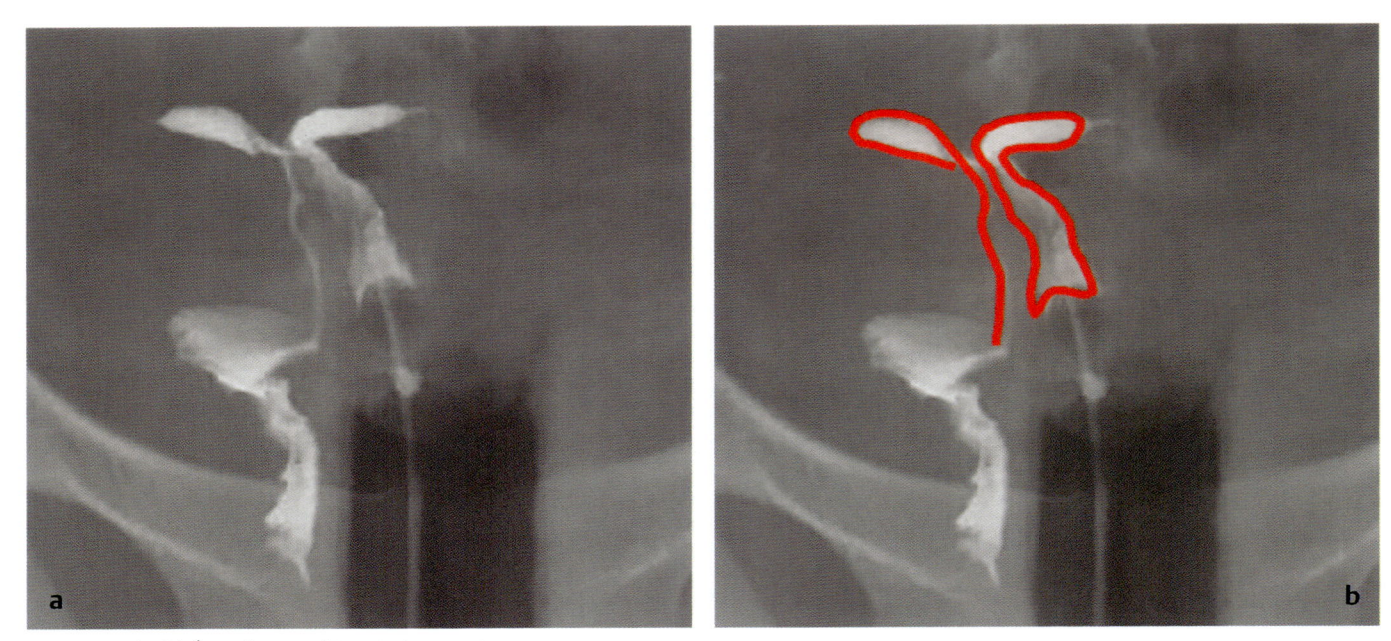

Fig. 2-128. (**a**, **b**) Útero bicorno bicervical comunicante.

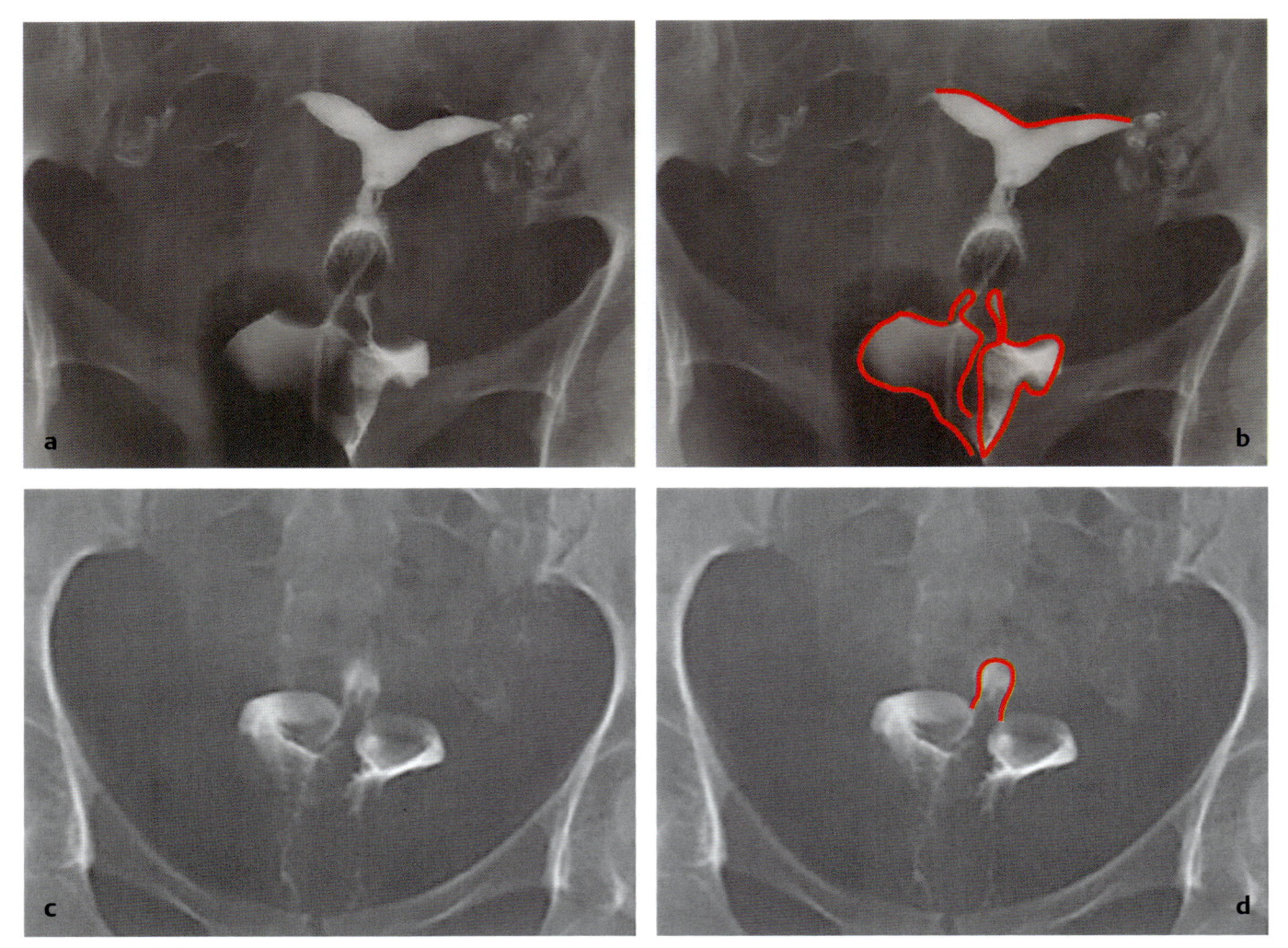

Fig. 2-129. (**a-d**) Útero arqueado com colo uterino único com dois orifícios externos.

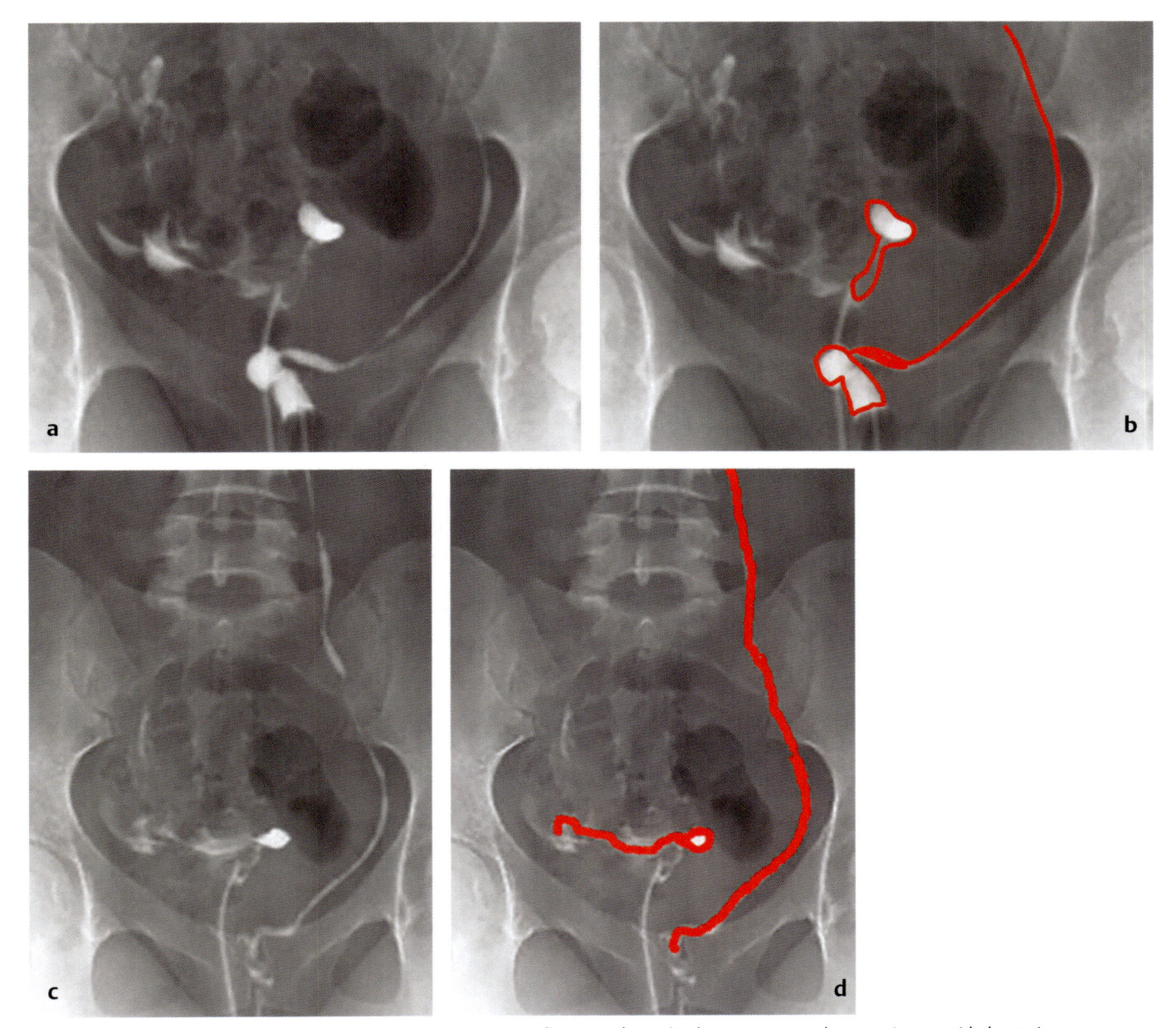

Fig. 2-130. (a-d) Vagina atrésica à esquerda evidenciada ao exame físico. Implantação do ureter esquerdo na vagina e cavidade uterina com aspecto de útero unicorno direito, com tuba uterina direita pérvia.

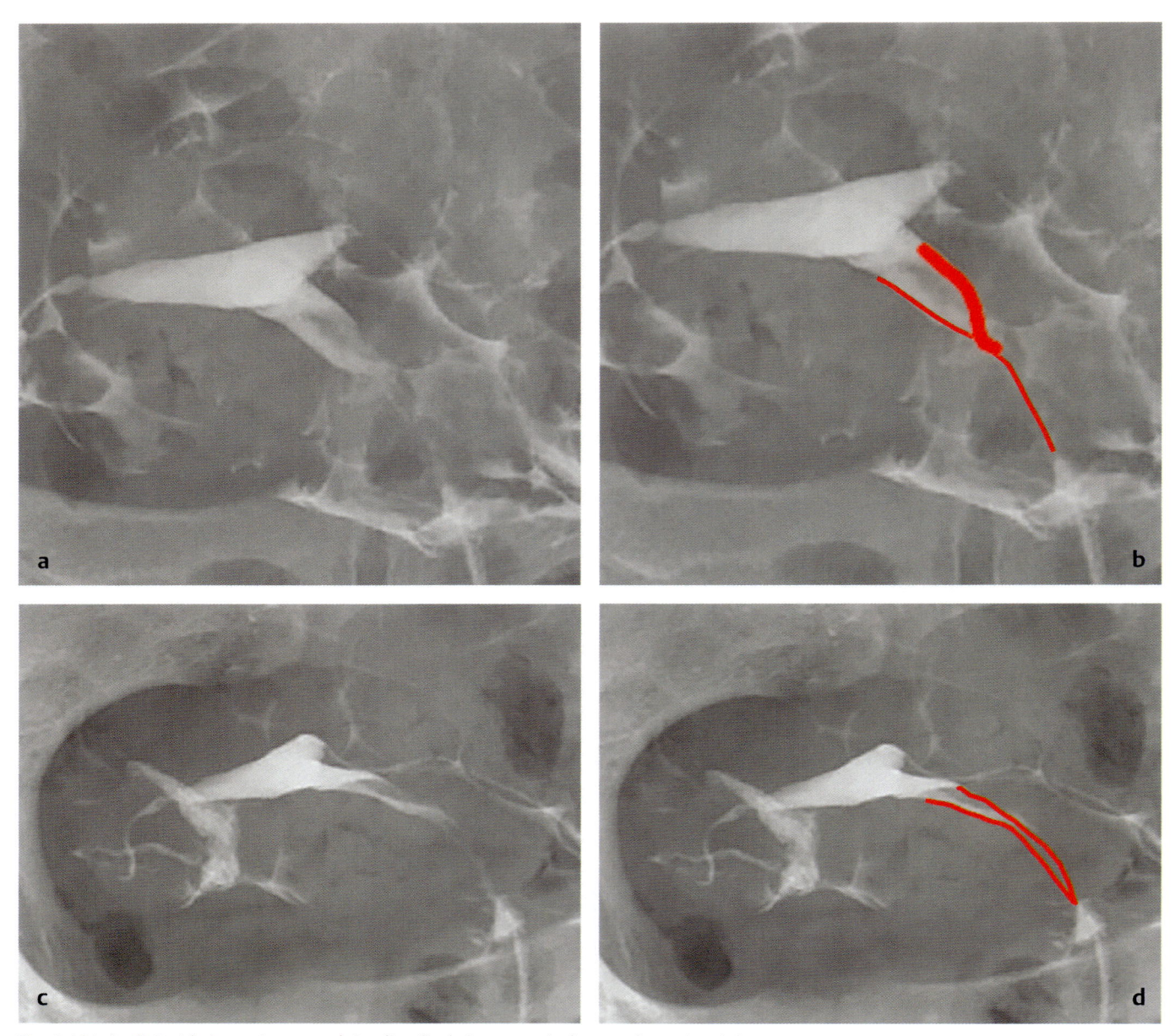

Fig. 2-131. (a-d) Cavidade uterina normal. Duplicação do istmo cervical com colo uterino único.

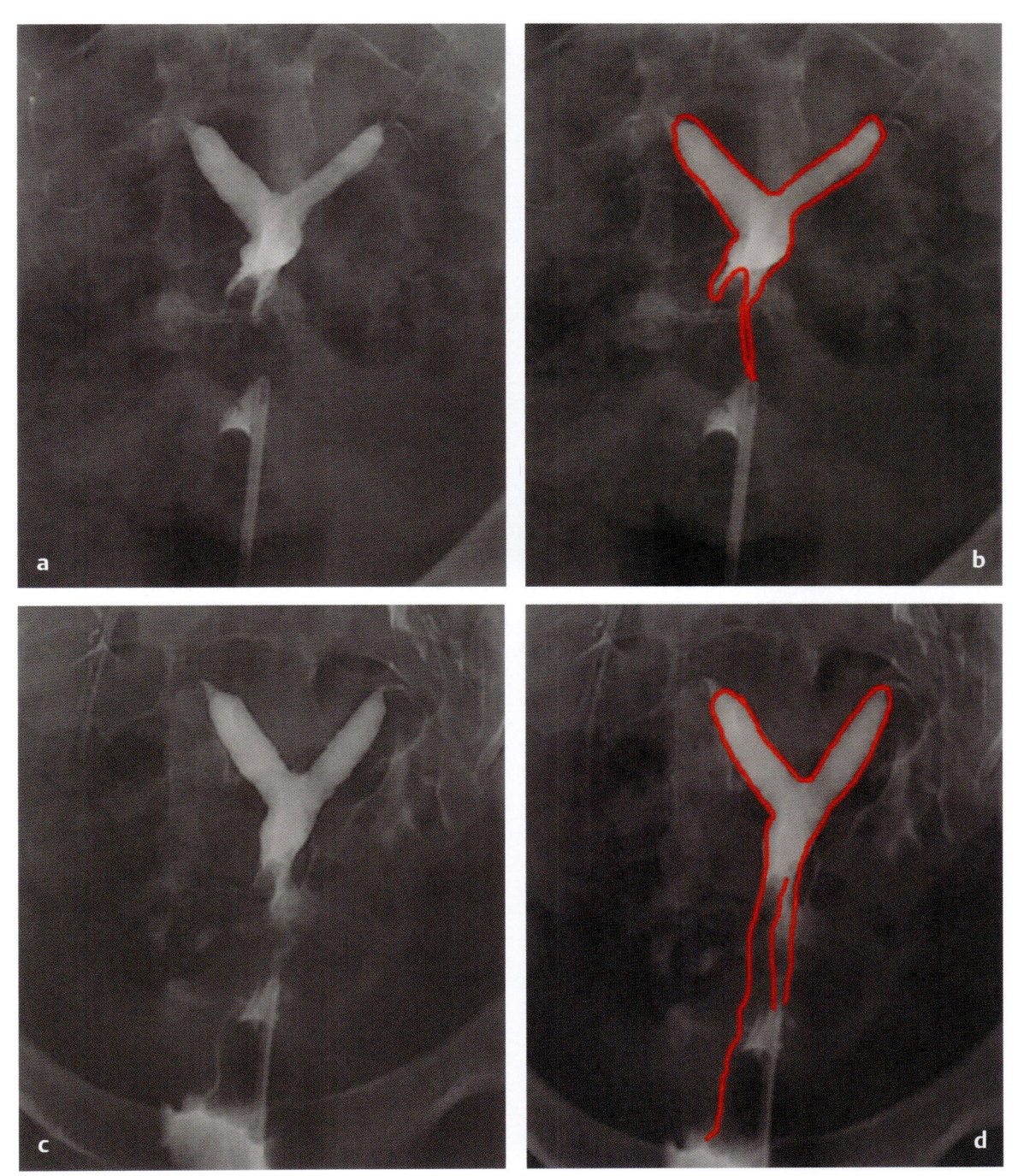

Fig. 2-132. (a-f) Cavidade uterina compatível com útero septado e duplicação cervical completa. Apenas o colo uterino esquerdo foi cateterizado. Notar a passagem de contraste para a vagina através do colo uterino direito. Ao exame físico foi identificado septo vaginal nos dois terços proximais da vagina. *(Continua.)*

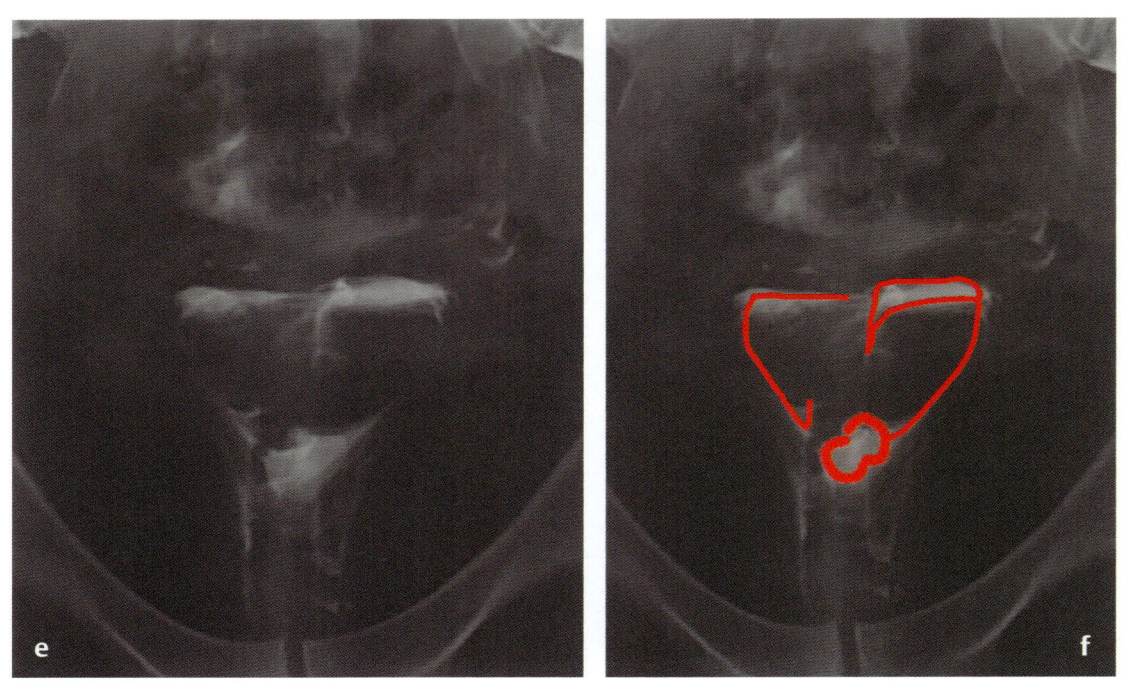

Fig. 2-132. *(Cont.)*

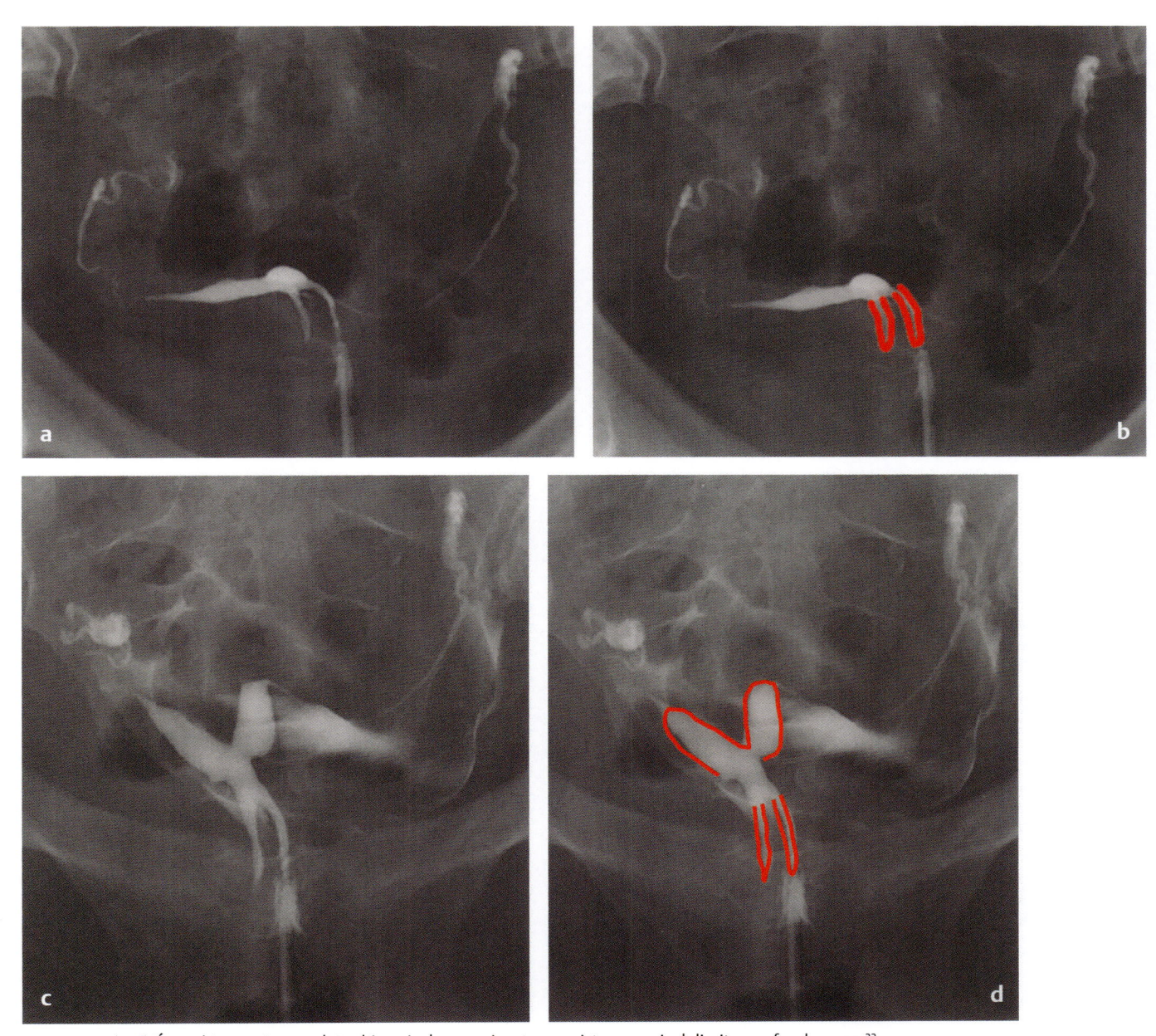

Fig. 2-133. (a-d) Útero bicorno incompleto, bicervical comunicante com istmo cervical direito em fundo cego.[22]

Malformações Tubárias

As malformações tubárias compreendem desde ausência tubária completa, ausência tubária parcial, ausência parcial da musculatura tubária ou duplicação tubária. Nas duplicações podemos encontrar óstios tubários acessórios (que são sempre próximos dos óstios tubários principais), tubas uterinas supranumerárias ou acessórias que podem se desenvolver em qualquer segmento do istmo tubário ou da ampola, segundo Brémond *et al.*[22]

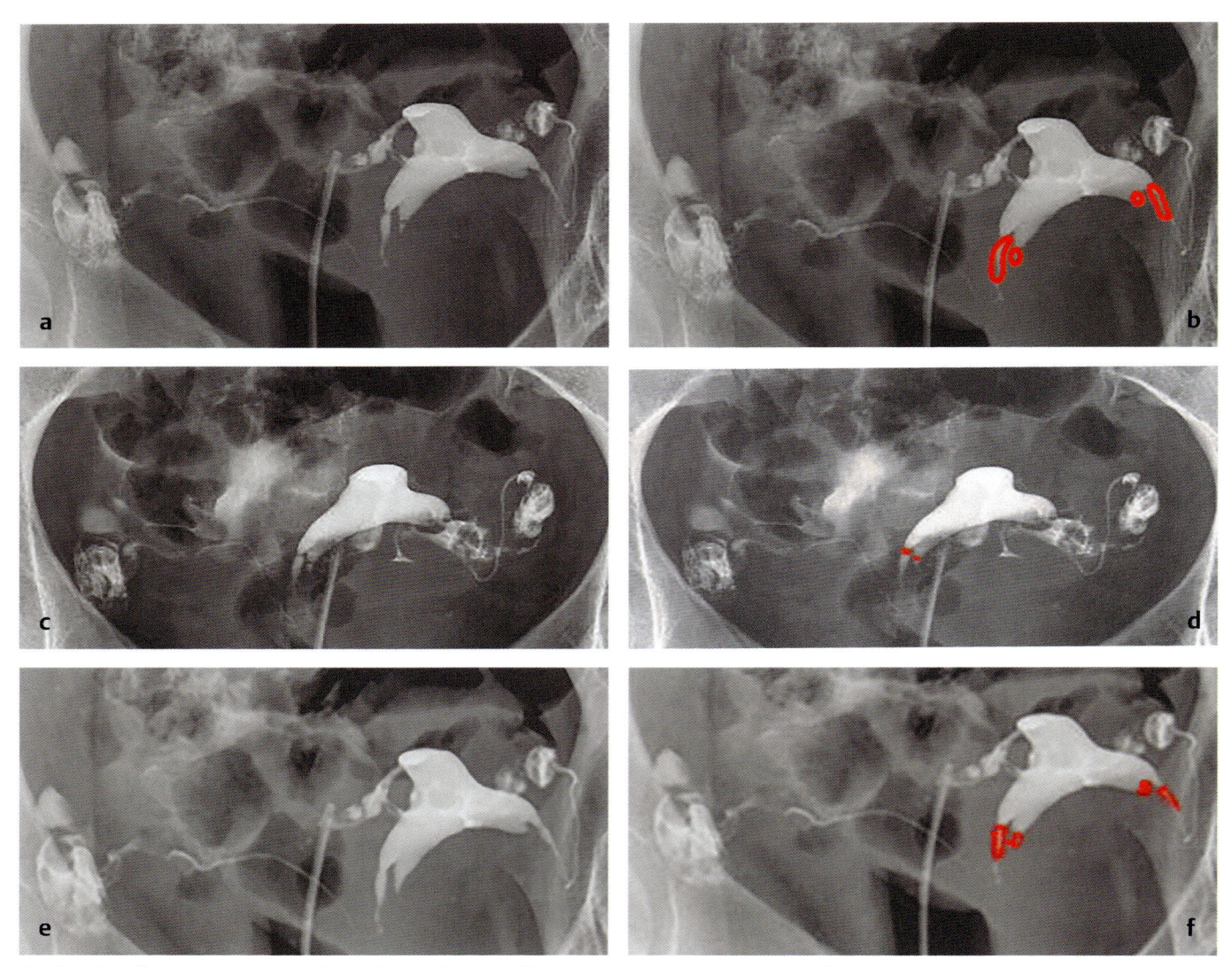

Fig. 2-134. (a-f) Segmento intersticial acessório direito. Identifica-se reentrância no corno uterino direito, com dois segmentos intersticiais direitos, o primeiro em contiguidade com o segmento ístmico da tuba uterina direita e o segundo com fundo cego. **(a-d)** Fica evidente a imagem linear radioluzente transversa, característica da transição entre o epitélio uterino e o epitélio tubário, também no segmento intersticial acessório. À esquerda existe apenas uma reentrância no corno uterino, sem duplicidade do segmento intersticial.

ALTERAÇÕES DAS TUBAS UTERINAS
Alterações do Segmento Intersticial
Pólipo do Segmento Intersticial

Os pólipos tubários caracterizam-se por: imagens radioluzentes ou falhas de enchimento arredondadas ou ovaladas unilaterais, ou bilaterais, numa frequência que varia de estudo para estudo de 1,2 a 31%.[9,23]

Os pólipos tubários são considerados por alguns autores como implantes endometriais nos segmentos intersticiais das tubas uterinas;[6] todavia, podem ser evidenciados na ausência de endometriose.[23] Entretanto, a maioria dos autores concorda que os pólipos não têm significado clínico ou correlação com infertilidade **(Figs. 2-135 a 2-138)**.[24]

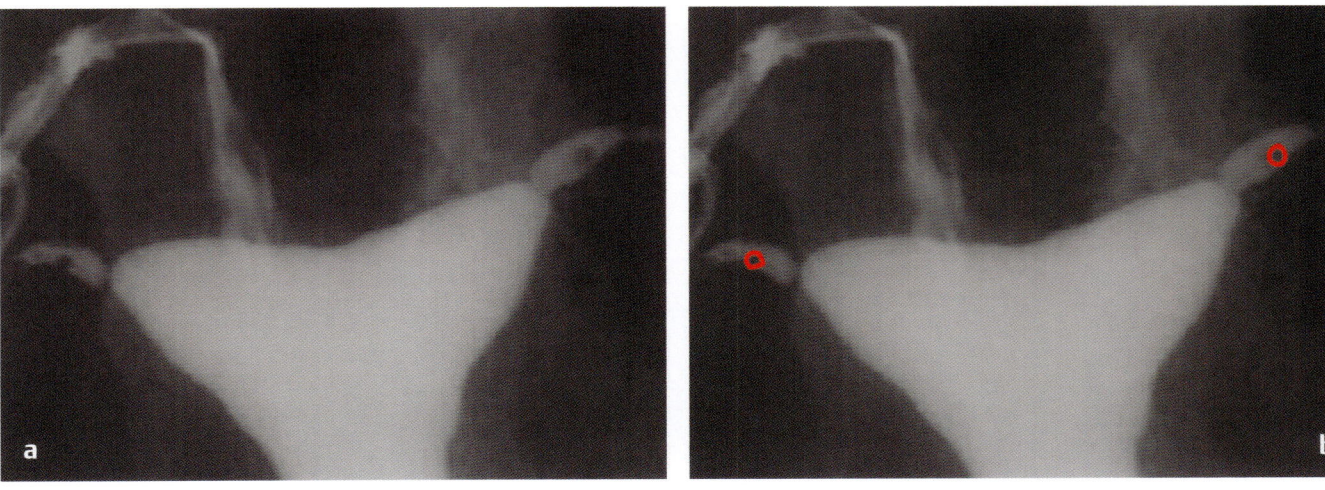

Fig. 2-135. (**a**, **b**) Pólipos dos segmentos intersticiais com formato arredondado.

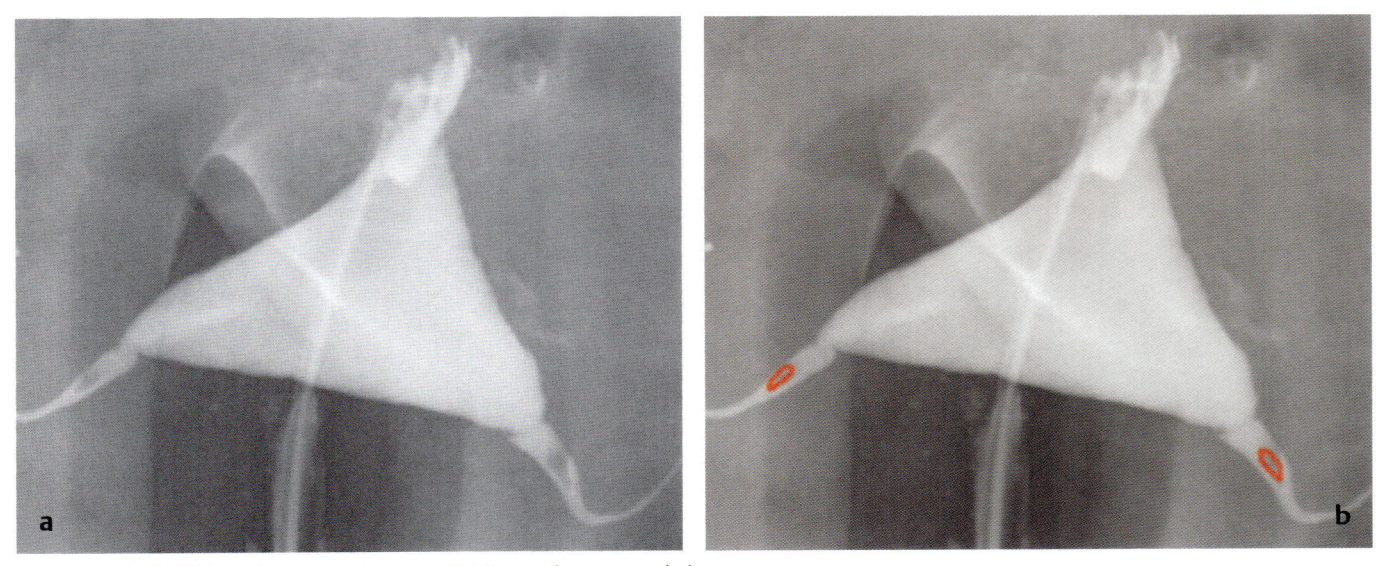

Fig. 2-136. (**a**, **b**) Pólipos dos segmentos intersticiais com formato ovalado.

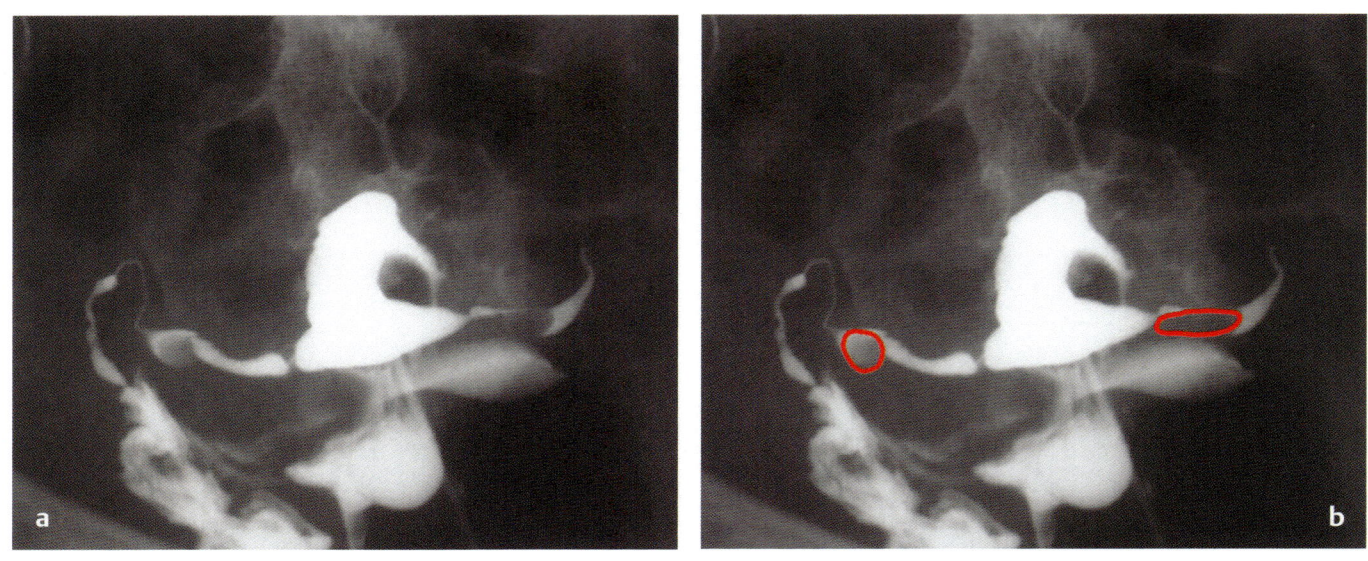

Fig. 2-137. (**a**, **b**) Pólipos dos segmentos intersticiais assimétricos, com formato arredondado à direita e ovalado à esquerda.

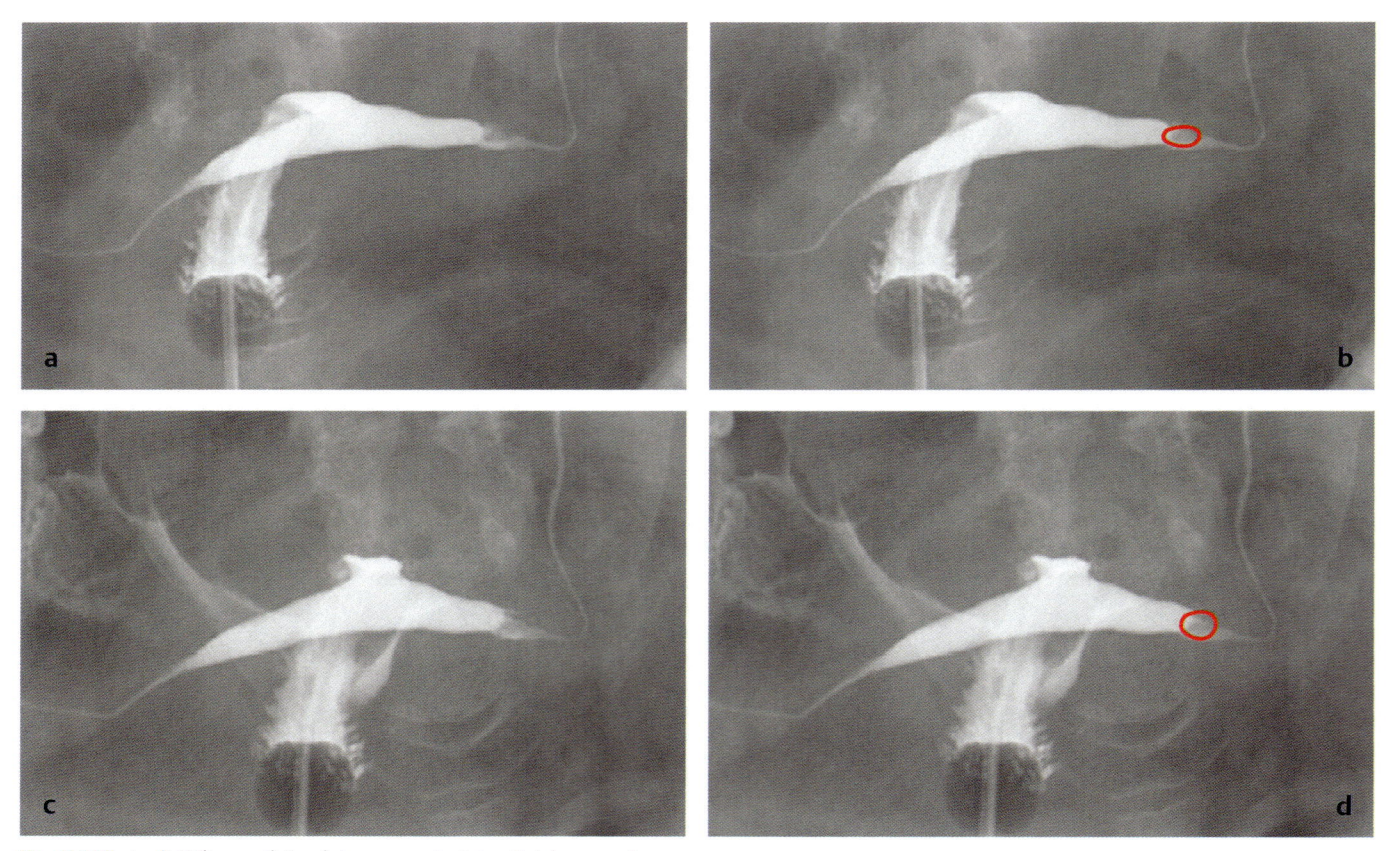

Fig. 2-138. (**a-d**) Pólipo unilateral do segmento intersticial esquerdo.

Gravidez Ectópica do Segmento Intersticial

A gravidez ectópica é a principal causa de morbimortalidade durante o primeiro trimestre da gravidez.[25] Embora a gravidez tubária ocorra mais frequentemente no segmento ampular, pode também comprometer o segmento ístmico, ou o segmento intersticial, alterando a forma e o diâmetro dos mesmos.[26] A gravidez ectópica intersticial é rara e promove também, alargamento do corno uterino ipsilateral. Independentemente da localização tubária da gravidez ectópica, o estudo da tuba uterina contralateral é importante **(Fig. 2-139)**.[39]

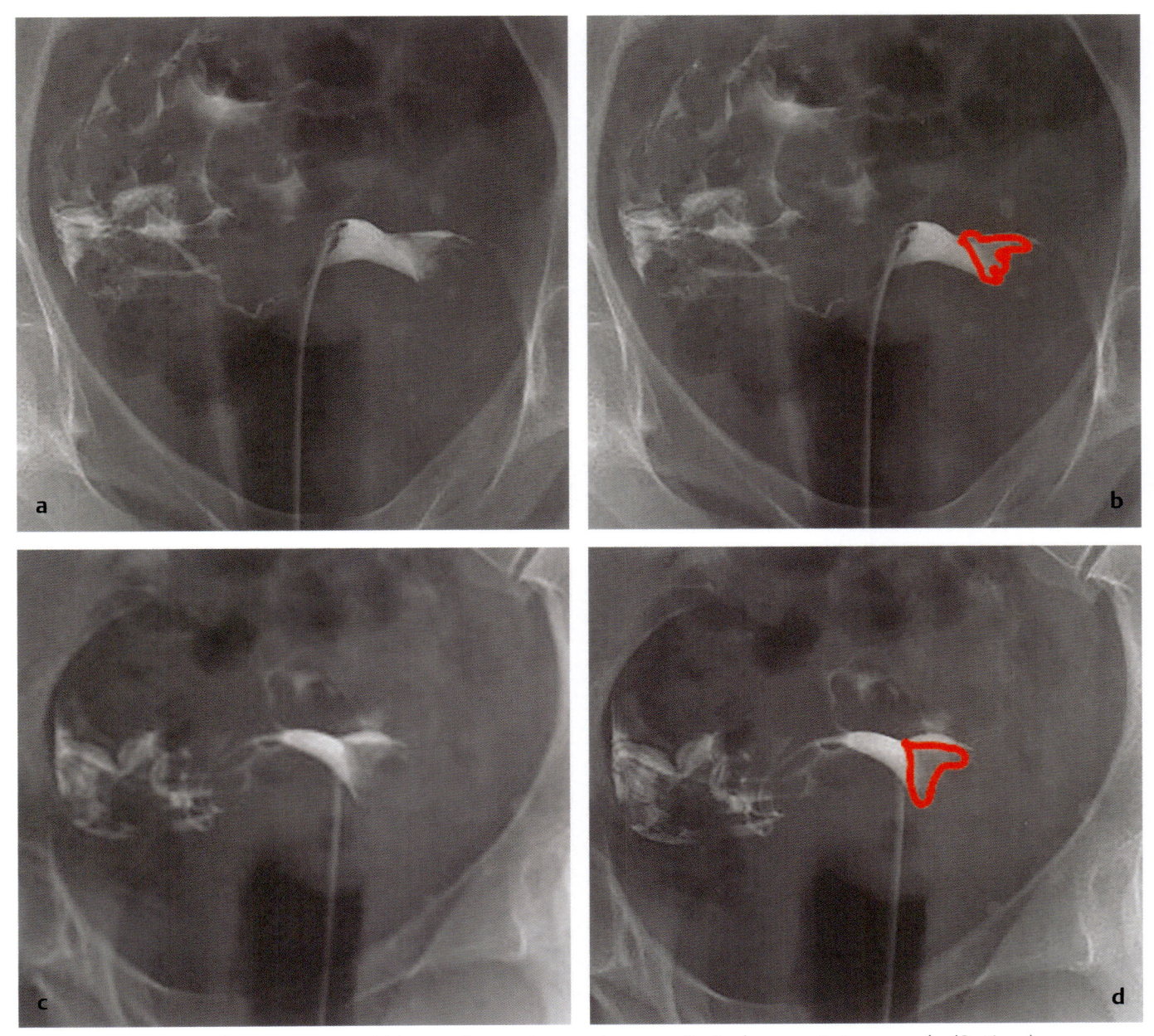

Fig. 2-139. (a-f) Gravidez do segmento intersticial esquerdo com alargamento concomitante do corno uterino esquerdo. *(Continua.)*

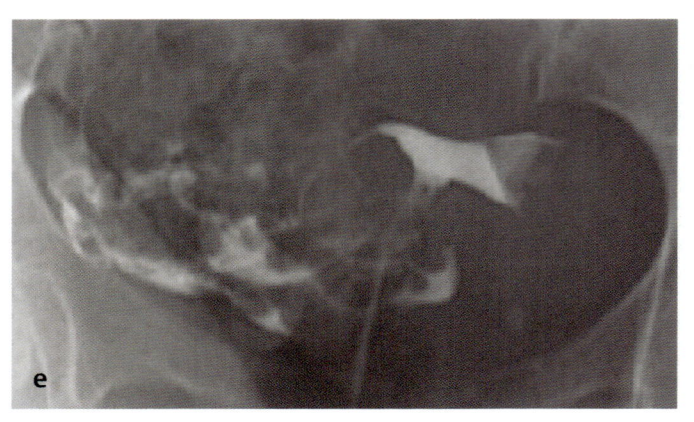

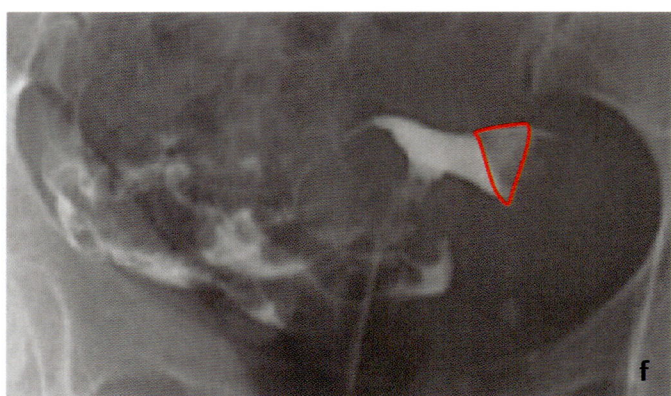

Fig. 2-139. *(Cont.)*

Alterações do Segmento Ístmico
Dilatações ou Estenoses Focais ou Difusas do Segmento Ístmico (Fig. 2-140)

Estenoses e dilatações do segmento ístmico podem ser focais ou difusas, e ocorrer após processo inflamatório, infeccioso ou cirúrgico. Podem comprometer apenas uma pequena porção do segmento ístmico ou se apresentar como lesões mais extensas, podendo ou não ocluir a tuba no segmento comprometido, e, quando existe oclusão, pode simular salpingectomia; portanto, é de suma importância conhecer a história clínica da paciente e seus antecedentes cirúrgicos.

As dilatações focais têm aspecto circunferencial e estão associadas a gravidez tubária (**Fig. 2-141 a 2-147**).

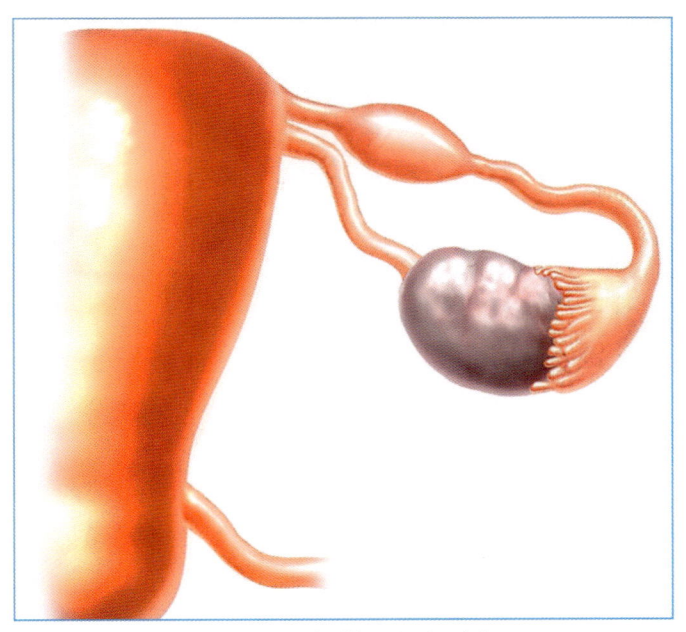

Fig. 2-140. Figura esquemática de dilatação focal do segmento ístmico.

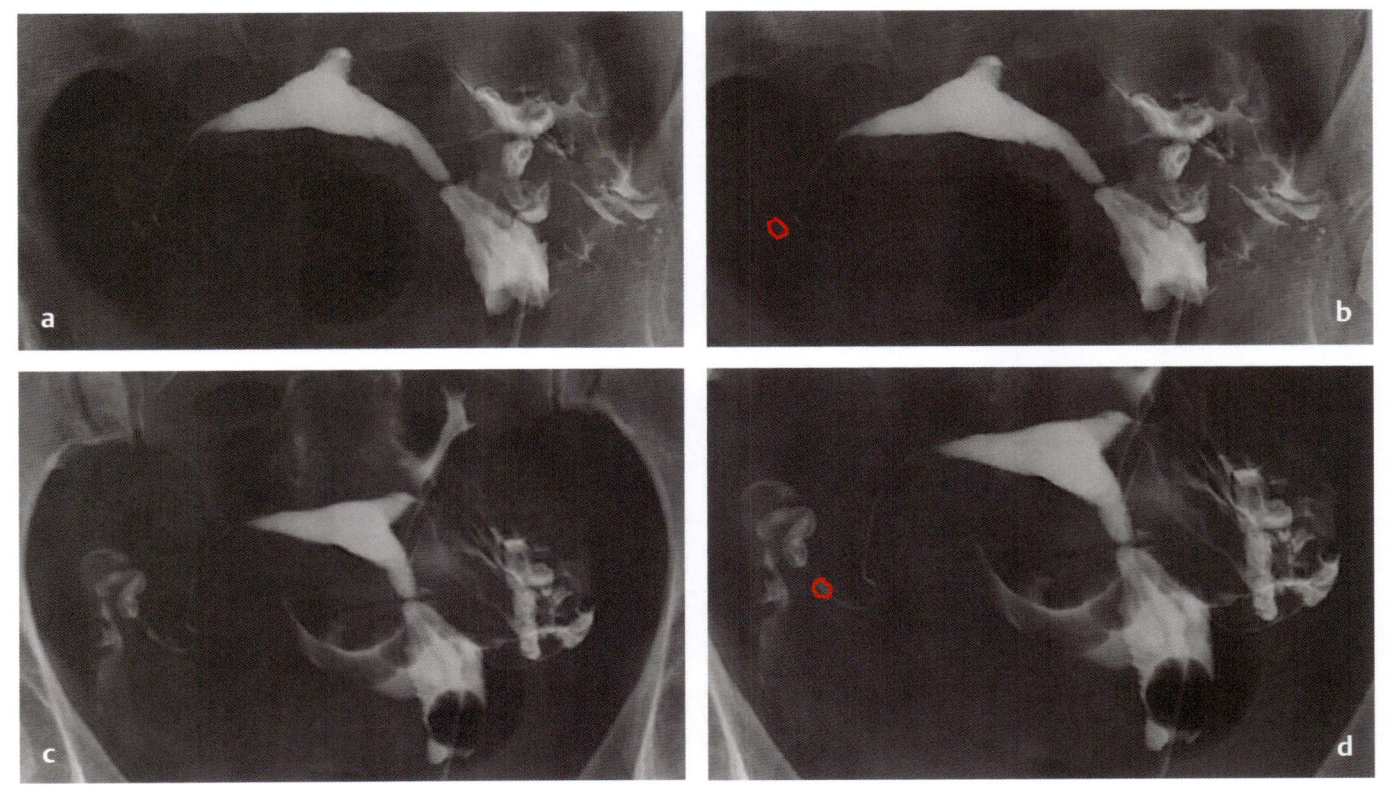

Fig. 2-141. (a-d) Dilatação focal da porção distal do segmento ístmico direito, sem oclusão tubária.

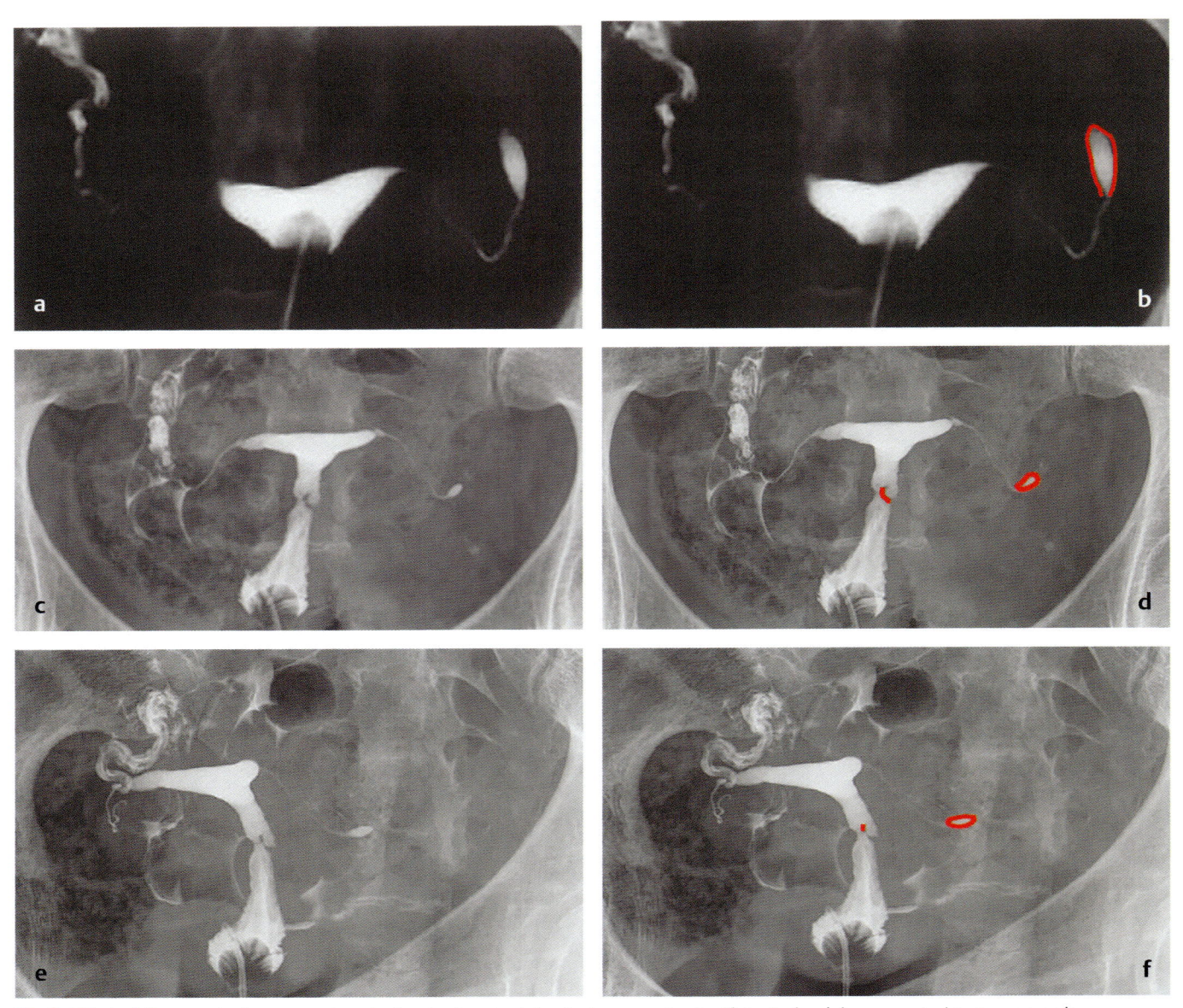

Fig. 2-142. (**a-f**) Duas pacientes, sem antecedentes de cirurgia abdominal, apresentando dilatação focal do segmento ístmico esquerdo, com consequente oclusão das tubas uterinas comprometidas, simulando salpingectomia. (**c-f**) Notar também, sinéquia linear na transição istmocorpórea.

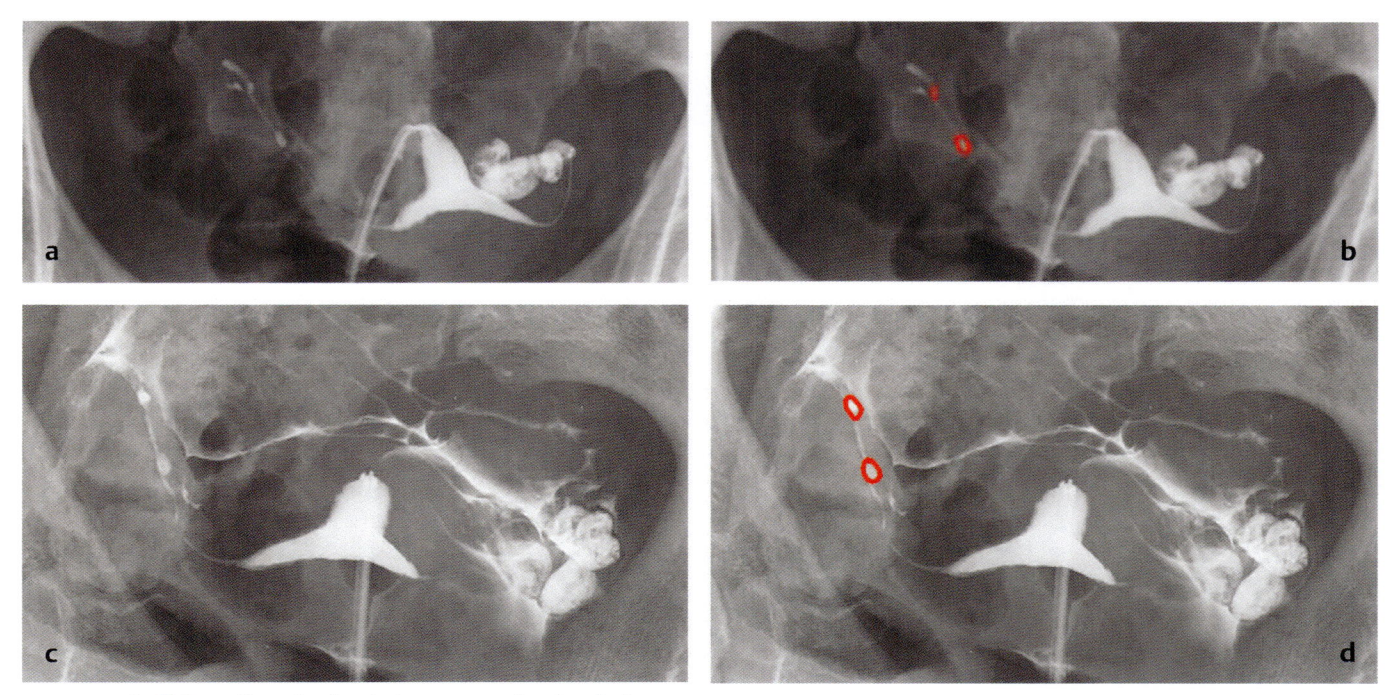

Fig. 2-143. (a-d) Duas dilatações focais do segmento ístmico direito.

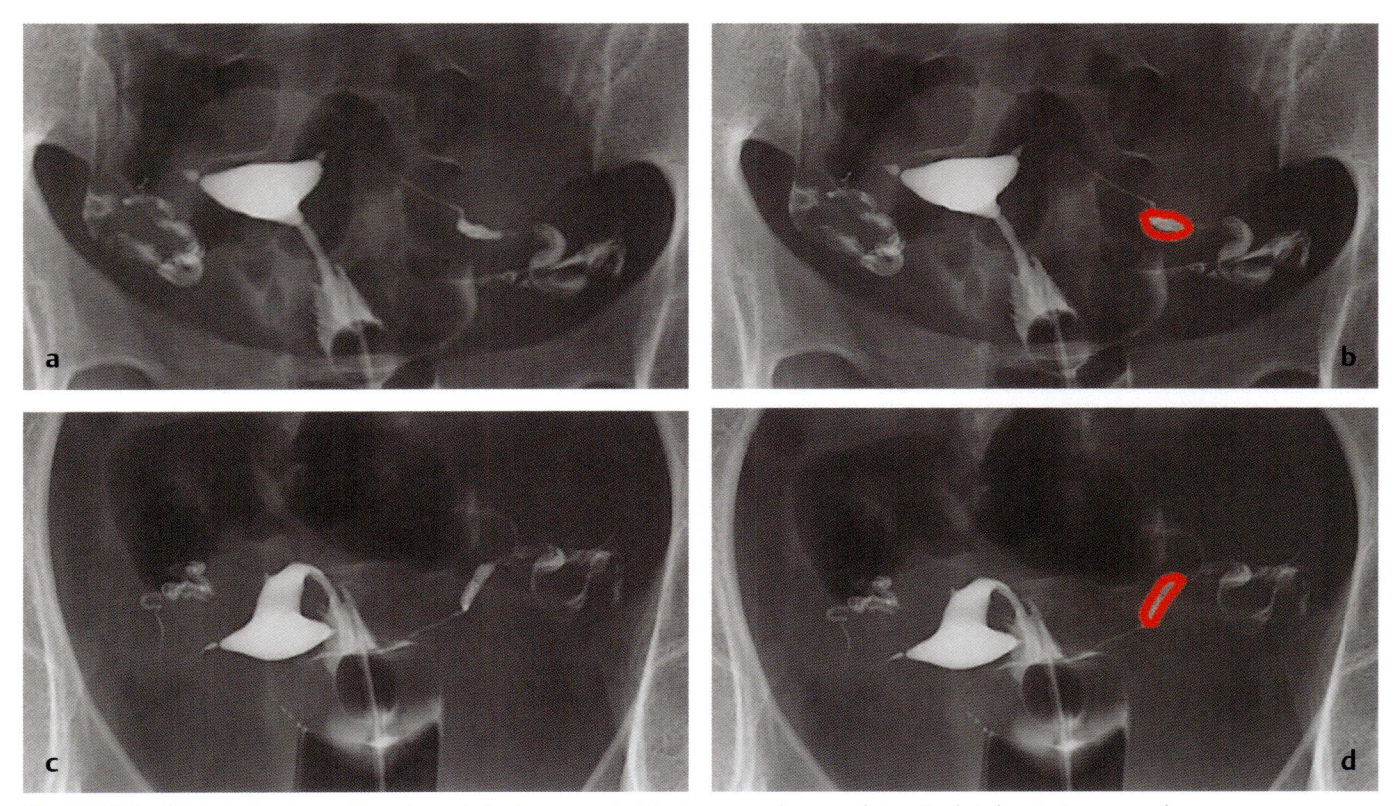

Fig. 2-144. (a-d) Ectasia focal, com formato ovalado do segmento ístmico esquerdo, sem obstrução da tuba uterina esquerda.

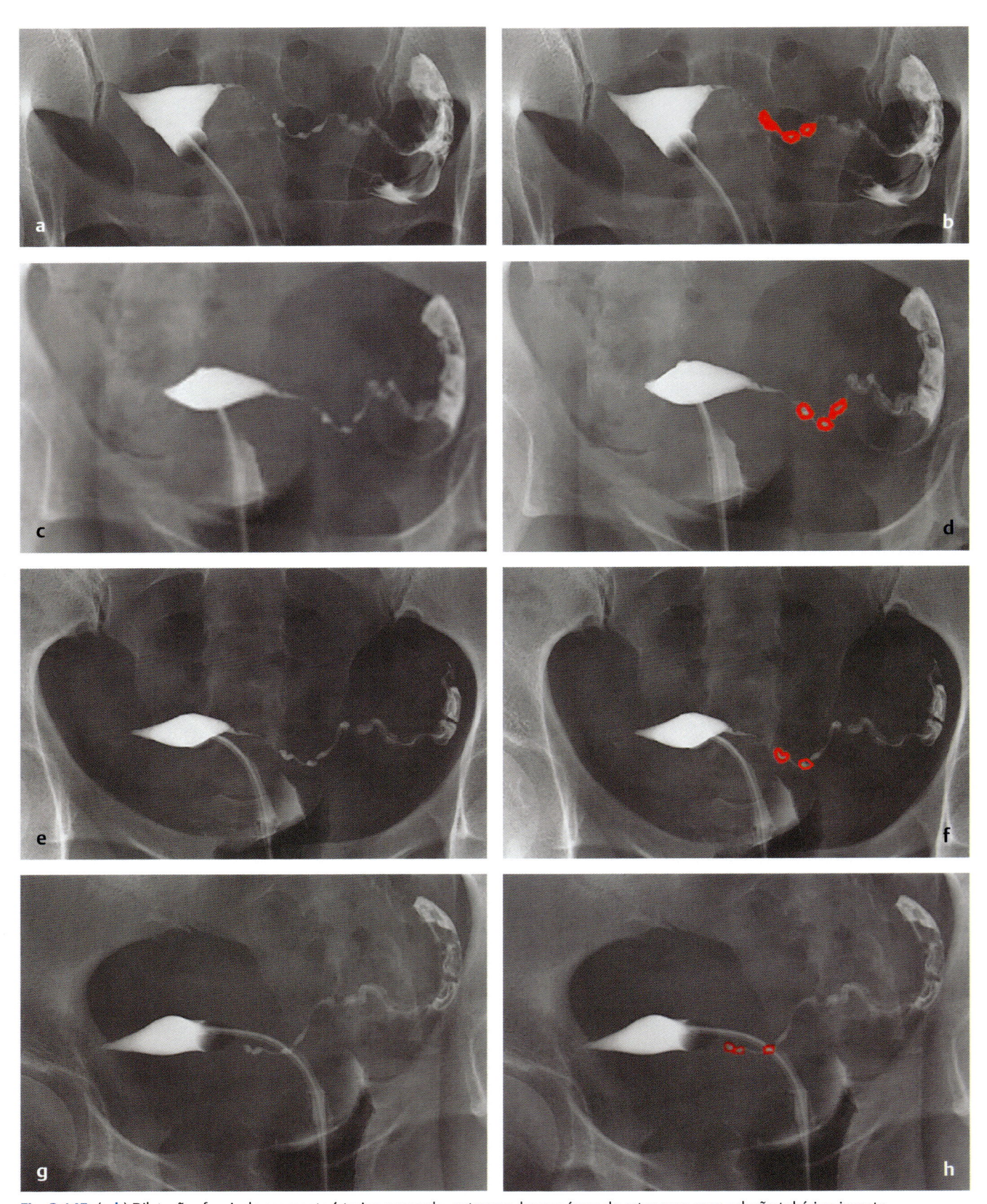

Fig. 2-145. (a-h) Dilatações focais do segmento ístmico esquerdo, entremeadas por áreas de estenoses, sem oclusão tubária a jusante.

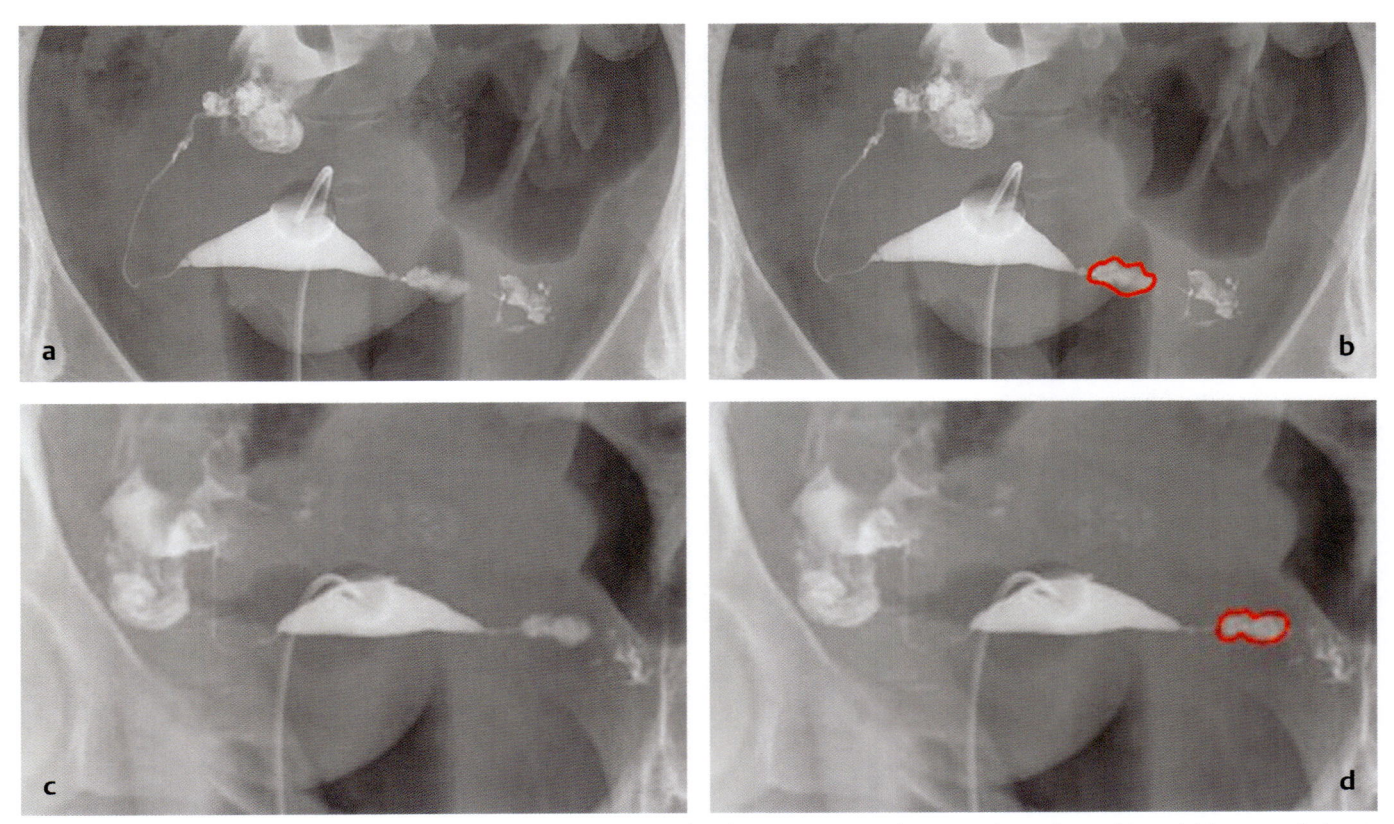

COMO INTERPRETAR O EXAME DE HISTEROSSALPINGOGRAFIA

Fig. 2-146. (a-d) Dilatação com aspecto lobulado do segmento ístmico da tuba uterina esquerda. Antecedente de gravidez tubária esquerda (cerca de quatro meses).

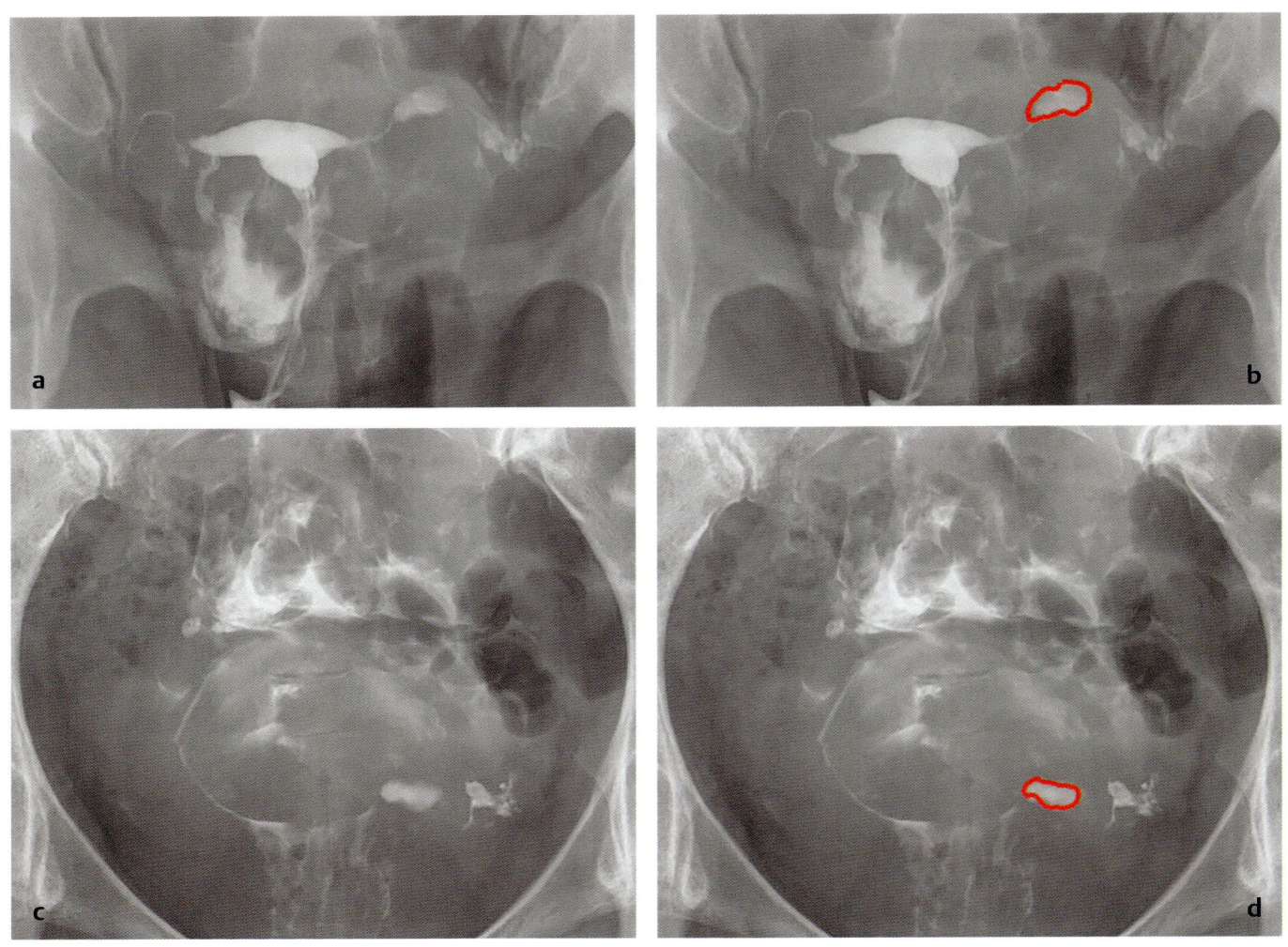

Fig. 2-147. (a-d) História antiga de gravidez ectópica tubária esquerda. Ectasia com aspecto lobulado do segmento ístmico esquerdo.

Permeabilidade Tubária Pós-Salpingectomia ou Pós-Laqueadura

Outra situação que pode comprometer o segmento ístmico é a permeabilidade tubária pós-salpingectomia ou pós-laqueadura. Nesses casos, é passível ocorrer gravidez ectópica com implantação embrionária na cavidade abdominal **(Figs. 2-148 e 2-149)**.

Em casos extremos, a implantação embrionária abdominal pode não ter diagnóstico precoce, sobretudo, em países menos desenvolvidos quando a paciente pode não ser submetida a exames de imagem durante o pré-natal. Raramente são assintomáticas e a gravidez pode evoluir até que o feto esteja formado, com posterior morte fetal e calcificação do concepto: litopédio (palavra de origem grega que significa "bebê calcificado").[27,28]

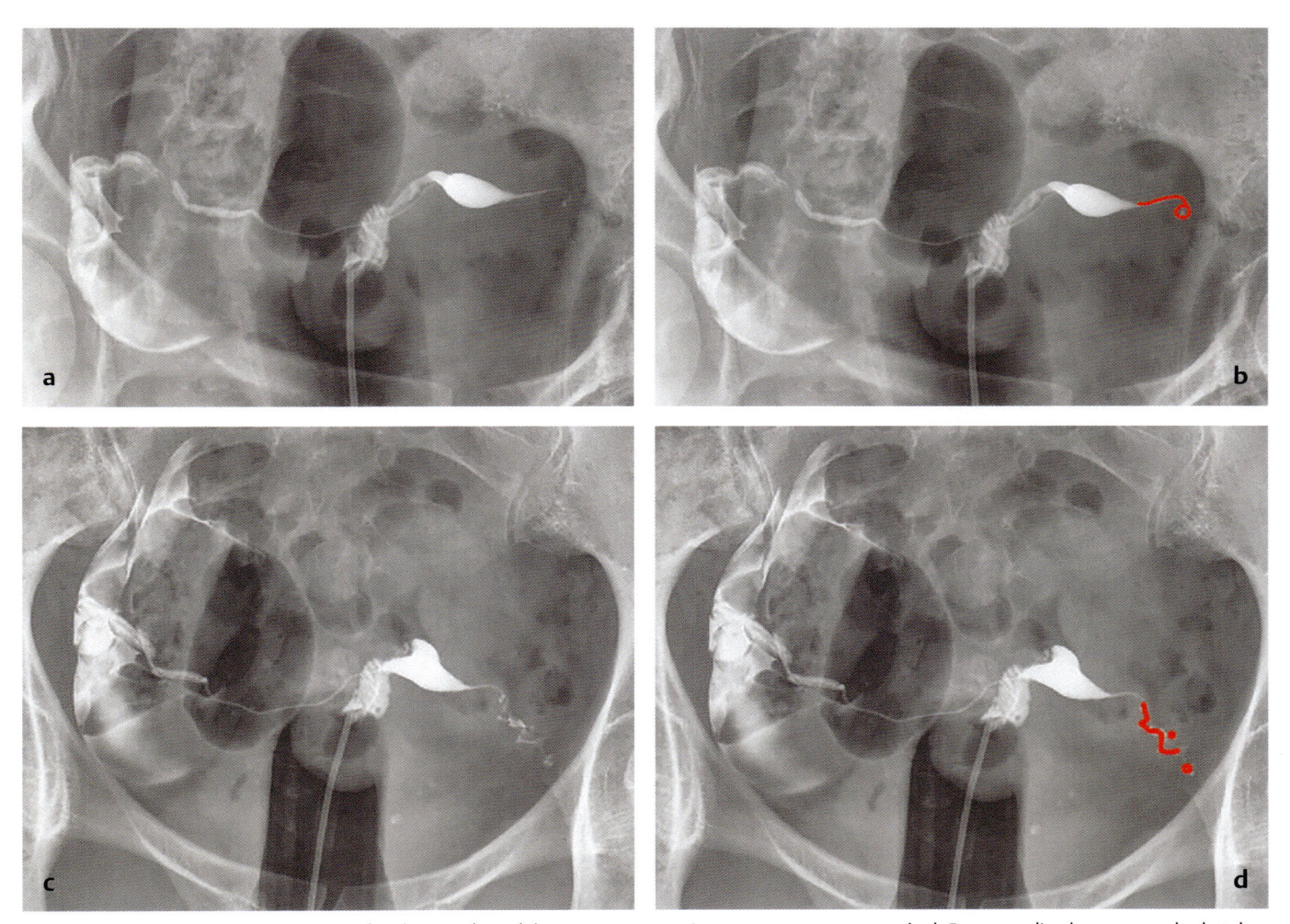

Fig. 2-148. (a-d) Salpingectomia esquerda pós-gravidez tubária, com coto uterino remanescente permeável. Exame realizado para estudo da tuba uterina contralateral que apresenta aspecto radiográfico normal.

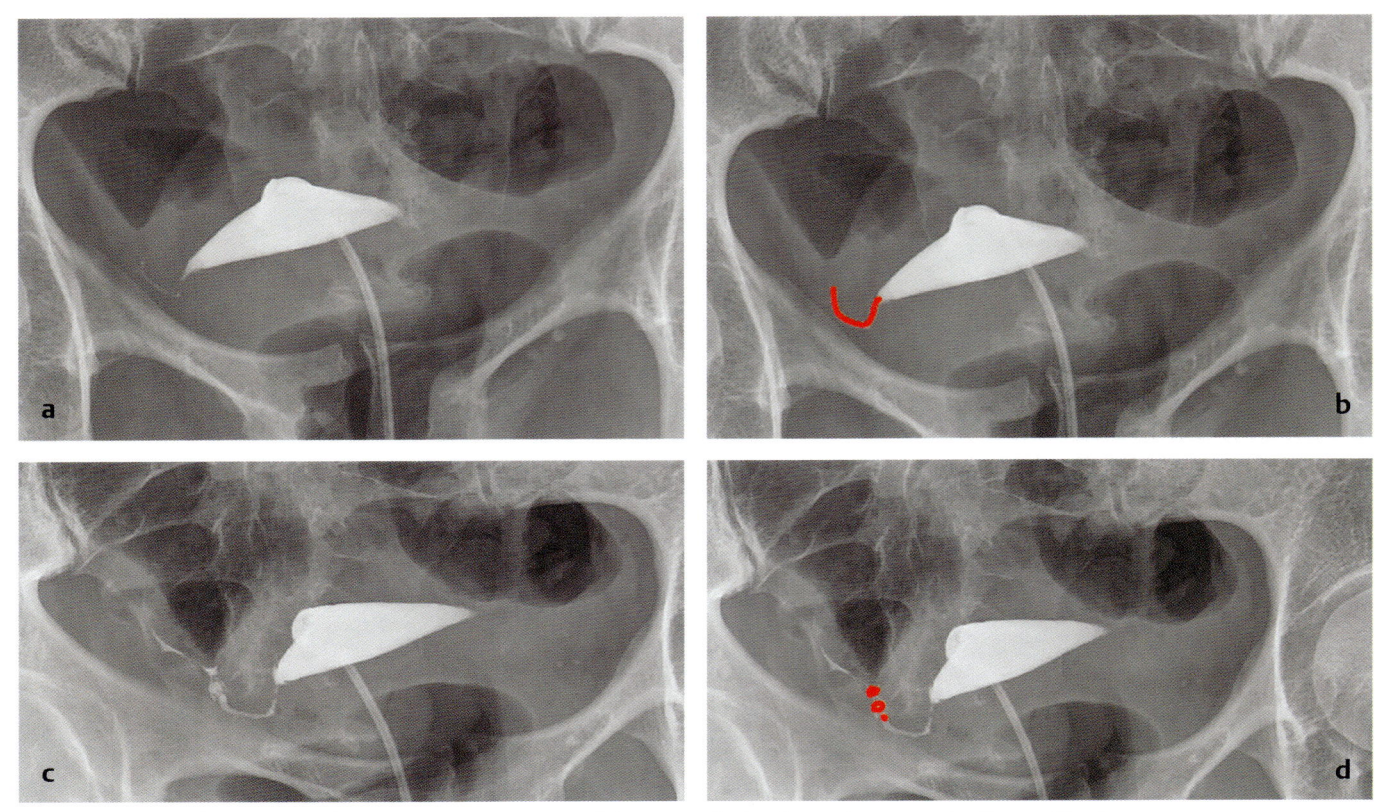

Fig. 2-149. (a-d) Salpingectomia direita, com remanescente tubário permeável. Tuba uterina esquerda não opacificada.

Salpingite Ístmica Nodosa e Endometriose Tubária (Fig. 2-150)

Salpingite ístmica nodosa é uma doença de origem desconhecida. Sua incidência na população geral é de 6 a 11%, e esse índice é maior no grupo de pacientes inférteis e com antecedente de gravidez ectópica. Pode acometer ambas as tubas uterinas ou apenas uma delas e caracteriza-se à histerossalpingografia por imagens diverticulares que comprometem, mais comumente, a porção proximal do segmento ístmico. Está associada a gravidez ectópica e infertilidade.

Os achados na histerossalpingografia são idênticos aos observados no comprometimento do segmento ístmico por endometriose tubária, mas o exame anatomopatológico revela a presença de glândulas do epitélio tubário cincundadas por bandas de fibras musculares na salpingite istmica nodosa **(Figs. 2-151 a 2-155)**.[29,30]

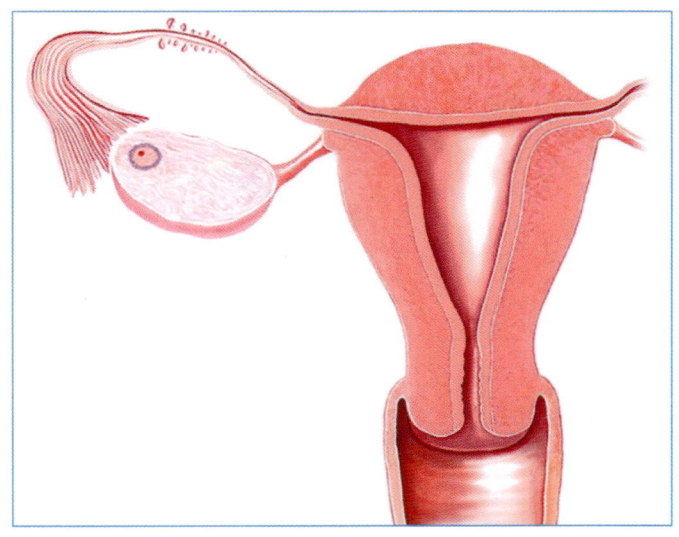

Fig. 2-150. Figura esquemática de salpingite ístmica nodosa. É também a representação esquemática do comprometimento do segmento ístmico por endometriose.

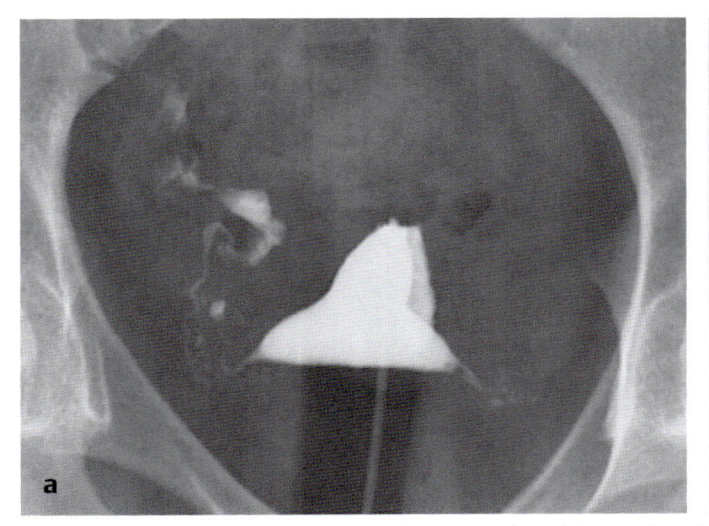

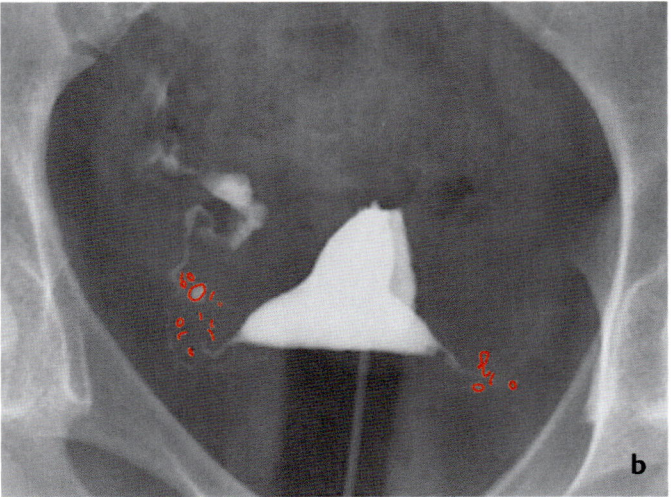

Fig. 2-151. (a, b) Salpingectomia esquerda por gravidez tubária. Lesões diverticulares comprometendo o segmento ístmico residual esquerdo e os terços proximal e médio do segmento ístmico direito. Salpingite ístmica nodosa.

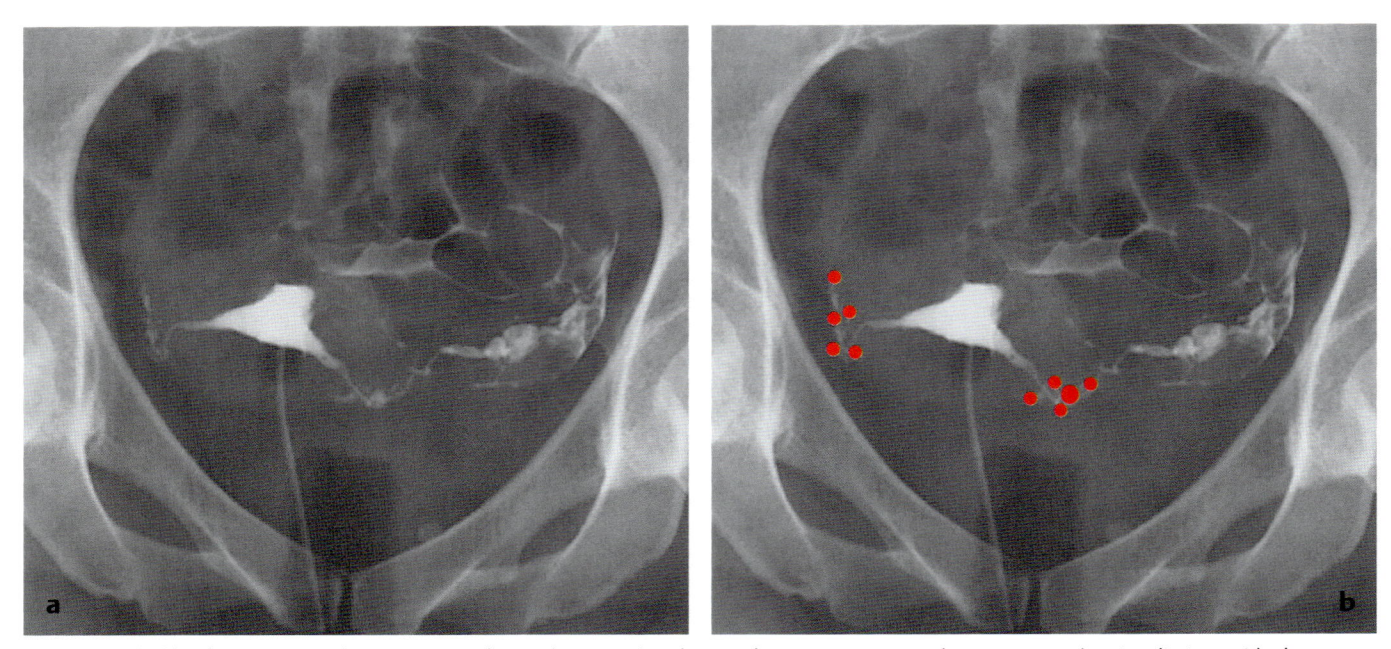

Fig. 2-152. (a, b) Salpingectomia direita por gravidez ectópica. Lesões diverticulares comprometendo o segmento ístmico direito residual e também o segmento ístmico esquerdo. O resultado anatomopatológico da tuba uterina direita ressecada foi endometriose tubária.

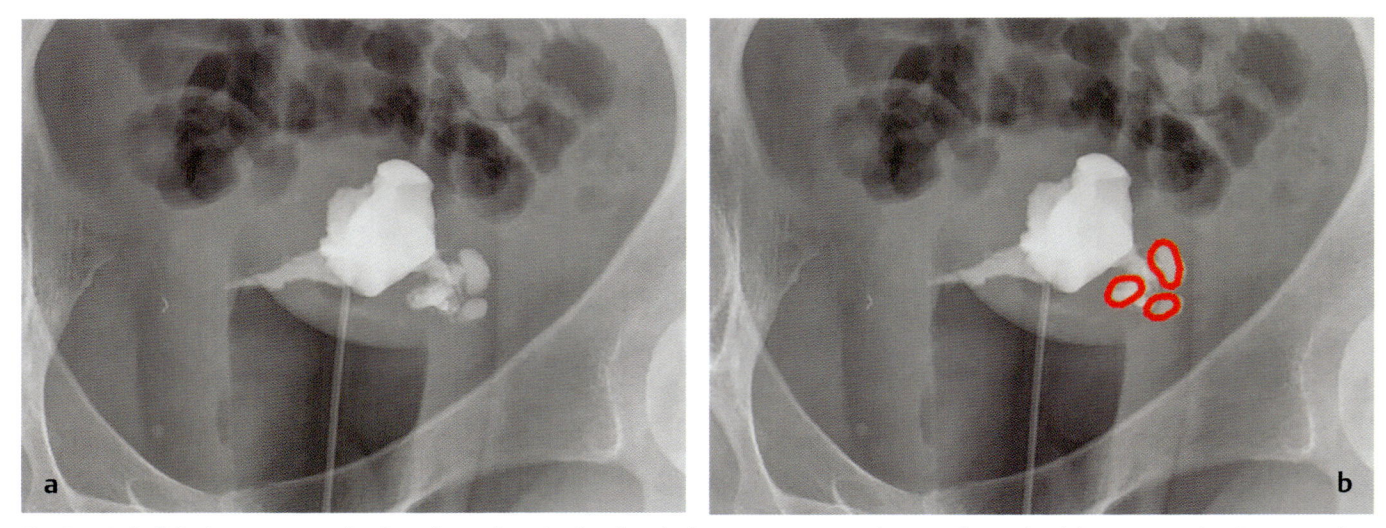

Fig. 2-153. (a-f) Paciente com quadro de endometriose. Lesões diverticulares comprometendo a porção proximal do segmento ístmico esquerdo relacionadas a endometriose tubária. As lesões diverticulares permanecem opacificadas na radiografia tardia, adquirida após o esvaziamento completo da cavidade uterina. *(Continua.)*

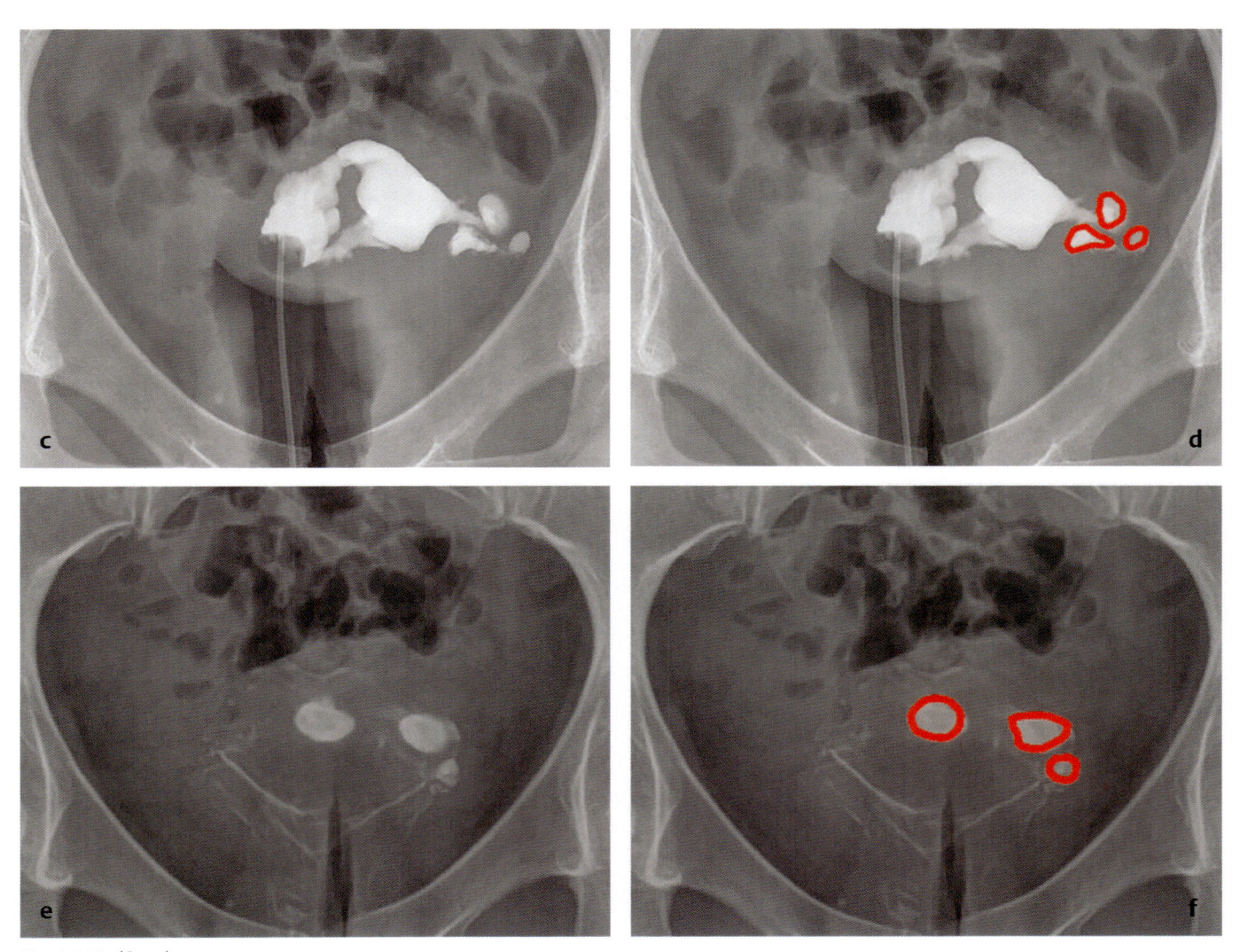

COMO INTERPRETAR O EXAME DE HISTEROSSALPINGOGRAFIA 137

Fig. 2-153. (Cont.)

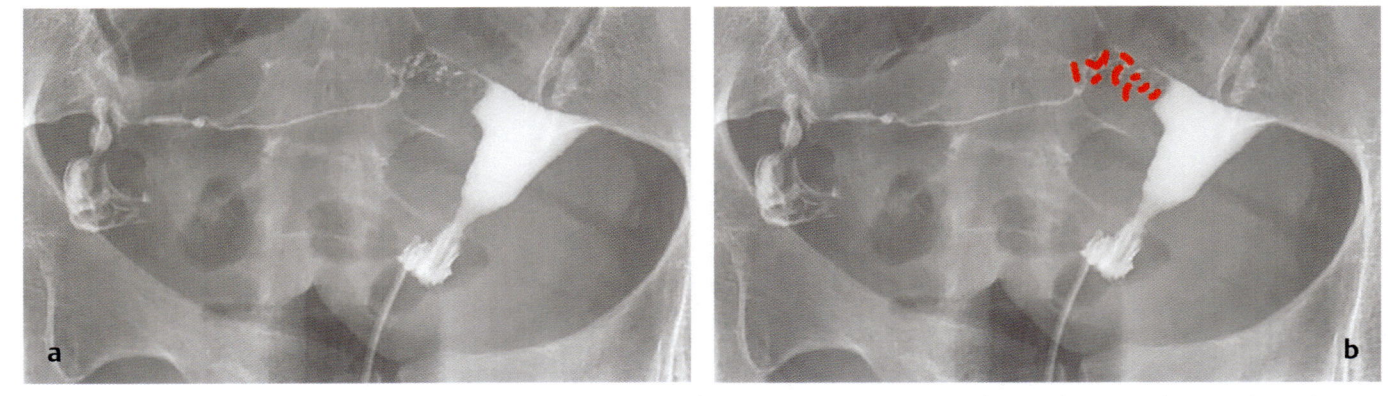

Fig. 2-154. (a-d) Lesões diverticulares do segmento ístmico direito. Com base apenas nessas imagens salpingite ístmica nodosa e endometriose tubária devem ser consideradas no diagnóstico diferencial. As lesões diverticulares permanecem opacificadas na radiografia tardia, adquirida após o esvaziamento completo da cavidade uterina. (Continua.)

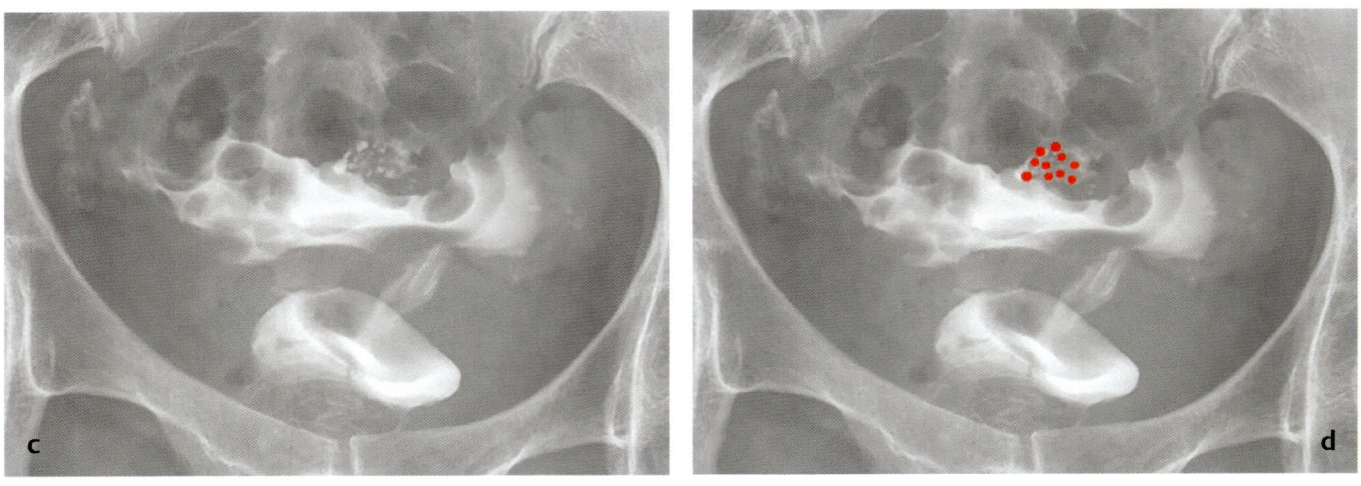

Fig. 2-154. *(Cont.)*

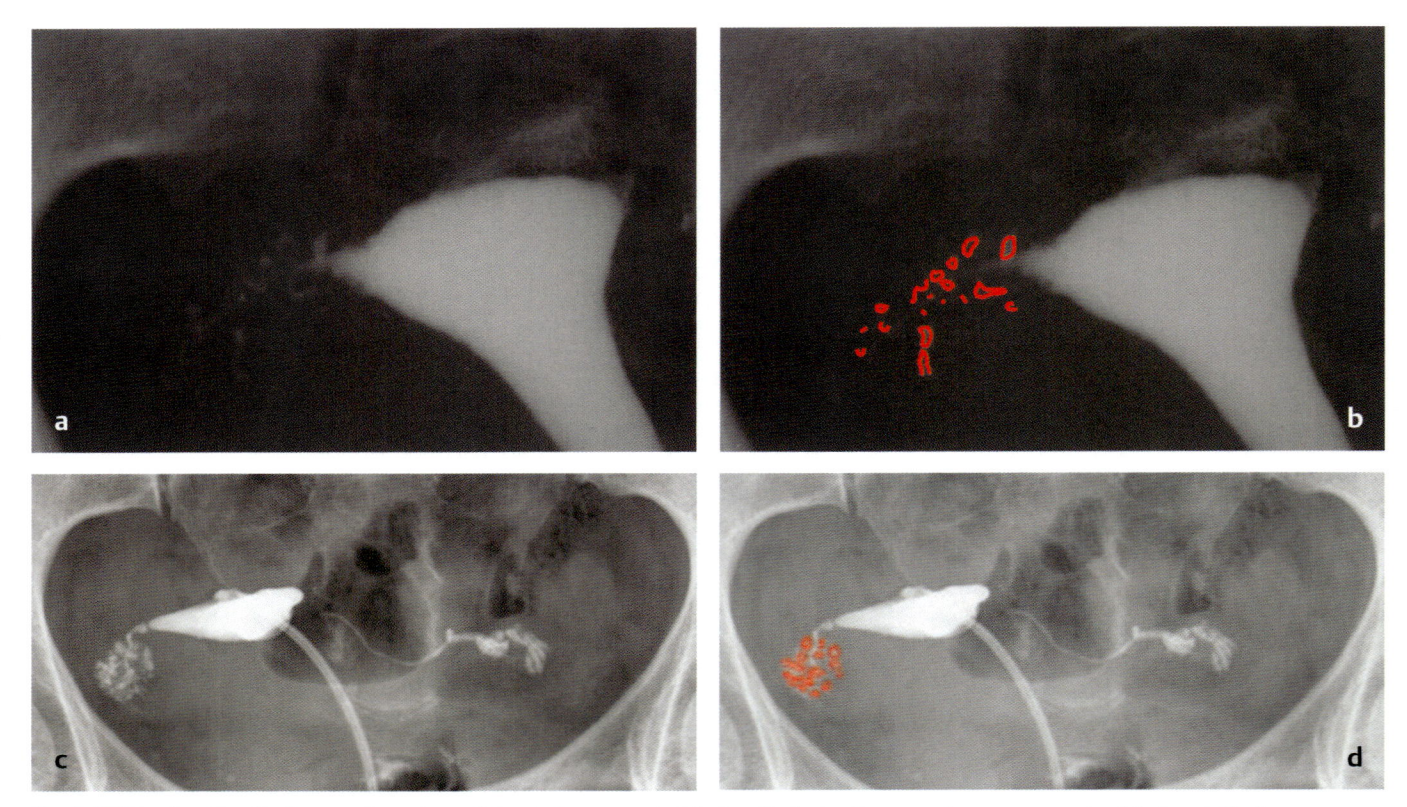

Fig. 2-155. Lesões diverticulares exuberantes unilaterais do segmento ístmico direito (a-d) e em ambos os segmentos ístmicos (e-f). Como diagnósticos diferenciais deve-se considerar salpingite ístmica nodosa e endometriose tubária. Quando as lesões diverticulares do segmento ístmico são exuberantes deve-se considerar também no diagnóstico diferencial, tuberculose tubária. Lesões diverticulares do segmento ístmico são uma das formas da apresentação da tuberculose tubária, tema que será discutido à parte. *(Continua.)*

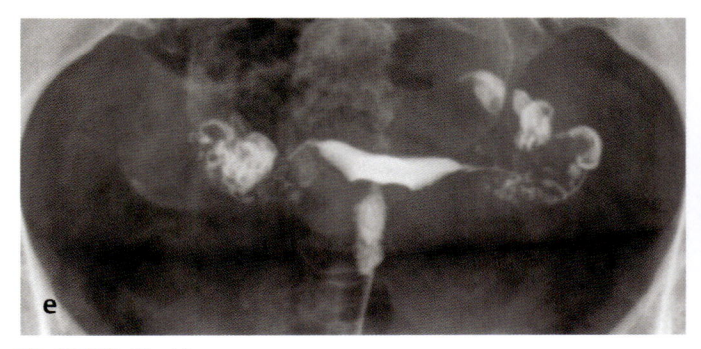

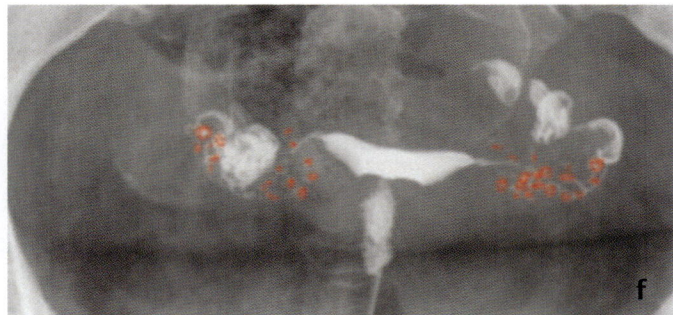

Fig. 2-155. *(Cont.)*

Alterações do Segmento Ampular

Danos à mucosa tubária podem ocorrer em consequência de processo inflamatório/infeccioso pélvico, tendo como agentes etiológicos mais comuns a *Chlamydia trachomatis* e a *Neisseria gonorrhoeae*. A infecção tubária leva a atrofia da musculatura e edema de parede, provocando infertilidade e risco de gravidez tubária. Aproximadamente 95% dos casos de gravidez tubária ocorrem na ampola.[31]

O risco de infertilidade aumenta com o número de infecções pélvicas e ocorre numa proporção de 12% após um episódio, 35% após dois episódios e de 75% após três episódios.[31]

Quando ocorre obstrução das tubas uterinas, o fluido tubário continua sendo produzido, porém, como ele é menos absorvido, isso provoca dilatação crescente das tubas uterinas, culminando com o quadro de hidrossalpinge, palavra de origem grega que significa "água + trombeta".[4,32,33] A formação da hidrossalpinge, geralmente, inicia-se pela porção distal da tuba.

As alterações radiográficas do comprometimento tubário compreendem desde alterações estruturais do pregueado mucoso, caracterizadas por imagens radioluzentes espessadas e irregulares ou como falhas de enchimento em "miolo de pão", até diversos graus de ectasia tubária **(Figs. 2-156 a 2-164)**.

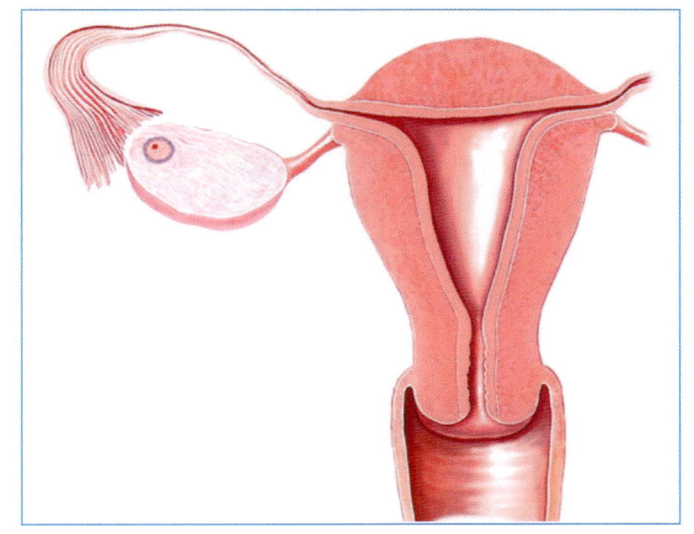

Fig. 2-156. Figura esquemática do pregueado mucoso normal.

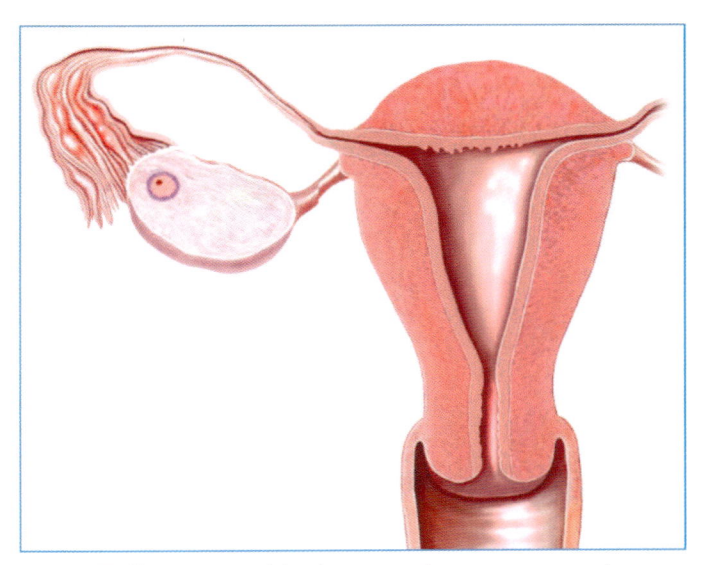

Fig. 2-157. Figura esquemática do pregueado mucoso espessado.

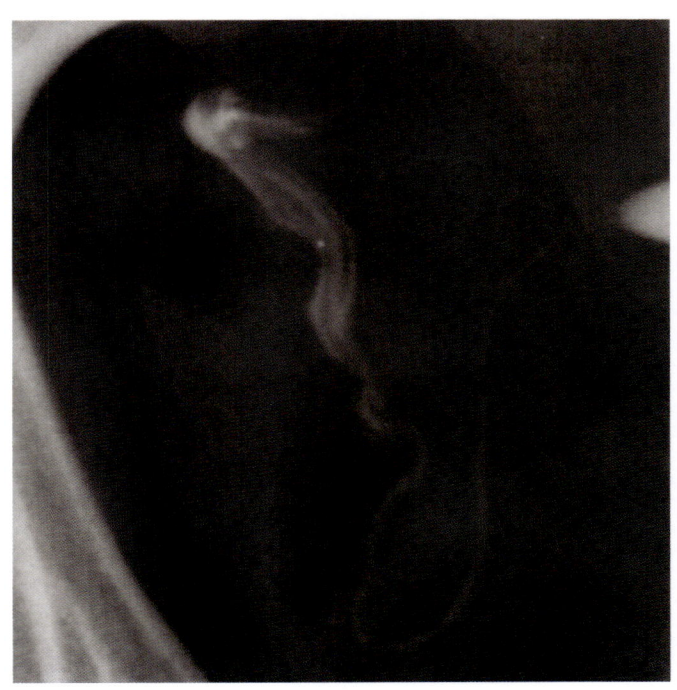

Fig. 2-158. Imagem radiográfica do pregueado mucoso tubário normal.

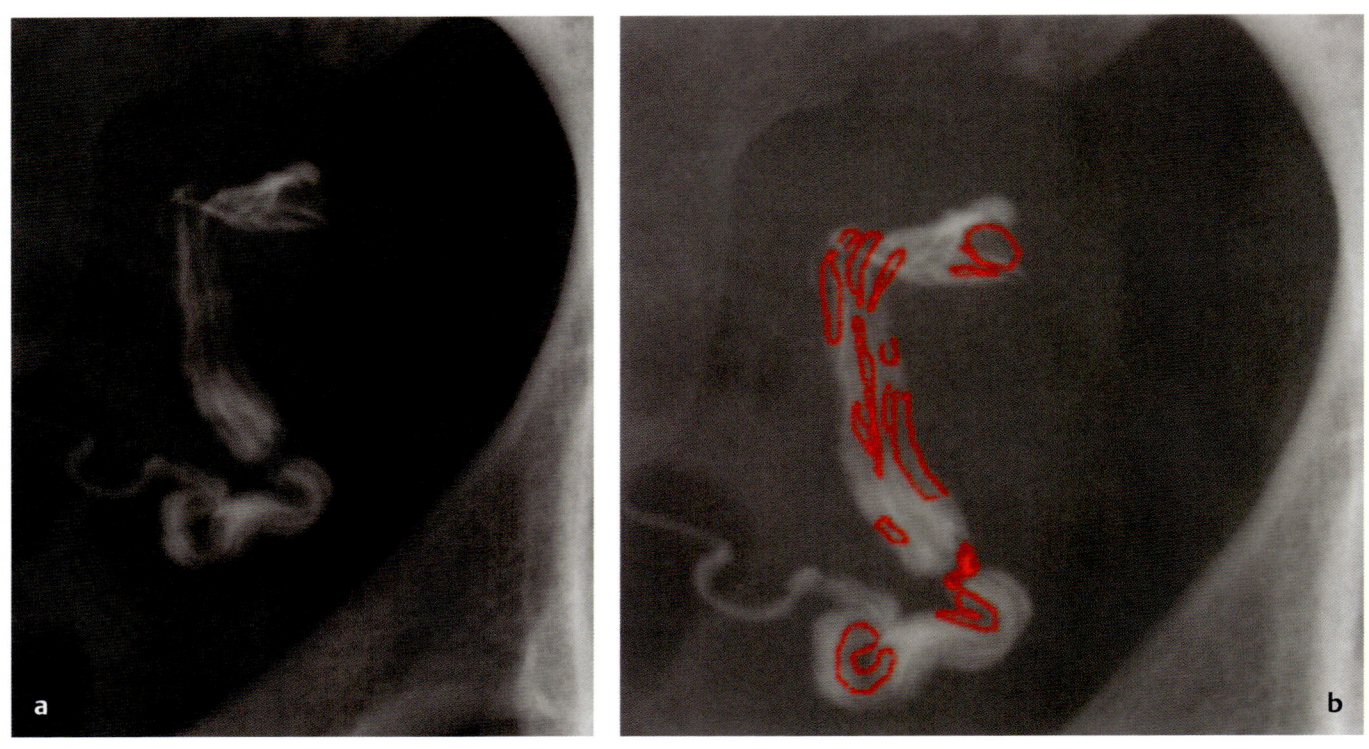

Fig. 2-159. (a, b) Imagem radiográfica do pregueado mucoso espessado.

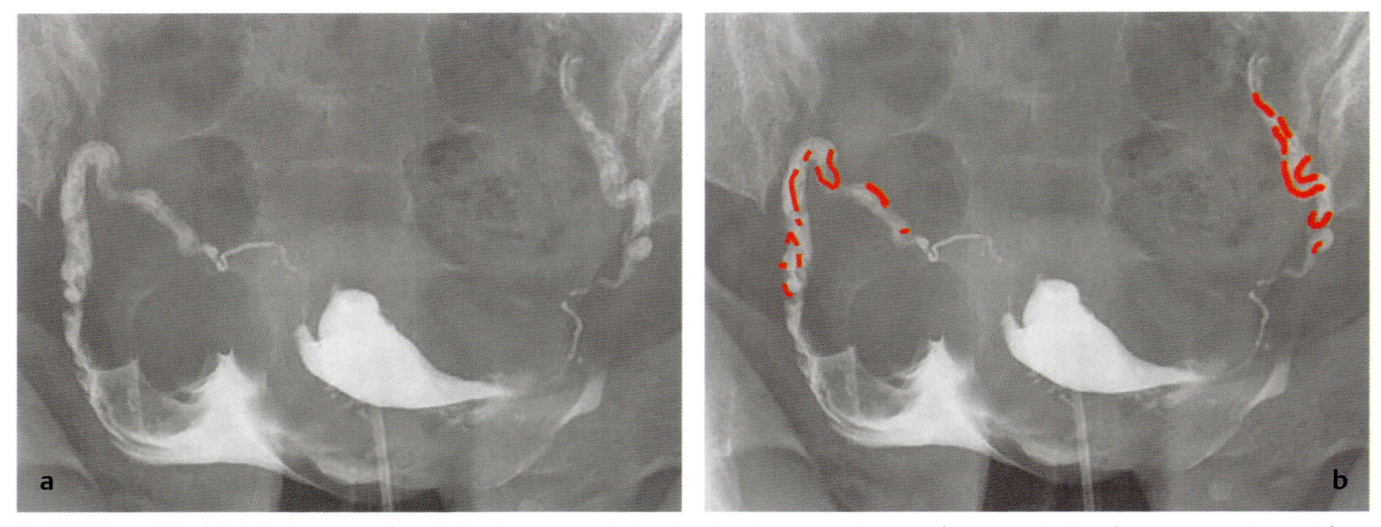

Fig. 2-160. (a, b) Indefinição das pregas longitudinais em quase toda extensão dos segmentos ampulares, caracterizando espessamento parcial das mesmas, sem ectasia das tubas uterinas, que são permeáveis, com fluxo preferencial do contraste à direita.

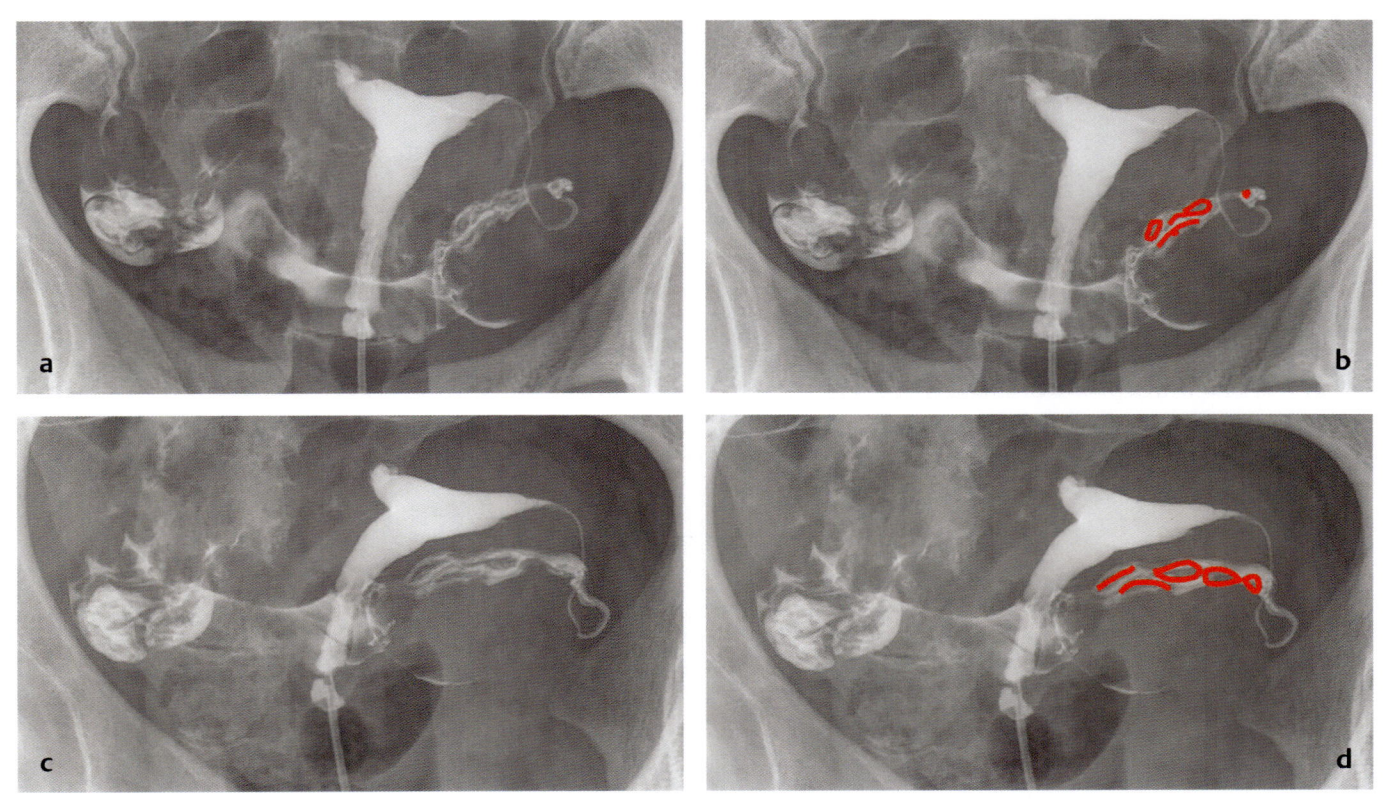

Fig. 2-161. (a-d) Espessamento irregular das pregas longitudinais do segmento ampular esquerdo. Parte do pregueado mucoso dessa tuba uterina está preservado. Não há ectasia significativa das tubas uterinas, que são permeáveis. A análise do pregueado mucoso do segmento ampular direito fica prejudicada por seu enovelamento.

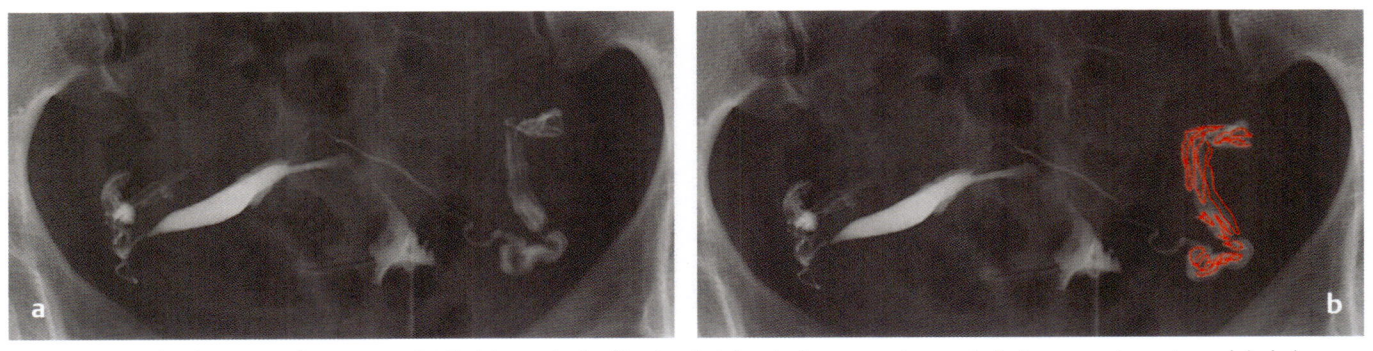

Fig. 2-162. (a, b) Tuba uterina direita normal. Não há ectasia significativa da tuba uterina esquerda, que todavia apresenta contorno lobulado e espessamento irregular das pregas longitudinais, inferindo comprometimento das mesmas.

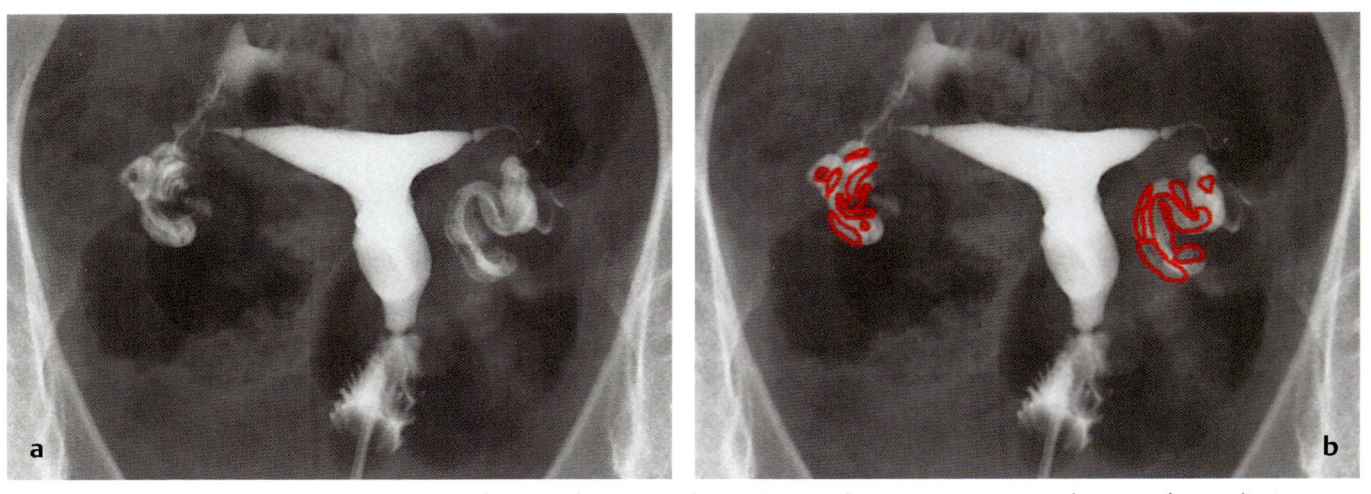

Fig. 2-163. (**a**, **b**) Leve ectasia dos segmentos ampulares, sendo mais significativa à esquerda, com espessamentos das pregas longitudinais, bilateralmente. Entretanto, o enovelamento tubário direito dificulta a análise da extensão dos danos à mucosa.

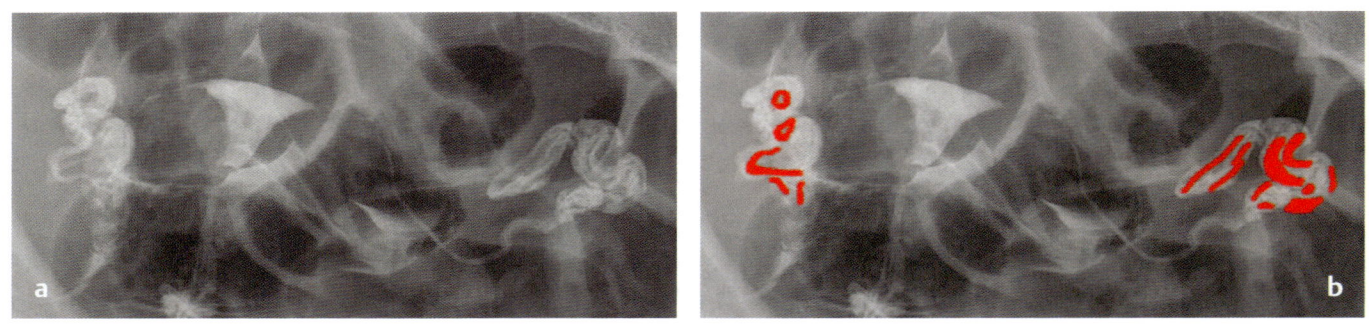

Fig. 2-164. (**a**, **b**) Ectasia dos segmentos ampulares, mais significativa à esquerda, com espessamento das pregas longitudinais bilateralmente.

O comprometimento das pregas longitudinais pode assumir aspecto bastante heterogêneo denominado de falhas de enchimento "em miolo de pão" (**Figs. 2-165 a 2-173**).

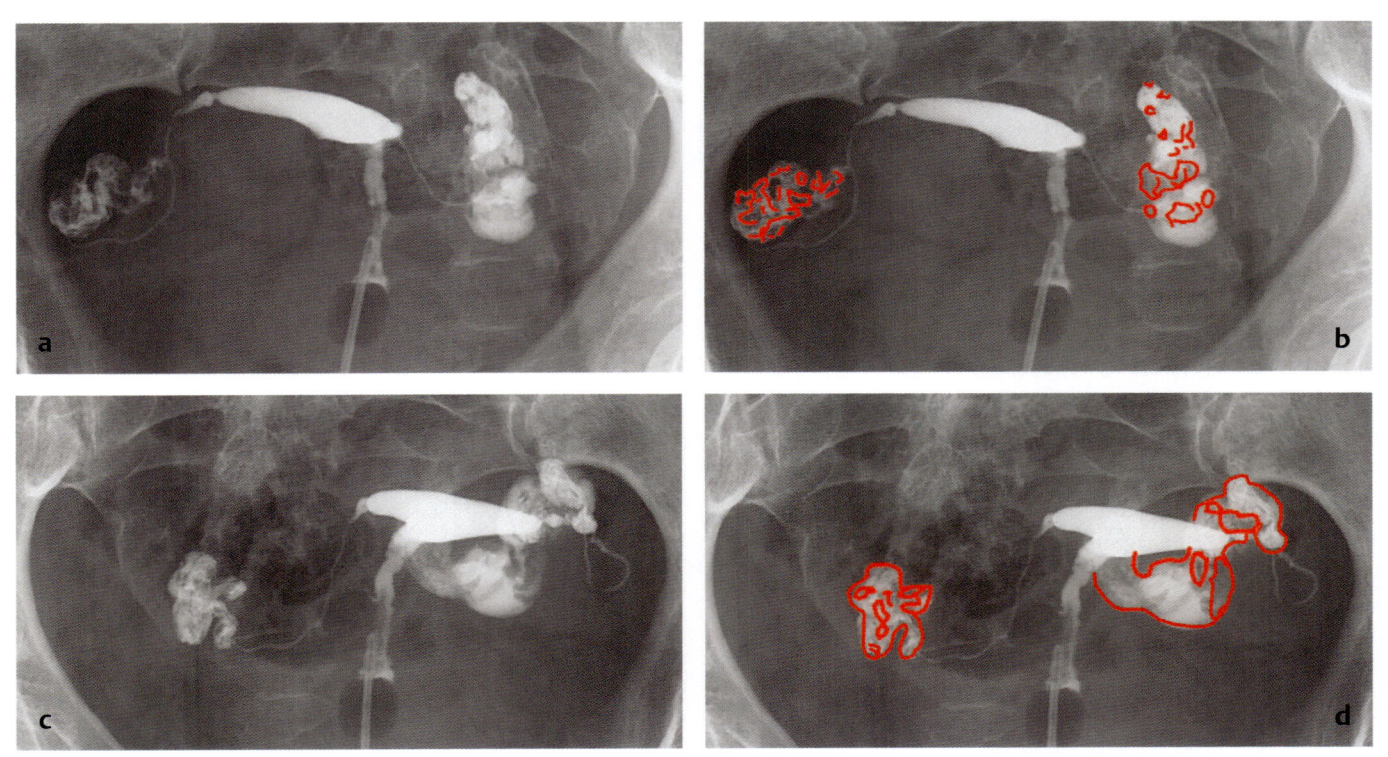

Fig. 2-165. (a-d) Ectasia dos segmentos ampulares, principalmente do segmento ampular esquerdo, com comprometimento do pregueado mucoso caracterizado por falhas de enchimento com aspecto "em miolo de pão, bilateralmente.

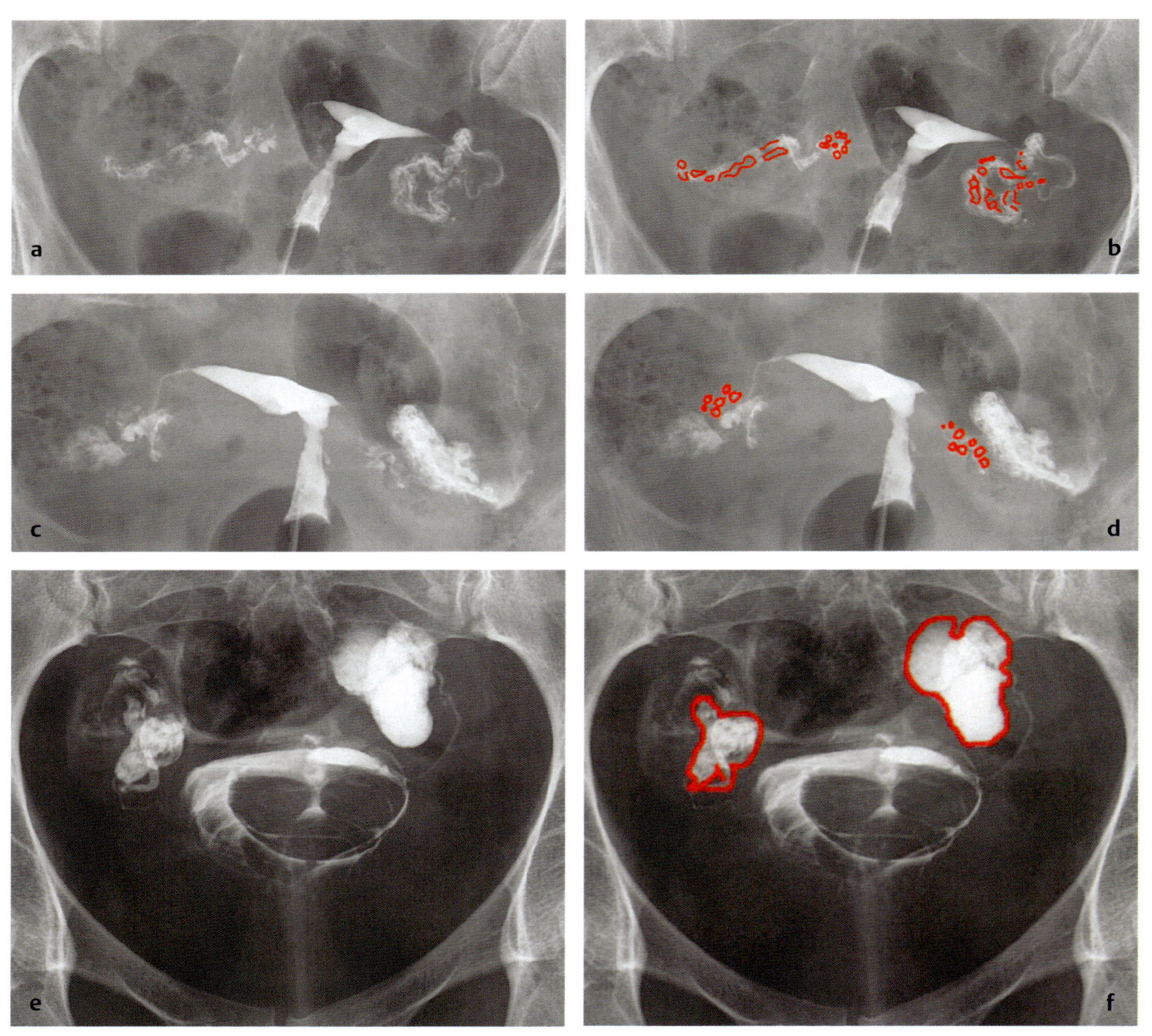

Fig. 2-166. (a-f) Comprometimento do pregueado mucoso de ambos os segmentos ampulares com falhas de enchimento em" miolo de pão". Notar também, as formações diverticulares de ambos os segmentos ístmicos que podem estar associadas a salpingite ístmica nodosa, endometriose tubária e comprometimento granulomatoso específico tubário (tuberculose tubária).

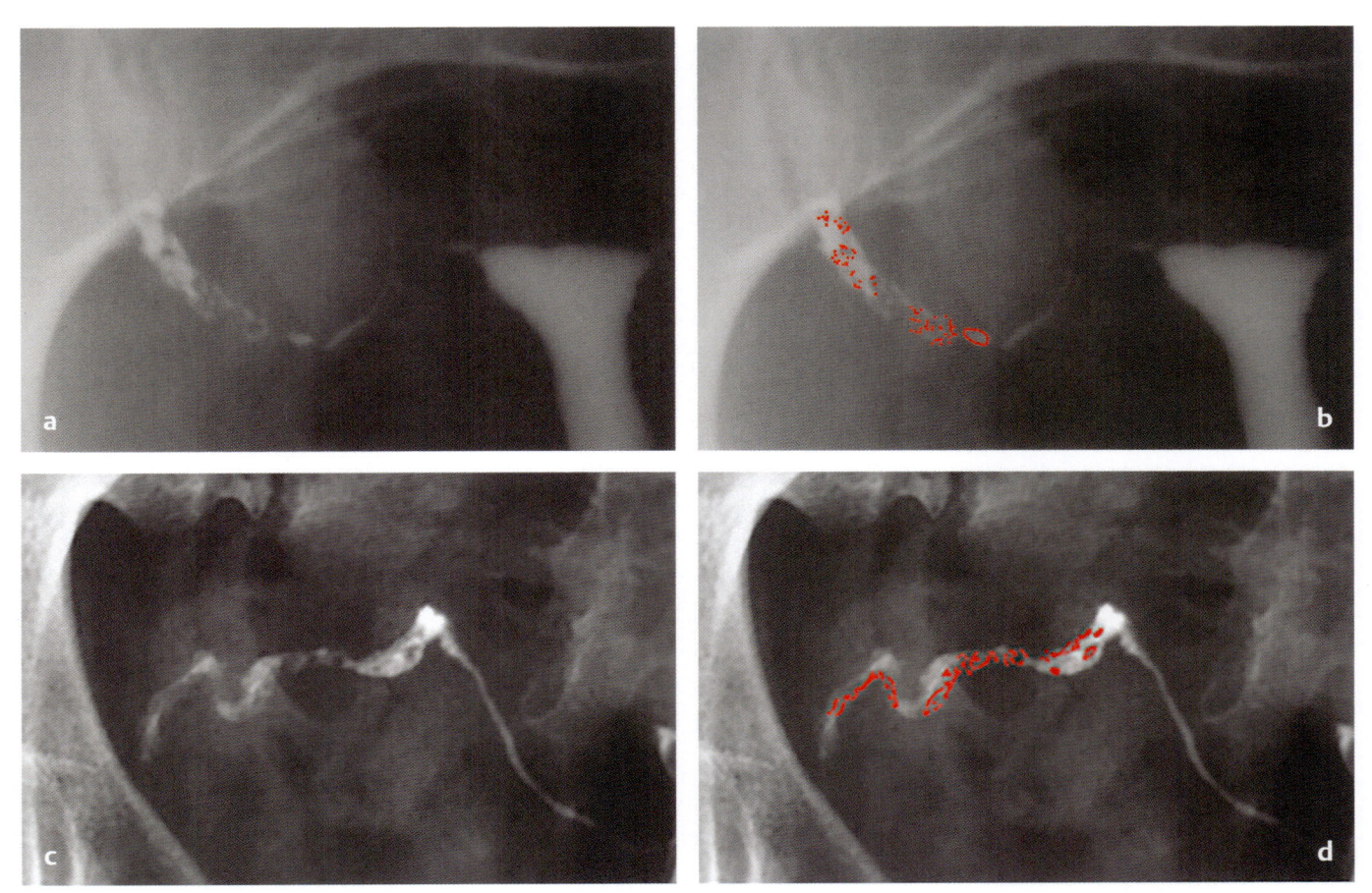

Fig. 2-167. (a-d) Falhas de enchimento dos segmentos ampulares com "aspecto de miolo de pão" relacionadas ao comprometimento das pregas longitudinais por processo inflamatório/infeccioso.

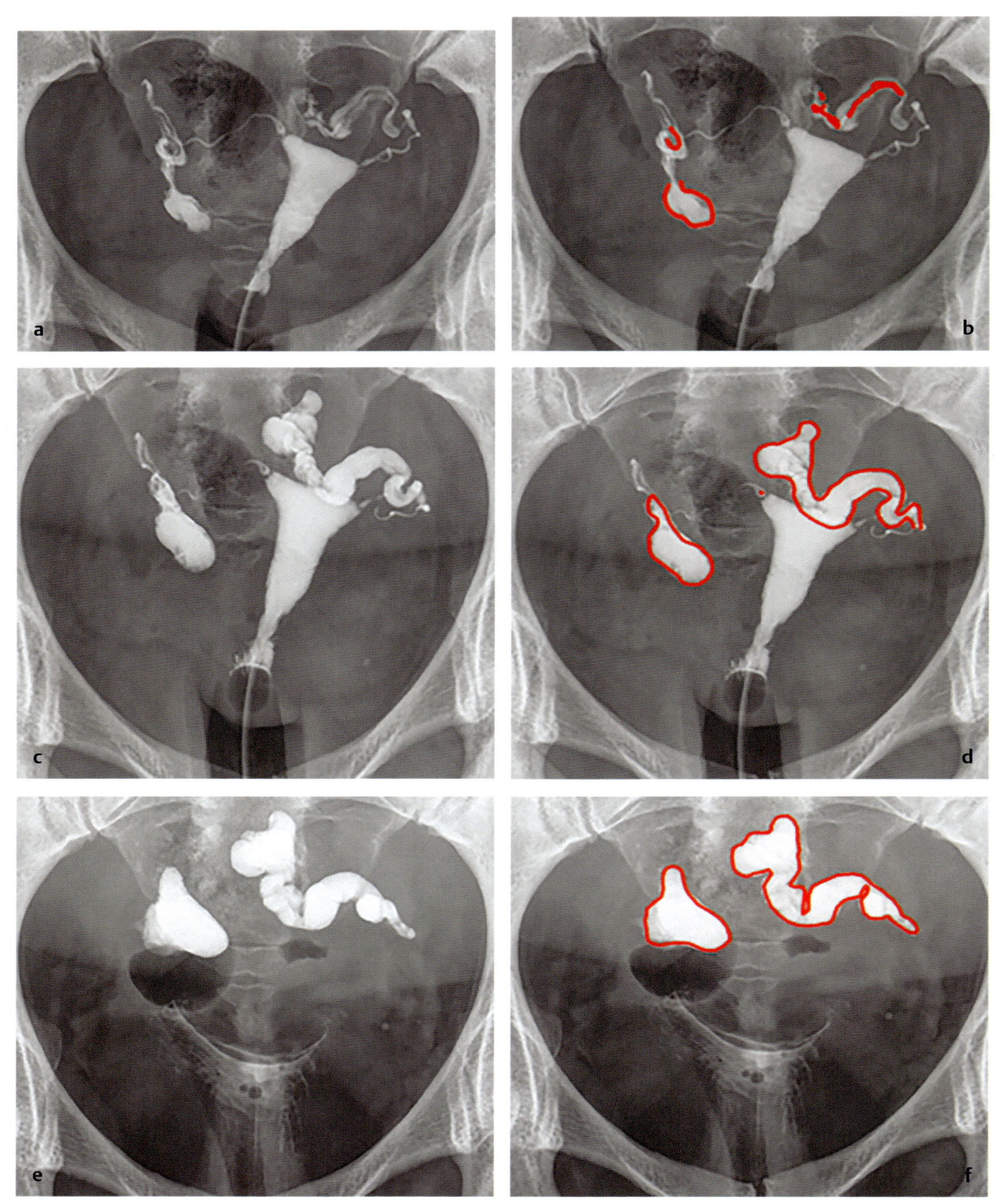

Fig. 2-168. (a-f) Dilatação dos segmentos ampulares das tubas uterinas, que apresentam contornos lobulados, sem passagem do meio de contraste para a cavidade peritoneal até a aquisição da imagem radiográfica tardia, adquirida pós-esvaziamento completo da cavidade uterina e após a paciente deambular por alguns minutos.

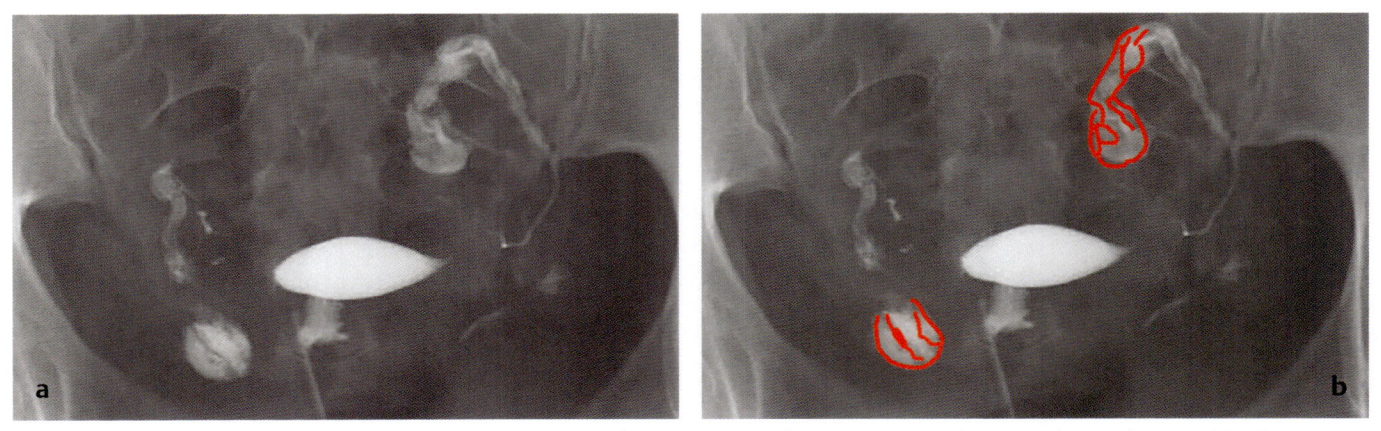

Fig. 2-169. (**a**, **b**) Ectasia das porções distais dos segmentos ampulares, com sinais de espessamentos das pregas longitudinais. Habitualmente a dilatação tubária inicia-se pela porção distal da tuba uterina.

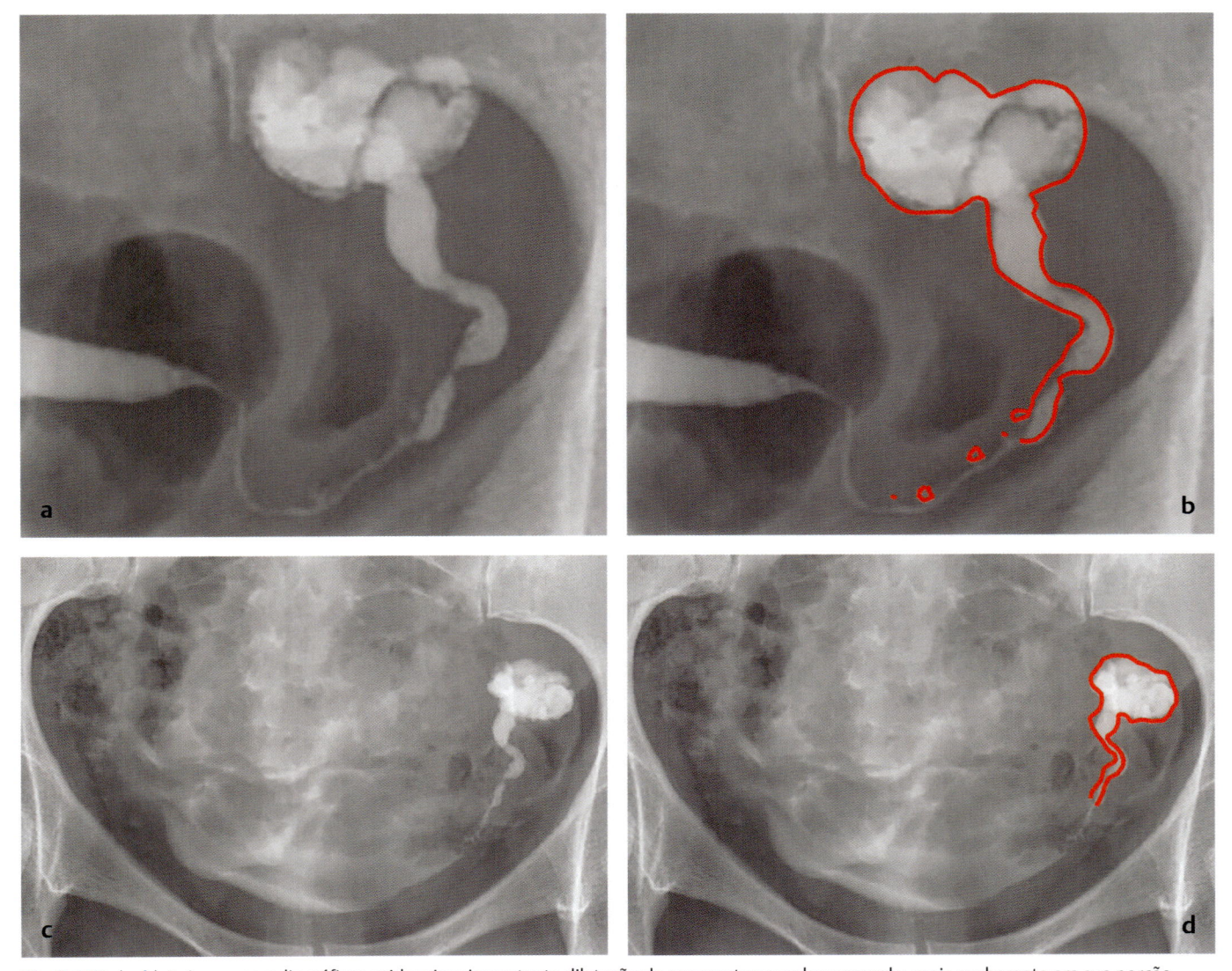

Fig. 2-170. (**a**, **b**) As imagens radiográficas evidenciam importante dilatação do segmento ampular esquerdo, mais exuberante em sua porção distal e formações diverticulares do segmento ístmico. (**c**, **d**) Pós-esvaziamento da cavidade uterina identifica-se retenção do meio de contraste em parte dos segmentos ístmico e ampular esquerdos.

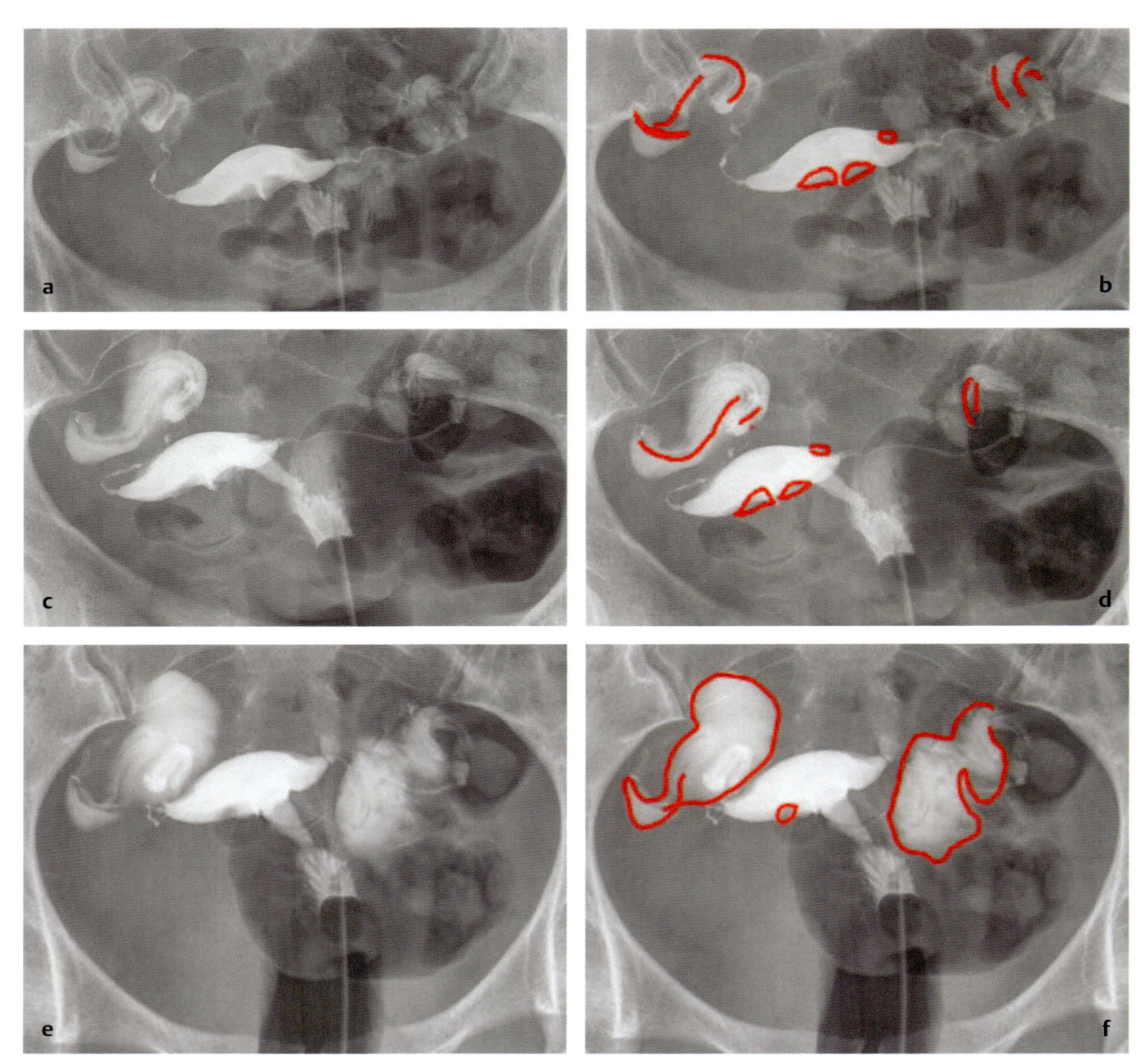

Fig. 2-171. (a-h) Sinais de hidrossalpinge bilateral. As pregas longitudinais perdem definição nas porções mais ectasiadas dos segmentos ampulares. Existe retenção do contraste nos segmentos ampulares na radiografia tardia. As duas imagens radioluzentes com aspecto semilunar, com convexidade interna da região fúndica da cavidade uterina e a imagem arredondada corporal direita correspondem a pequenos miomas com componentes submucosos, confirmados por ultrassonografia transvaginal. *(Continua.)*

Fig. 2-171. (Cont.)

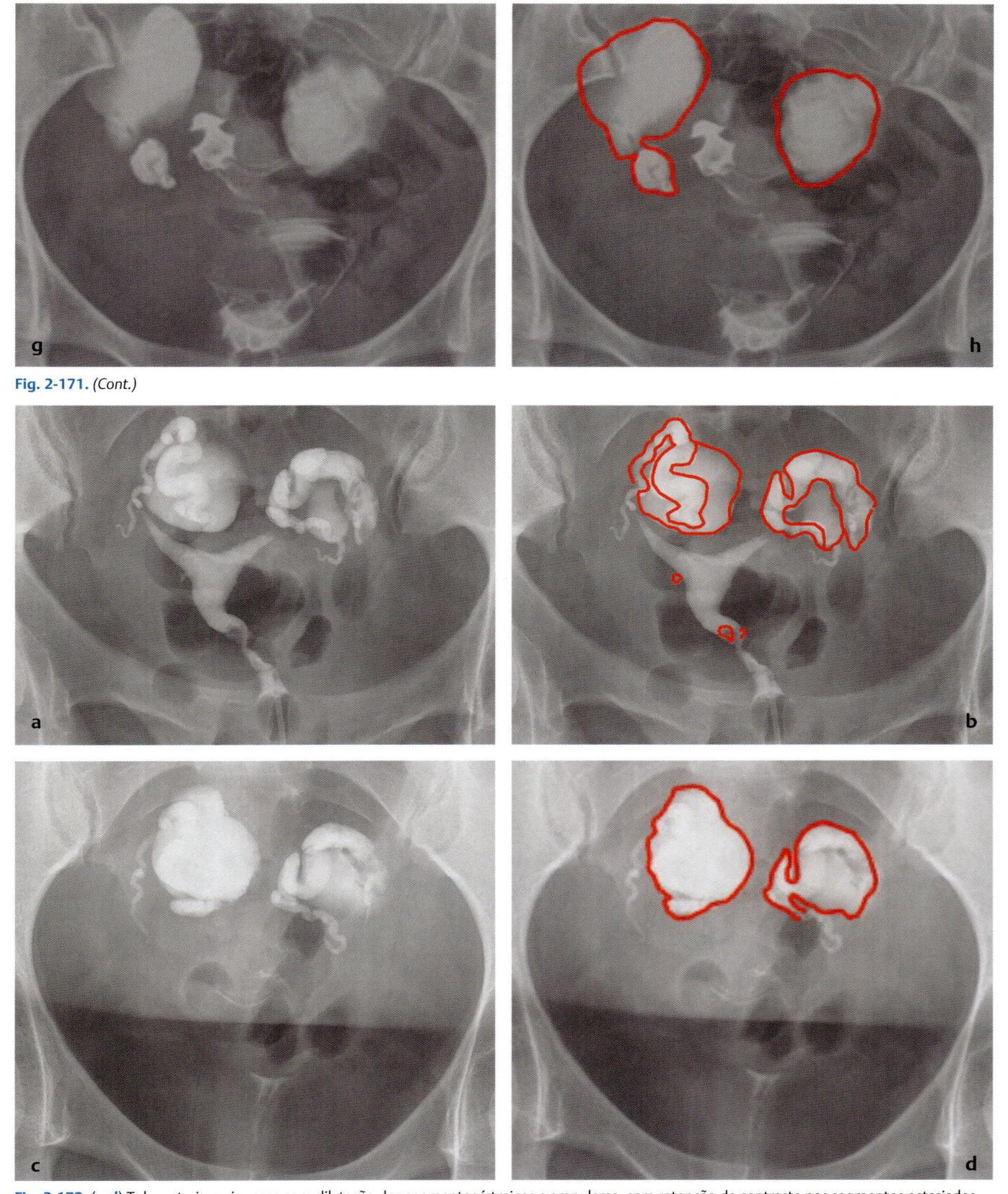

Fig. 2-172. (a-d) Tubas uterinas sinuosas com dilatação dos segmentos ístmicos e ampulares, com retenção de contraste nos segmentos ectasiados na imagem radiográfica tardia pós-esvaziamento completo da cavidade uterina. Observar também, duas imagens de adição corporal direita e próximo à transição istmocorpórea à esquerda, compatíveis com adenomiose focal e imagem radioluzente arredondada da transição istmocorpórea à direita, relacionada a pólipo endometrial.

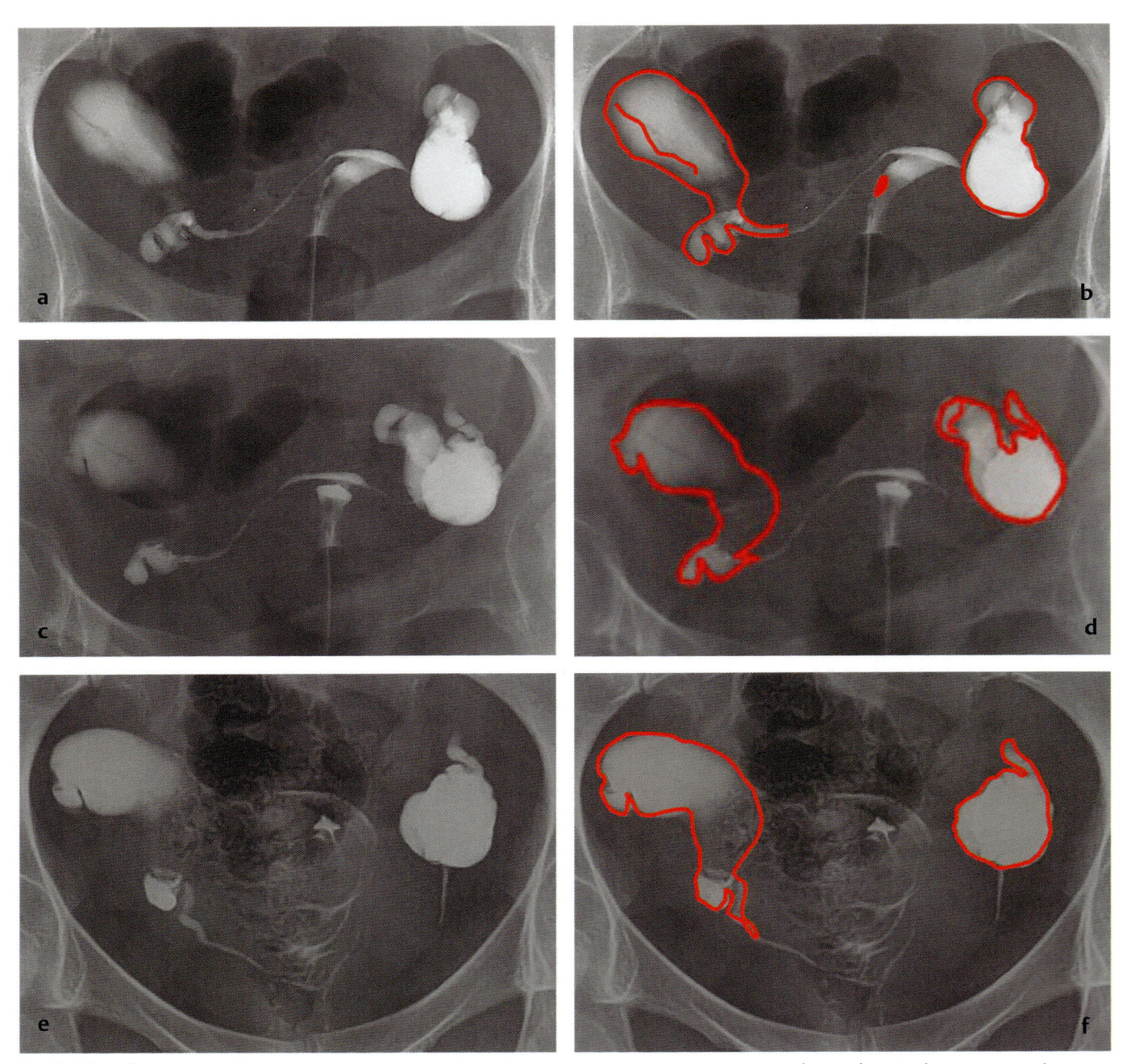

Fig. 2-173. (a-f) Acentuada dilatação dos segmentos ampulares das tubas uterinas, que permanecem repletas pelo meio de contraste, após o esvaziamento da cavidade uterina (imagem radiográfica tardia). As pregas longitudinais praticamente deixam de ser visíveis.

Complicações Pós-Histerossalpingografia com Dilatação das Tubas Uterinas

Pacientes com antecedentes de doença inflamatória pélvica (DIP), com diagnóstico de dilatação tubária importante, podem apresentar sérias complicações pós-exame.

Numa revisão de literatura de 287 pacientes, constatou-se que o risco de complicações infecciosas após exame de histerossalpingografia foi de 11%.

Com base nesse estudo e no guia do Centers Disease Control and Prevention, publicado na Inglaterra em 2015, na nossa prática, utilizamos após exame, nos casos de ectasia tubária importante, 100 mg de cloridrato de doxiciclina via oral de 12/12 h por 14 dias consecutivos (**Fig. 2-174**).[34]

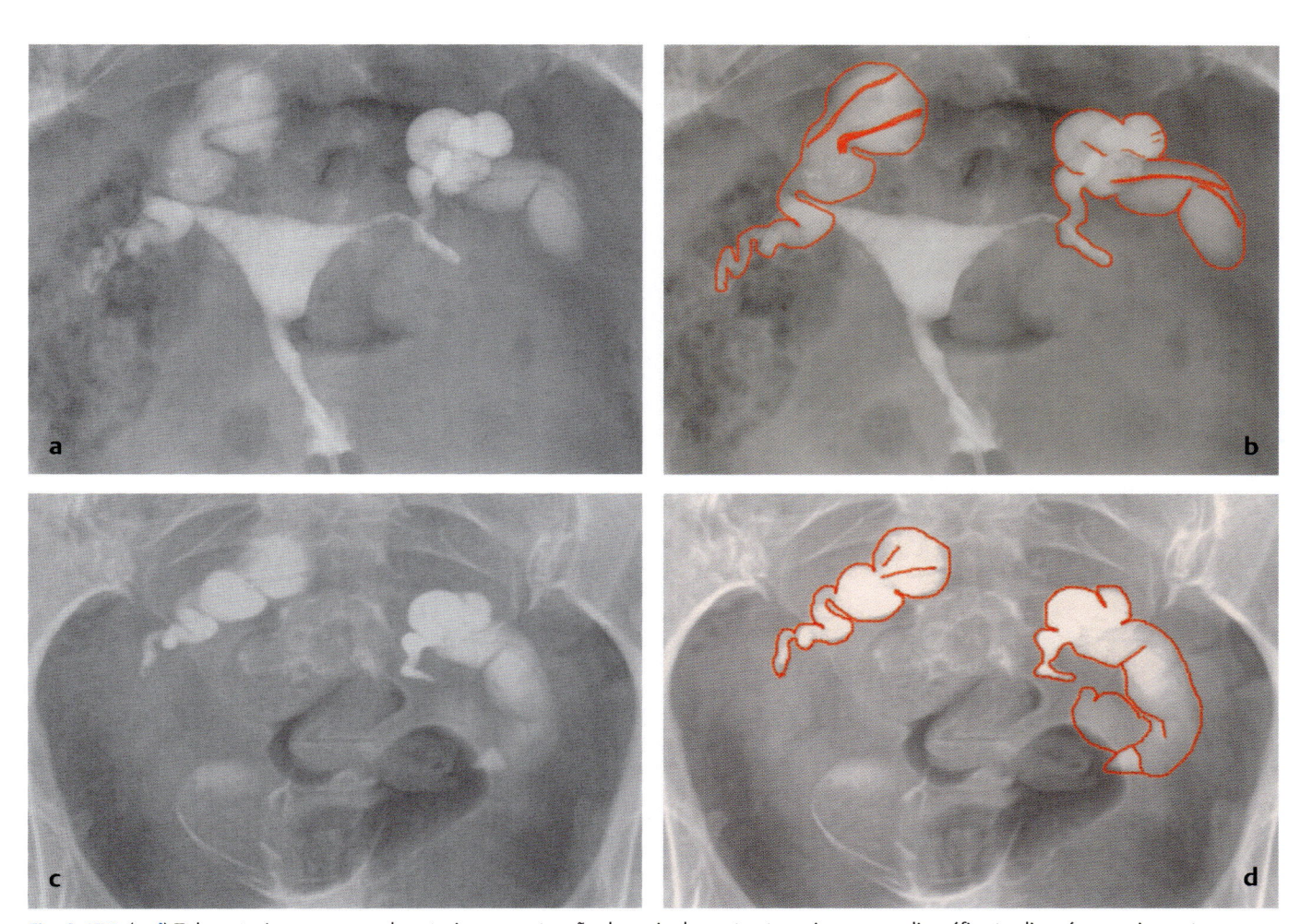

Fig. 2-174. (a-d) Tubas uterinas com grande ectasia, com retenção do meio de contraste na imagem radiográfica tardia, pós-esvaziamento completo da cavidade uterina. Devido ao risco de complicações infecciosas pós-exame de histerossalpingografia, antibioticoterapia profilática é recomendada. Na nossa prática clínica utilizamos cloridrato de doxiciclina 100 mg via oral de 12/12 h por 14 dias consecutivos.

Dispersão Não Homogênea do Meio de Contraste

Quando a dispersão do meio de contraste na cavidade peritoneal não é homogênea, o mais provável é a existência de recessos peritoneais, que podem ser constitucionais, sequela de processo infeccioso pélvico ou em decorrência de endometriose **(Figs. 2-176 e 2-177).**

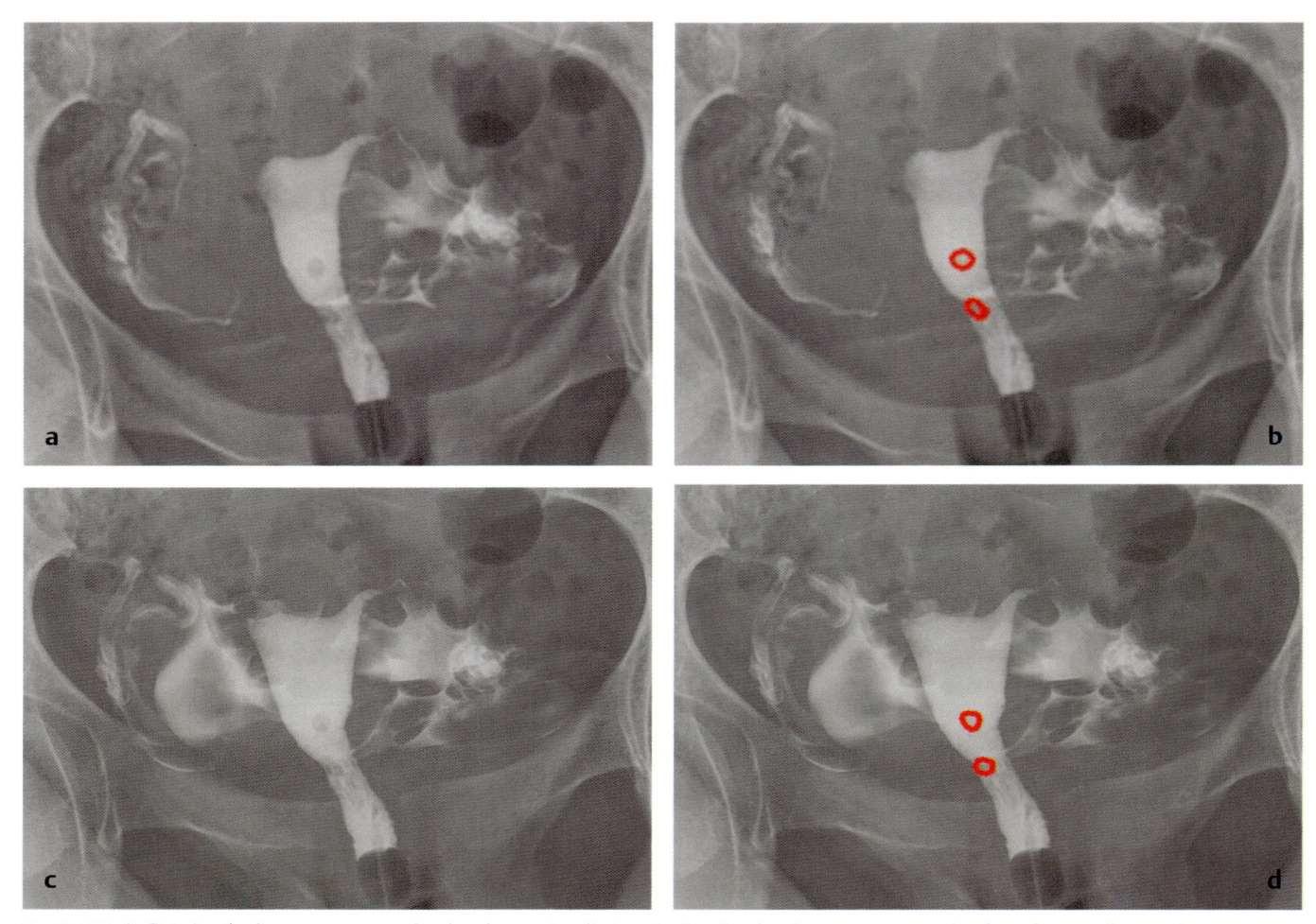

Fig. 2-175. (a-f) Acúmulo de contraste ao redor da tuba uterina direita e (g-j) acúmulos de contraste ao redor de ambas as tubas uterinas, que persistem nas imagens radiográficas tardias, compatíveis com nichos peritoneais. (a-d) As imagens radioluzentes arredondadas localizadas na cavidade uterina e no istmo cervical correspondem a pólipos endometrial e endocervical, respectivamente. *(Continua.)*

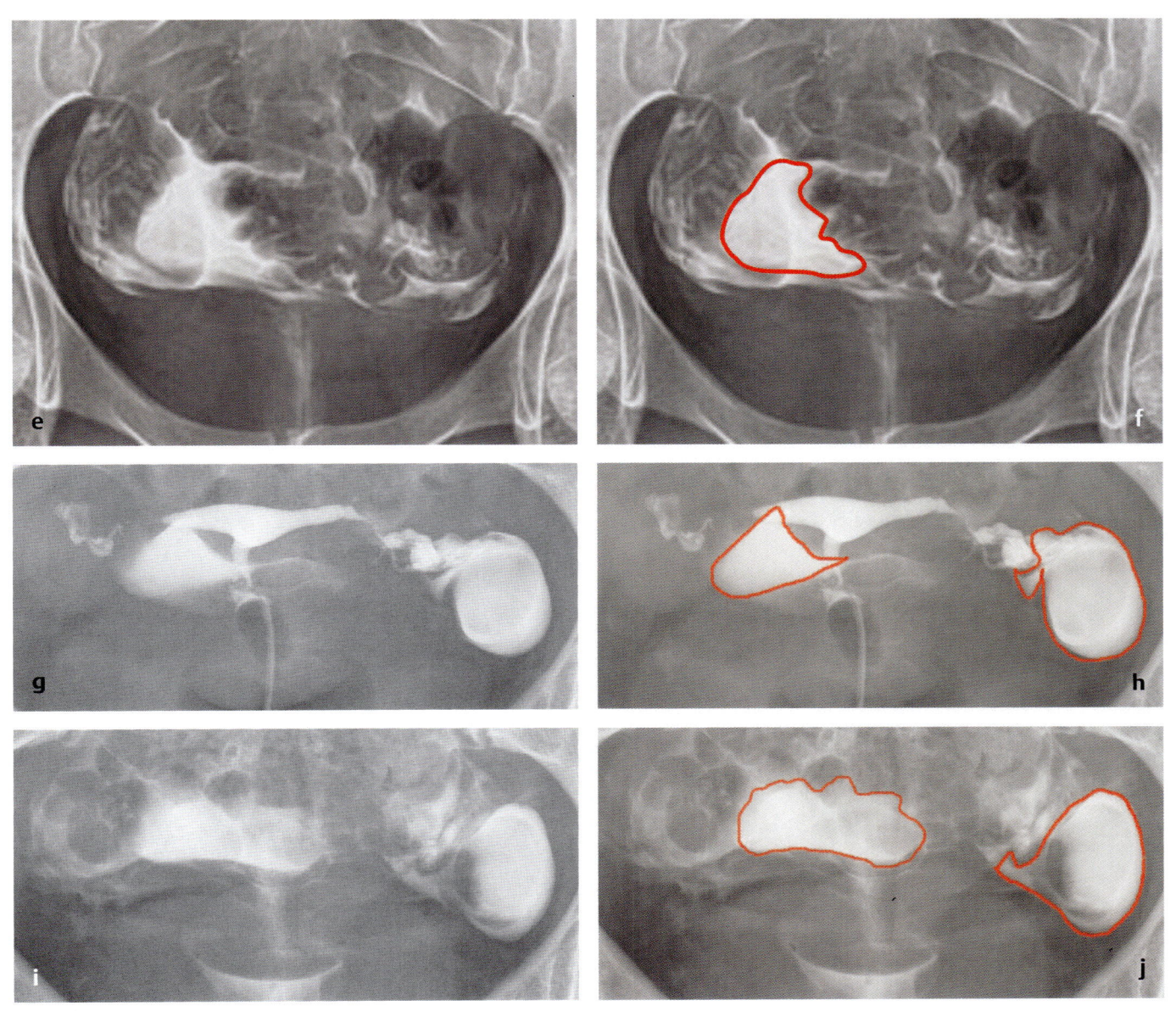

COMO INTERPRETAR O EXAME DE HISTEROSSALPINGOGRAFIA

Fig. 2-175. *(Cont.)*

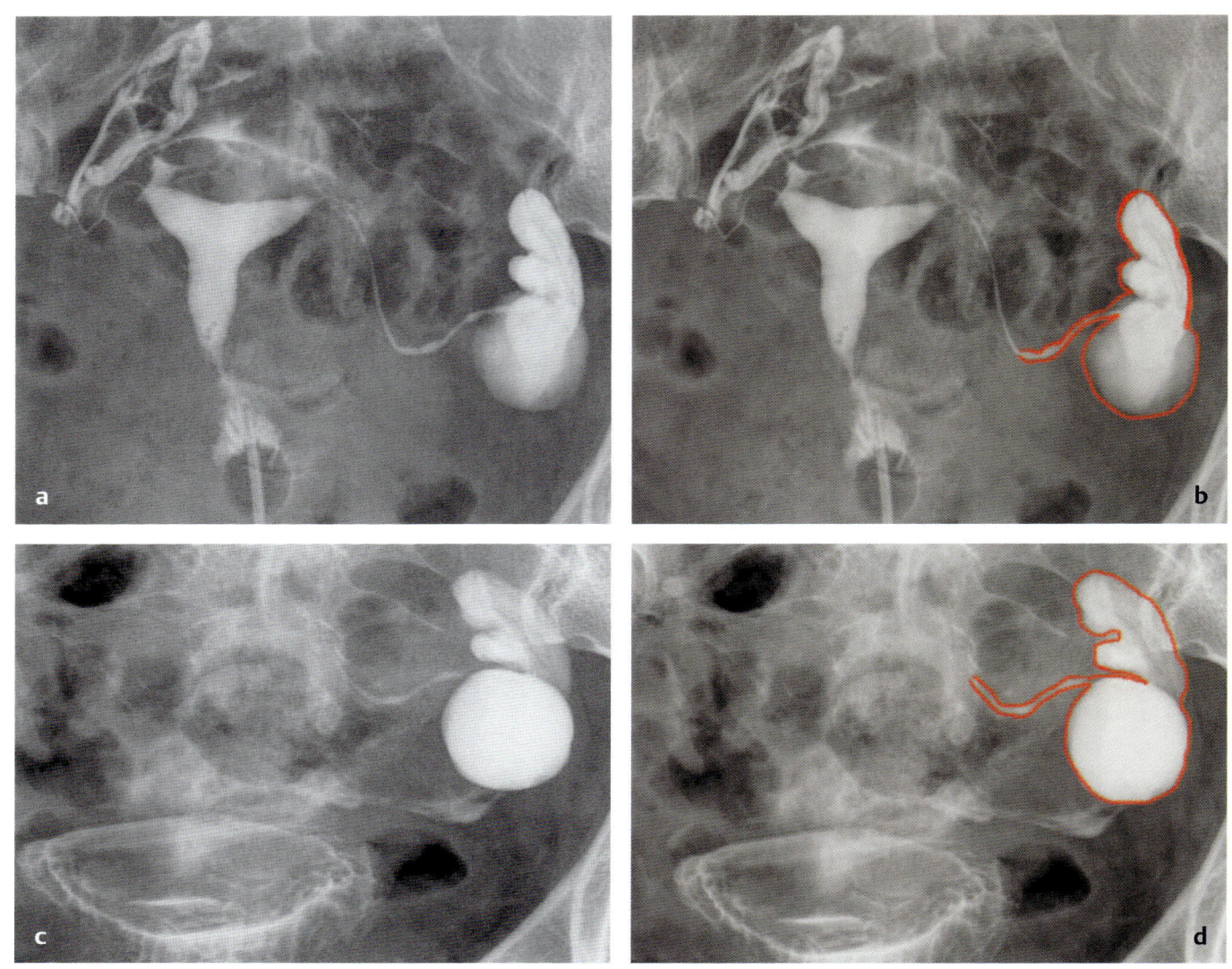

Fig. 2-176. (a-d) Algumas vezes torna-se impossível definir o limite entre a tuba uterina ectasiada e o nicho peritoneal.

Gravidez Ectópica do Segmento Ampular

Como relatado anteriormente a gravidez ectópica é a principal causa de morbimortalidade durante o primeiro trimestre da gravidez e ocorre com maior frequência no segmento ampular, onde são mais características. Apresentam-se como lesões arredondadas ou ovaladas associadas ao aumento volumétrico do segmento ampular (**Fig. 2-177**).[39]

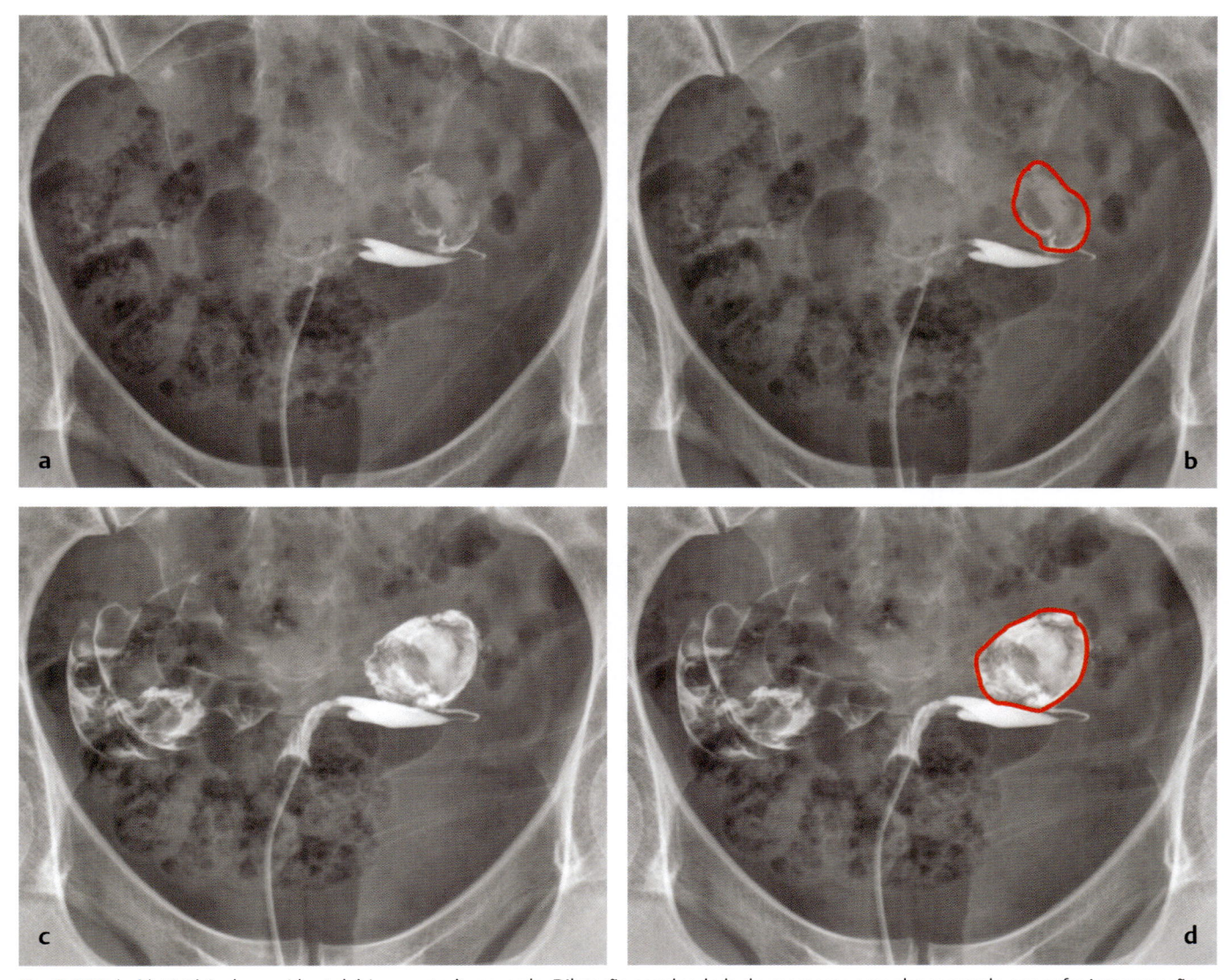

Fig. 2-177. (a-h) História de gravidez tubária recente à esquerda. Dilatação arredondada do segmento ampular esquerdo que sofre impregnação heterogênea pelo meio de contraste. Não se evidencia passagem do meio de contraste para a cavidade peritoneal através da tuba uterina esquerda. A lesão arredondada permanece opacificada na imagem radiográfica tardia, pós-esvaziamento da cavidade uterina. A tuba uterina direita é permeável e com aspecto radiográfico normal. (Imagens gentilmente cedidas pelo Dr. César Amaral de Camargo Penteado.) *(Continua.)*

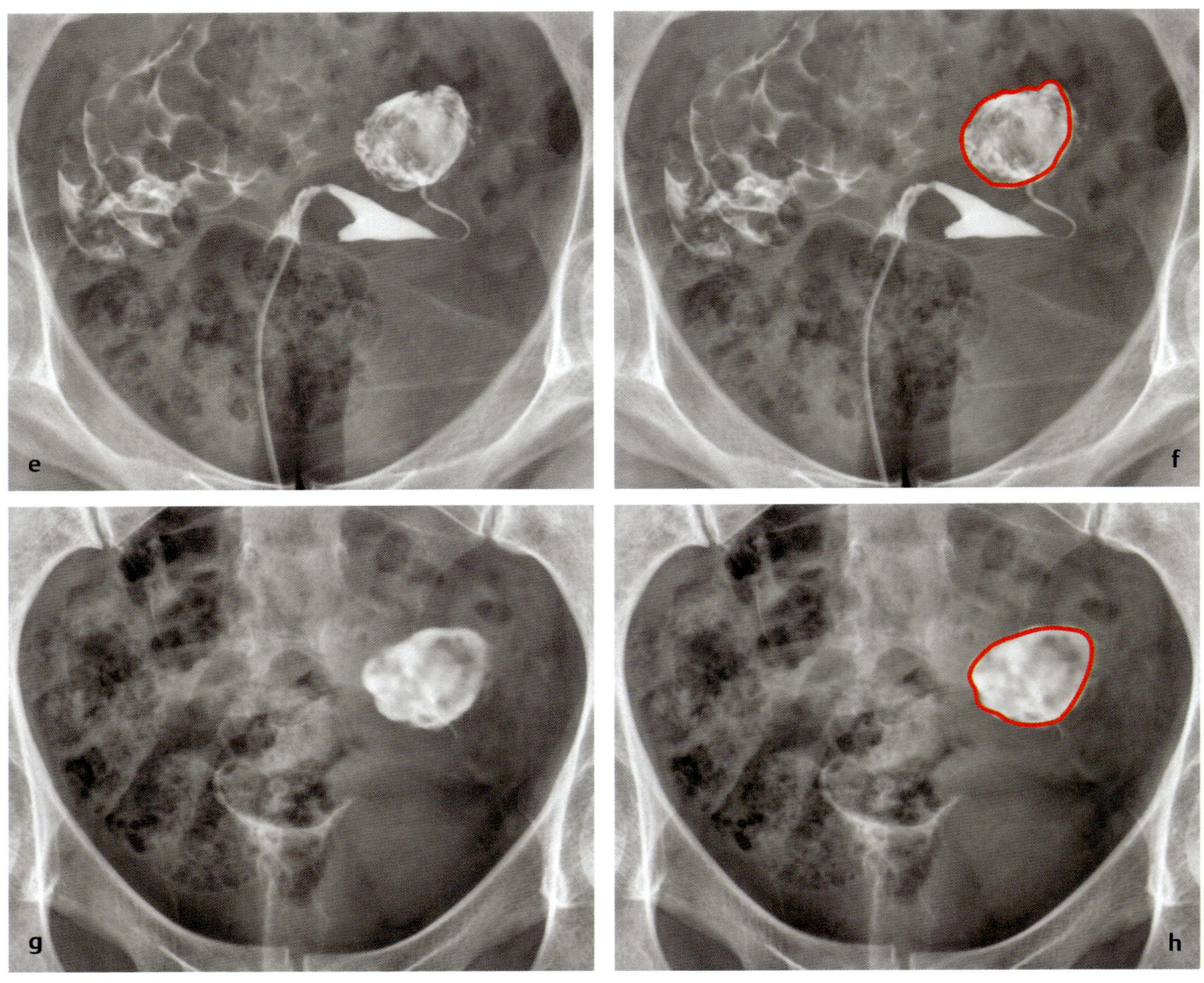

Fig. 2-177. *(Cont.)*

Reversão de Laqueadura

A laqueadura é um dos métodos permanentes de contracepção mais eficazes, sobretudo nos países em desenvolvimento.

A taxa de mulheres que se arrependem da realização do procedimento varia de 2 a 10% nos diferentes estudos.

O papel da histerossalpingografia no estudo pré-reversão é avaliar o coto tubário proximal. O sucesso da reanastomose ocorre principalmente em mulheres com menos de 35 anos e quando o comprimento da tuba uterina pós reversão é maior que 4,0 cm.

Cabe ao radiologista determinar a extensão do coto tubário proximal **(Figs. 2-178 a 2-183)**.

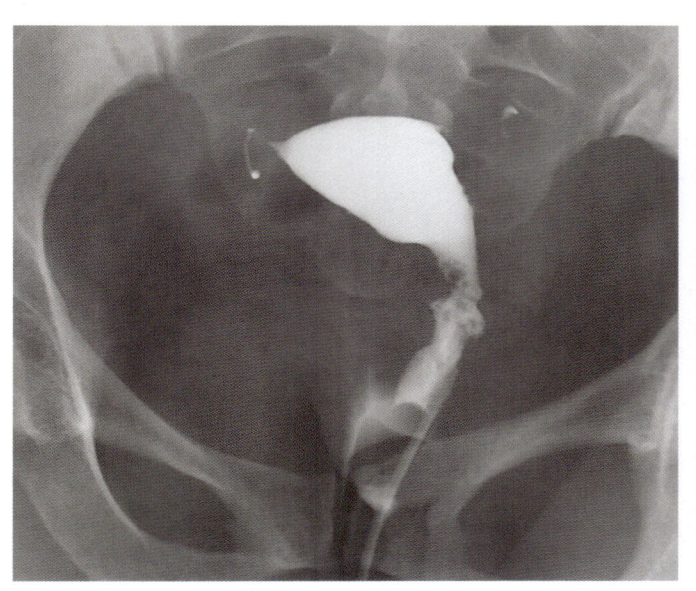

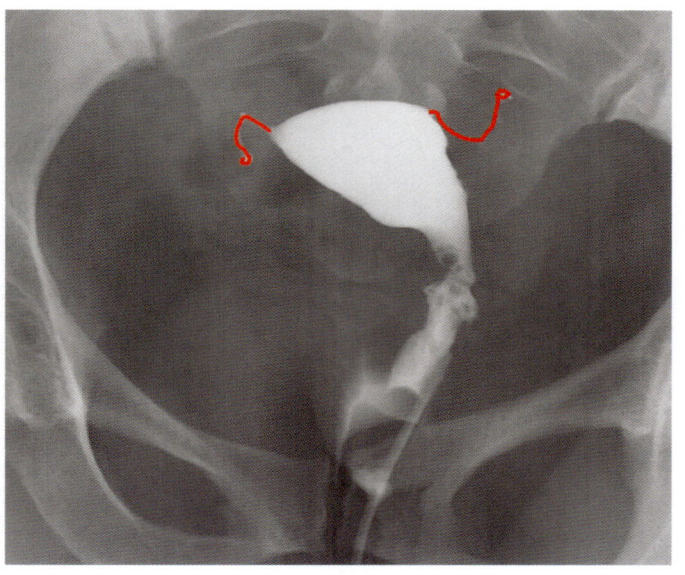

Fig. 2-178. (a, b) Exemplo de cotos uterinos proximais curtos. Quando os cotos proximais são muito curtos a extensão da tuba uterina pós-reversão normalmente é menor que 4 cm e o calibre dos cotos proximal e distal muito diferentes, o que dificulta a reanastomose.

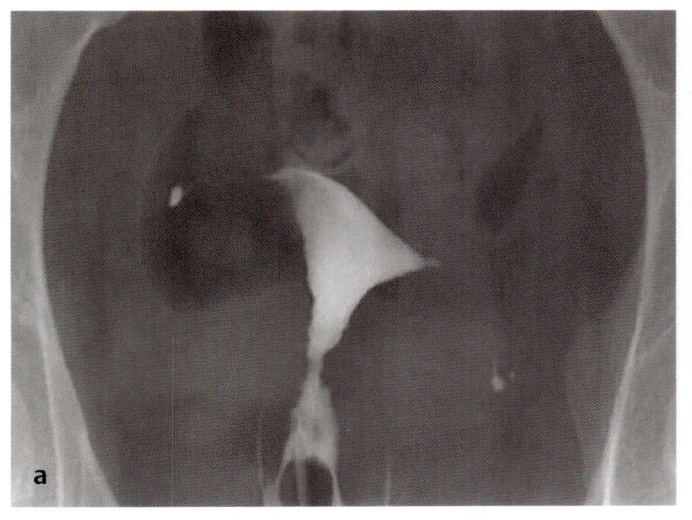

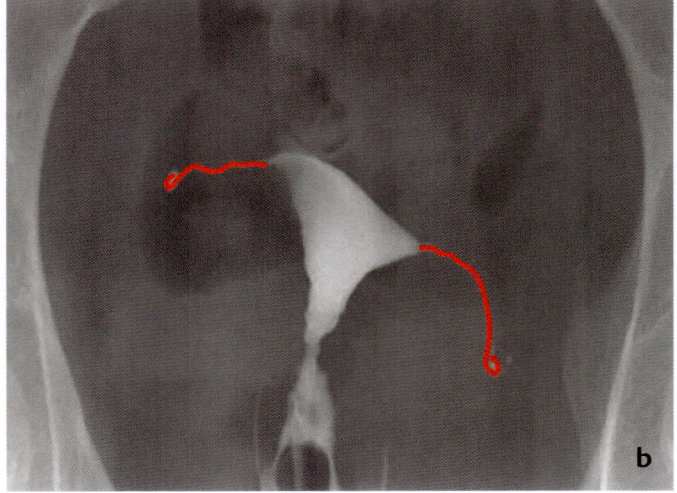

Fig. 2-179. (a, b) Exemplos de cotos proximais médios.

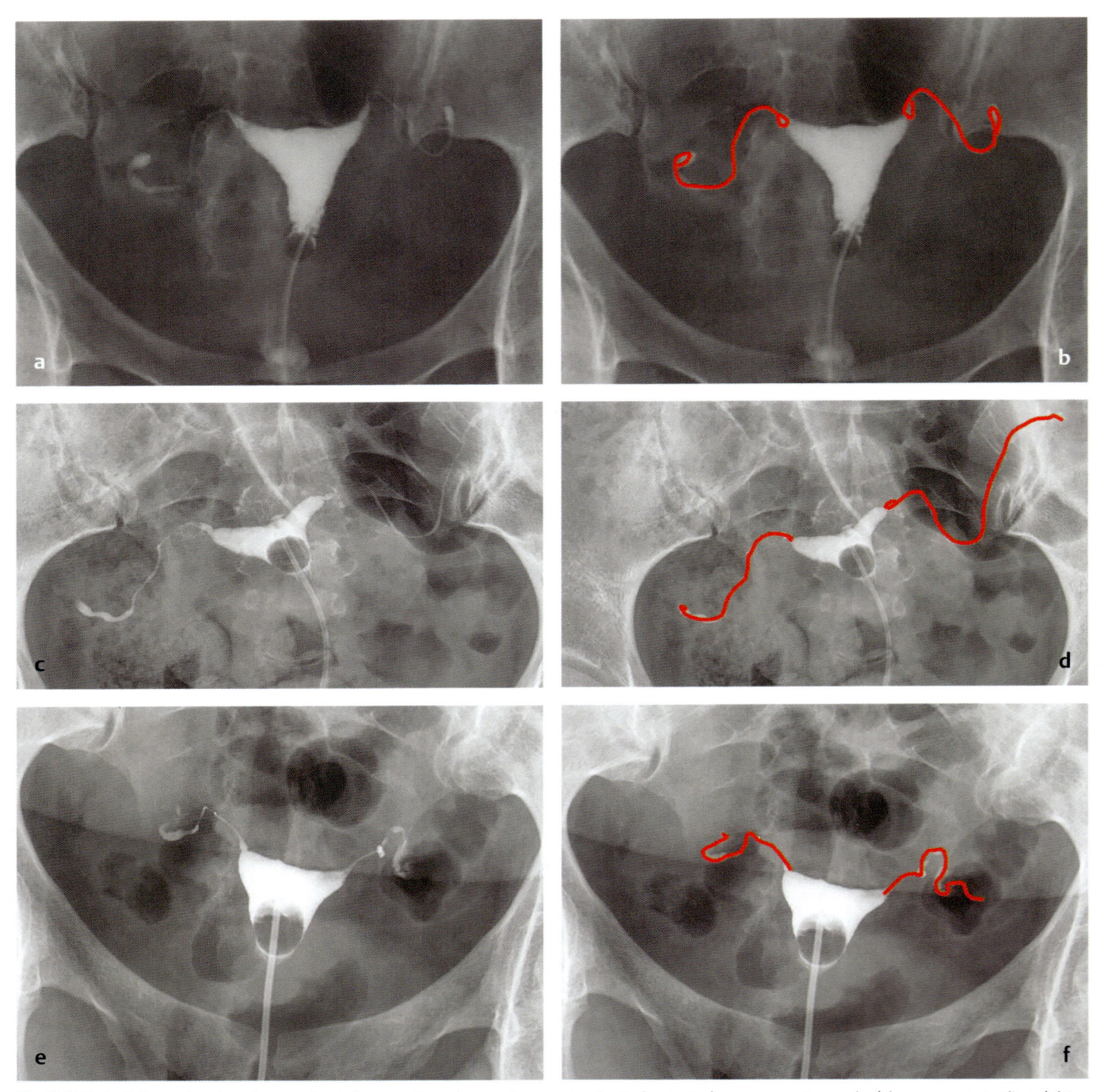

Fig. 2-180. (a-f) Exemplos de cotos proximais longos. Quando os cotos proximais são bastante longos, o mais provável é que a amputação tubária ocorreu no segmento ampular, inviabilizando a reversão.

COMO INTERPRETAR O EXAME DE HISTEROSSALPINGOGRAFIA

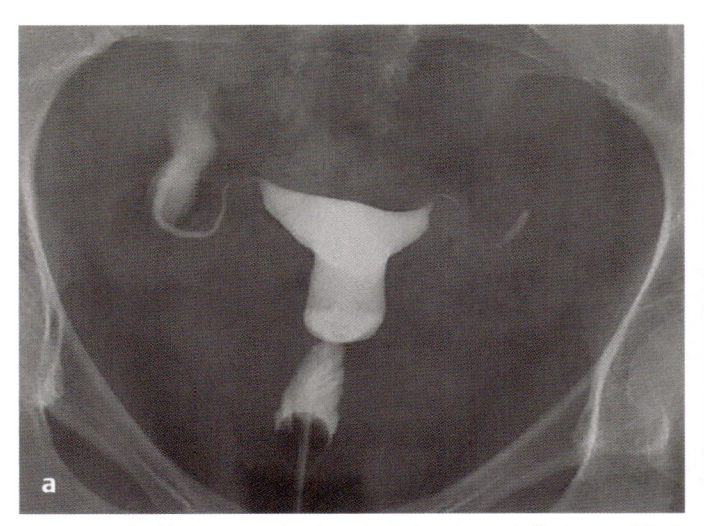

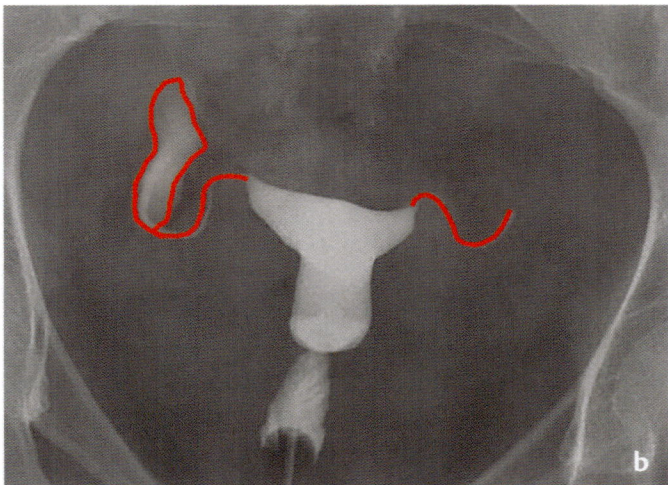

Fig. 2-181. (a, b) Cotos proximais assimétricos longo à direita e médio à esquerda.

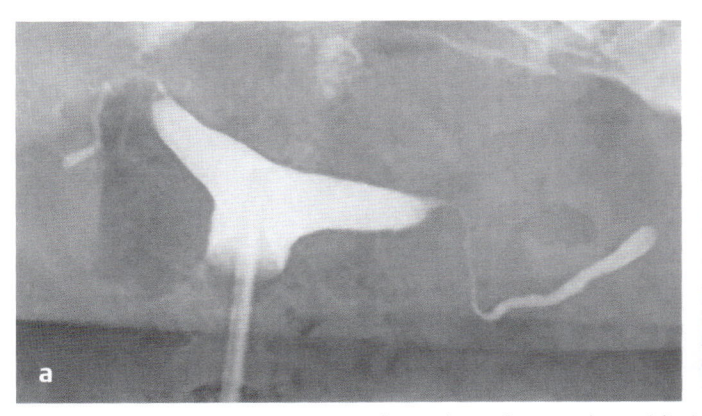

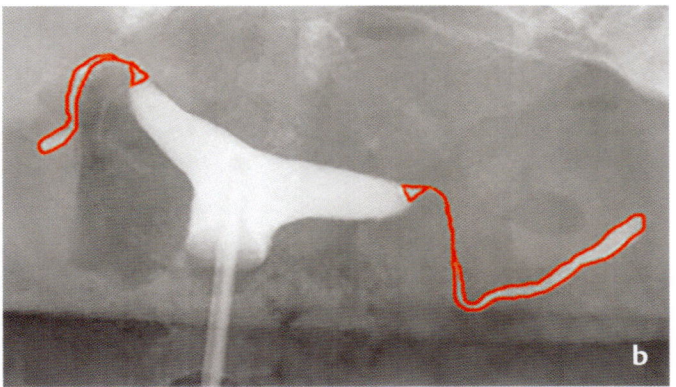

Fig. 2-182 (a, b) Cotos proximais assimétricos longo à esquerda e médio à direita.

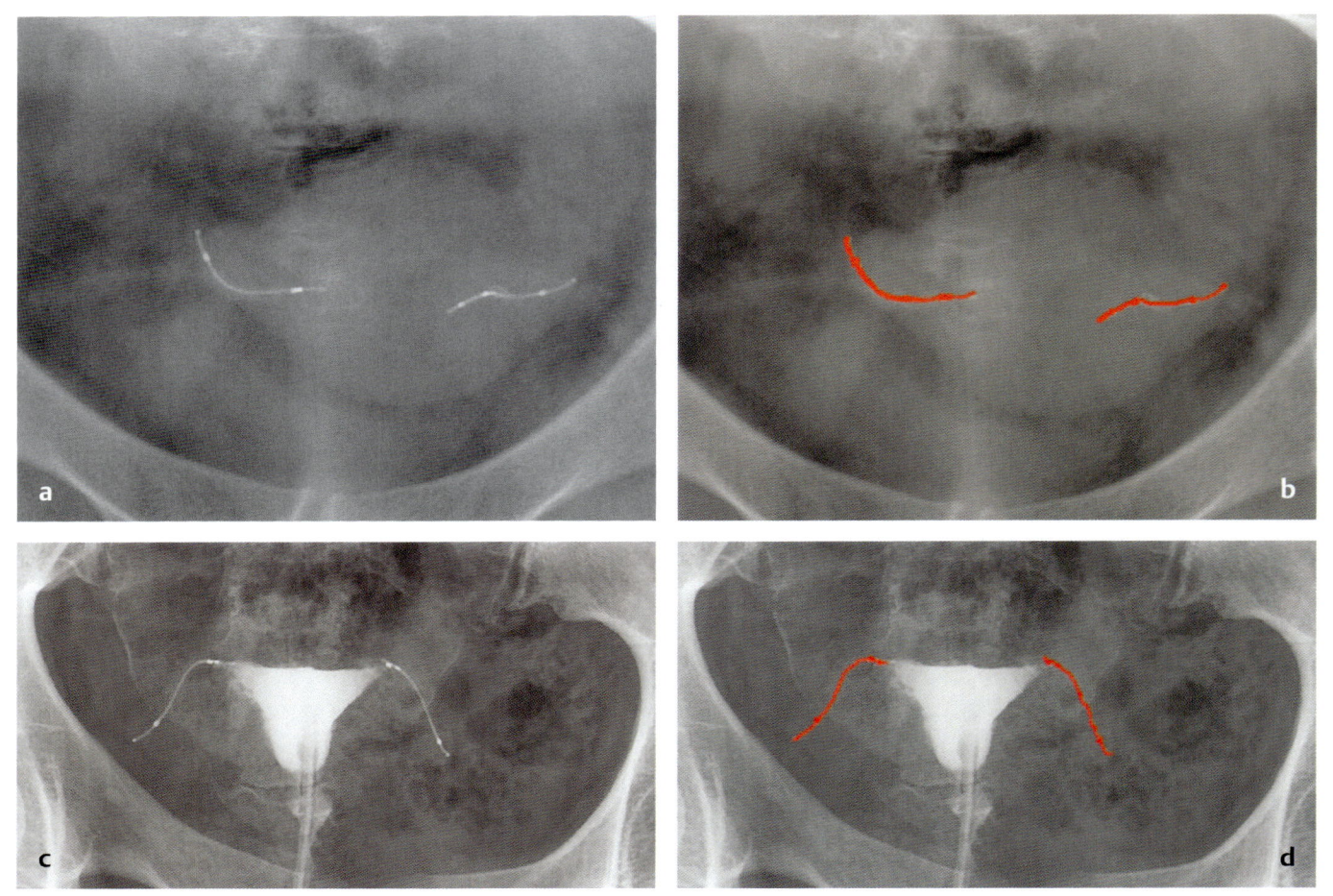

Fig. 2-183. (a-d) *Stents* intratubários,

ACHADOS UTERINOS E TUBÁRIOS FREQUENTES, MAS NÃO NECESSARIAMENTE RELACIONADOS A ALTERAÇÕES ESTRUTURAIS UTERINAS E TUBÁRIAS

Passagem do Meio de Contraste para Vasos (Fig. 2-184)

A passagem de contraste para vasos miometriais e vasos periuterinos ocorre em cerca de 6% dos exames de histerossalpingografia. Embora seu mecanismo não seja completamente esclarecido, acredita-se que está mais frequentemente relacionado à execução do procedimento, quando o contraste é injetado com alta pressão e velocidade. Pode também estar associado a alterações estruturais do miométrio.[35]

A opacificação de vasos pode mimetizar a permeabilidade e lesões tubárias. Entretanto, esse achado desaparece rapidamente e também é possível observar a opacidade dos sistemas coletores e da bexiga urinária.

Eventualmente pode ser observada passagem do meio de contraste para o sistema linfático (**Figs. 2-185 a 2-187**).[35,36]

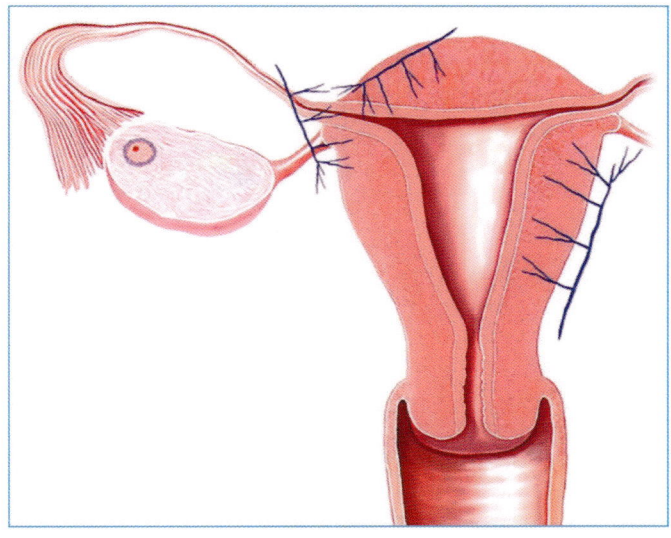

Fig. 2-184. Figura esquemática de vasos miometriais.

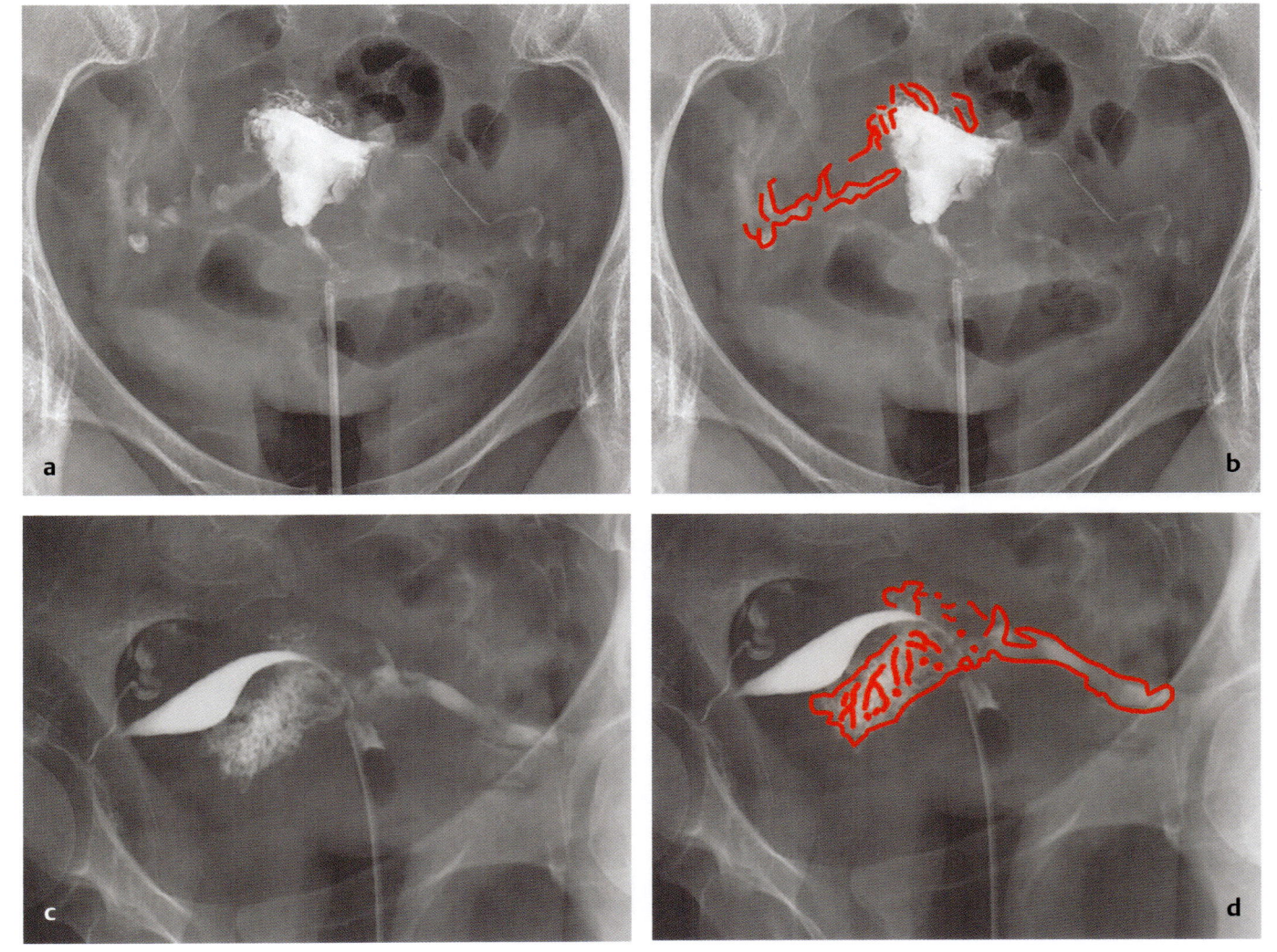

Fig. 2-185. (a-h) Passagem do meio de contraste pra vasos miometriais e periuterinos. *(Continua.)*

Fig. 2-185. *(Cont.)*

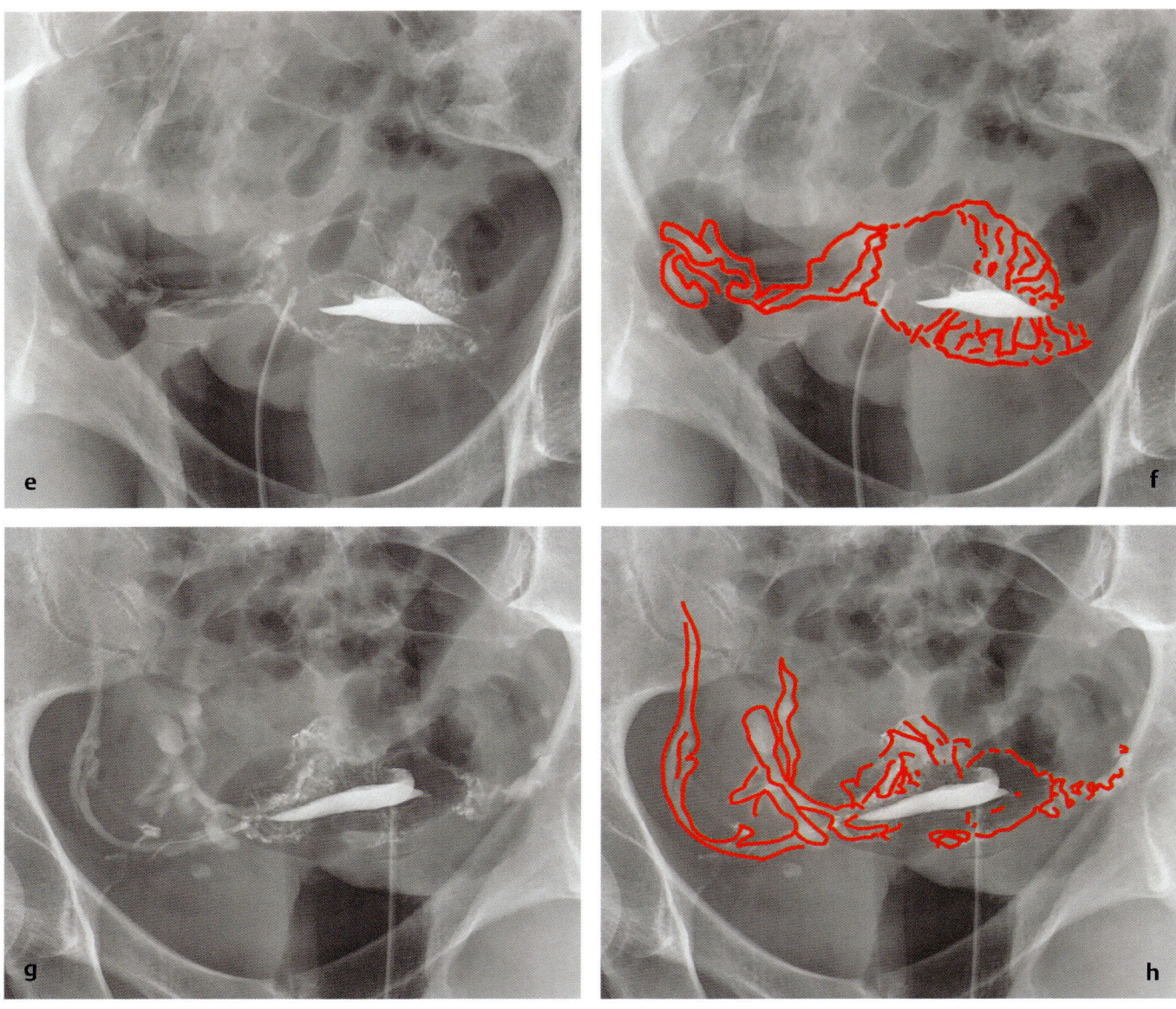

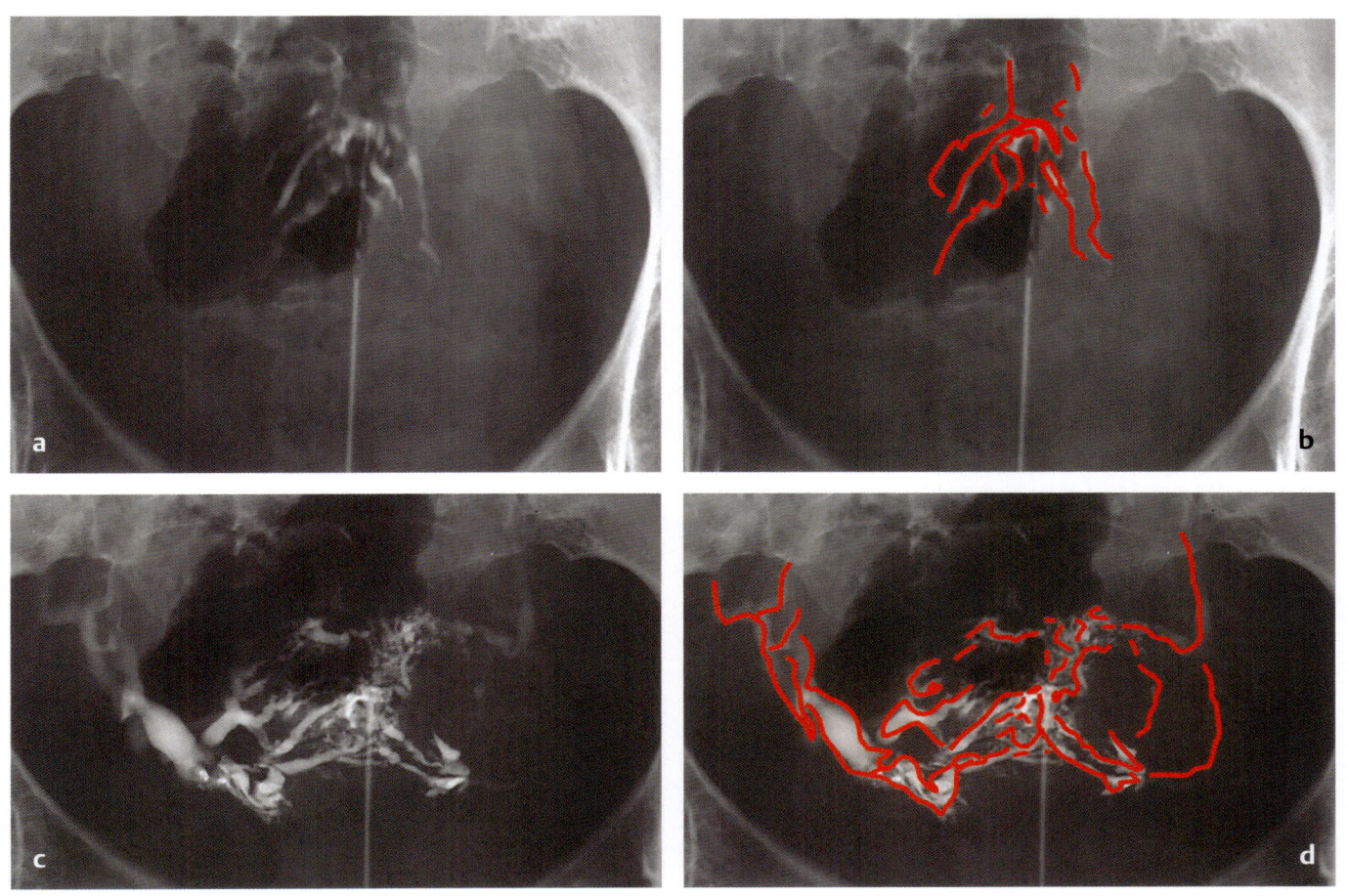

COMO INTERPRETAR O EXAME DE HISTEROSSALPINGOGRAFIA 163

Fig. 2-186. Opacificação apenas de vasos miometriais e periuterinos, não havendo opacificação da cavidade uterina.

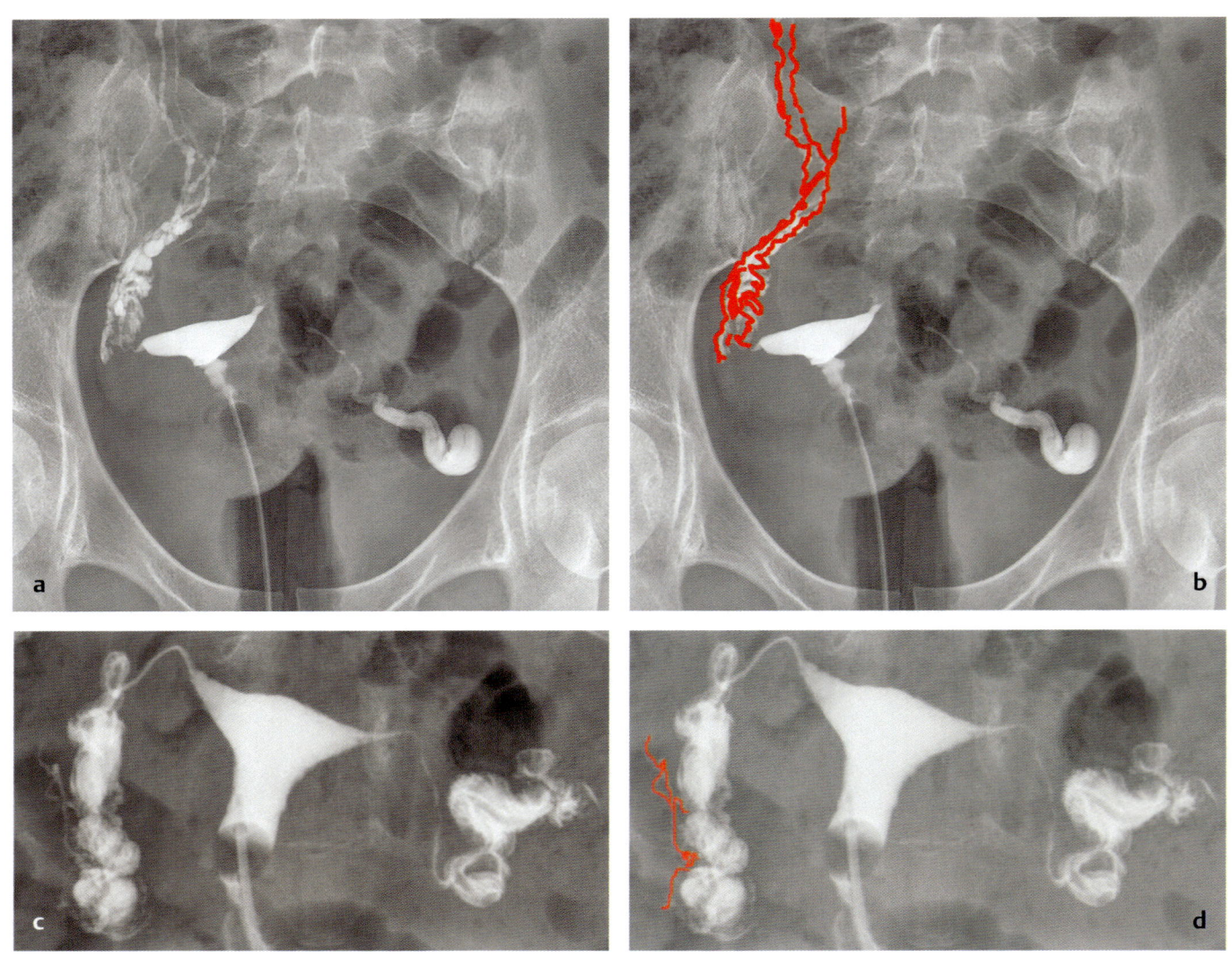

Fig. 2-187. (a-h) Passagem do meio de contraste para o sistema linfático à direita, em ambos os exames. Ectasia dos segmentos ampulares que apresentam também, contornos lobulados principalmente à direita. *(Continua.)*

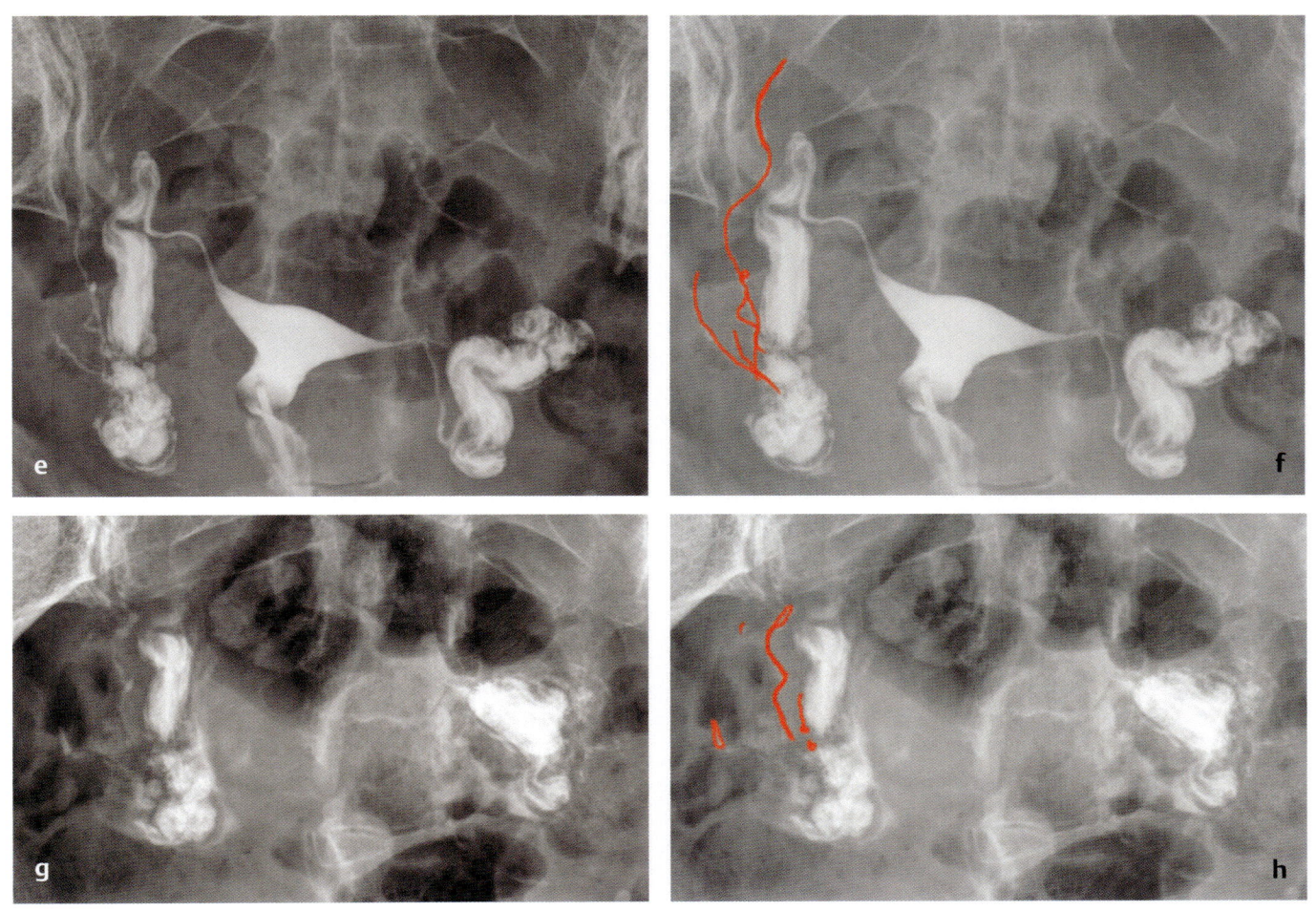

COMO INTERPRETAR O EXAME DE HISTEROSSALPINGOGRAFIA 165

Fig. 2-187. *(Cont.)*

Tubas Uterinas Enoveladas

Tubas uterinas enoveladas não representam necessariamente doença tubária. Podem estar relacionadas a aderências peritoneais peritubárias decorrentes de processo infeccioso peritoneal, pós-cirúrgico (bridas), ou mais comumente a focos peritoneais de endometriose. Todavia, se as aderências envolvem as fímbrias com fechamento parcial ou total das tubas, resultam em alterações tubárias estruturais **(Fig. 2-188)**.

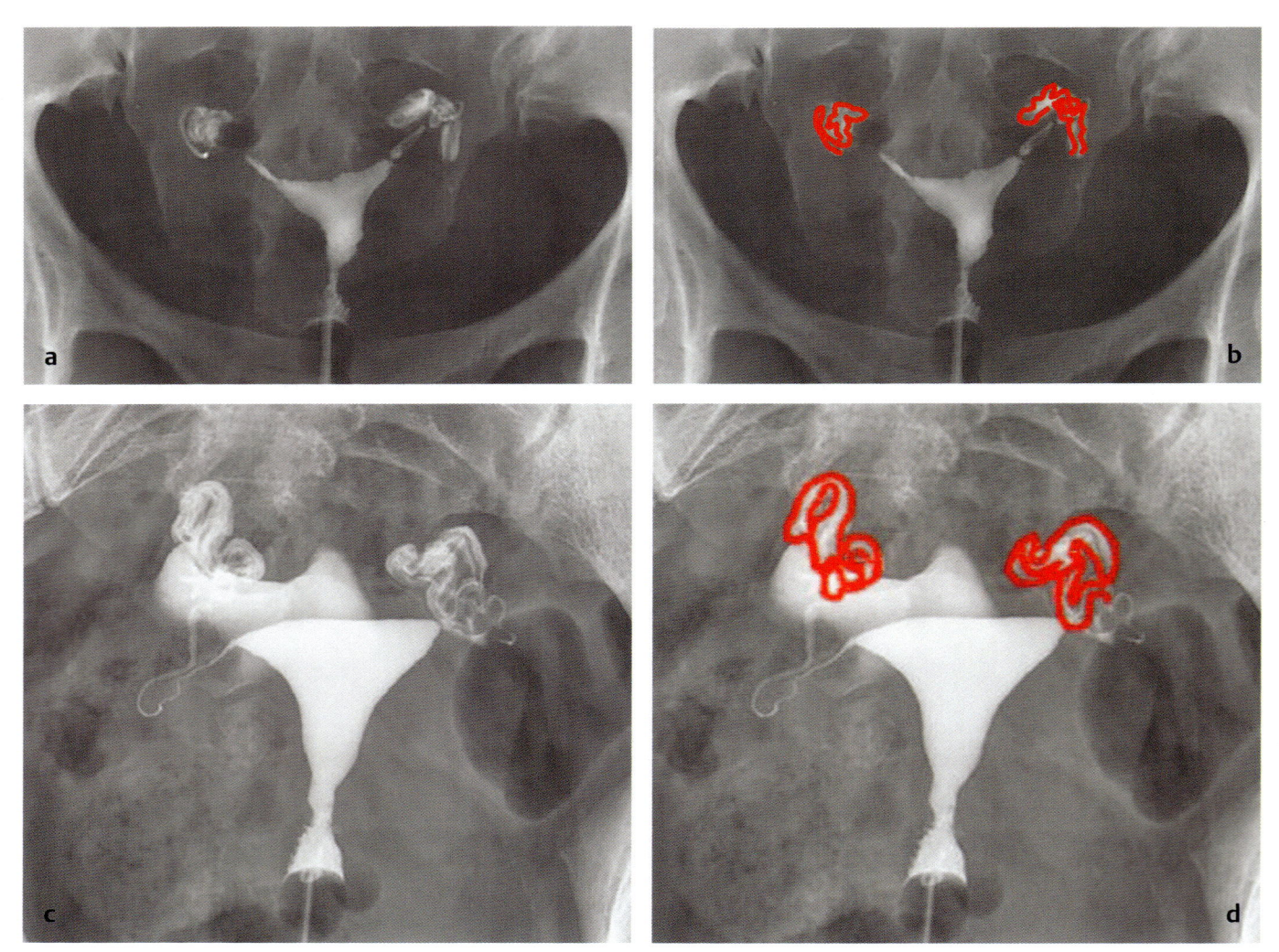

Fig. 2-188. (a-d) Enovelamento das tubas uterinas que apresentam dimensões normais. O enovelamento tubário pode dificultar a análise das pregas longitudinais.

Tubas Uterinas Elevadas ou Tracionadas Superiormente

A elevação das tubas uterinas pode estar relacionada a ovários micropolicísticos que apresentam dimensões aumentadas e com o decúbito dorsal tendem a assumir posição mais cefálica na cavidade pélvica, "carregando" consigo as tubas.

Entretanto, outras alterações pélvicas, como cistos ovarianos de grandes dimensões, aderências peritubárias pós-cirúrgicas (bridas), pós-infecciosas ou endometriose peritoneal podem promover a elevação tubária, sem que haja necessariamente oclusão da tuba. Todavia, se existir envolvimento das fímbrias, pode ocorrer oclusão tubária com alterações estruturais subsequentes **(Figs. 2-189 a 2-192)**.

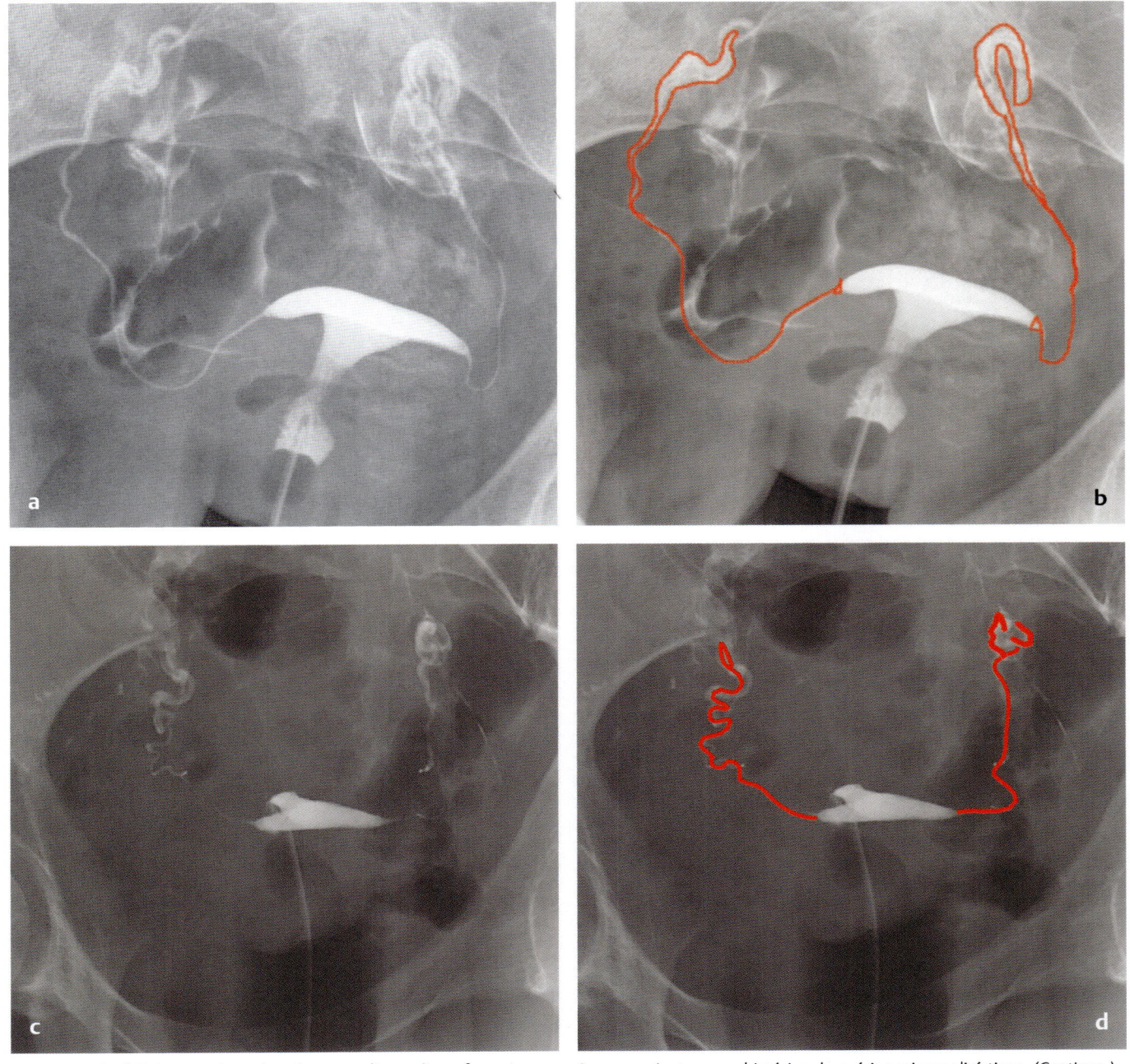

Fig. 2-189. (a-f) Tubas uterinas elevadas, com dimensões e formato normais, em pacientes com histórico de ovários micropolicísticos. *(Continua.)*

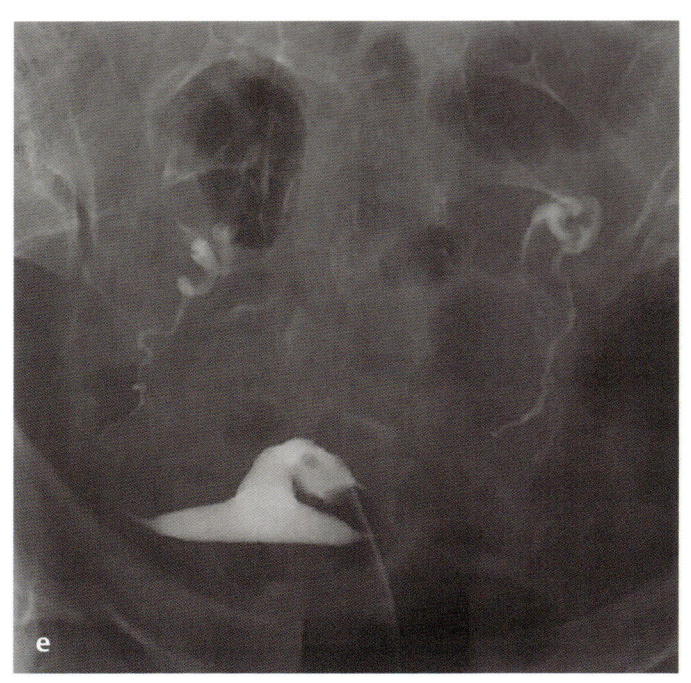

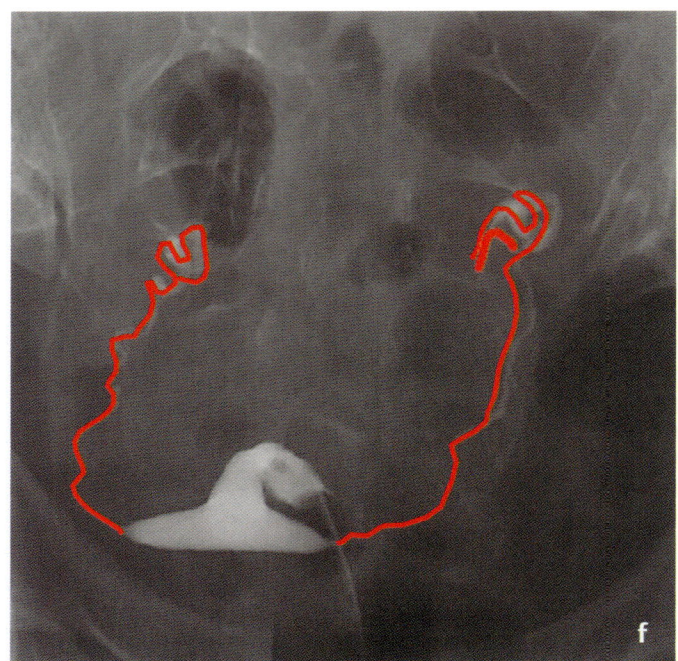

Fig. 2-189. *(Cont.)*

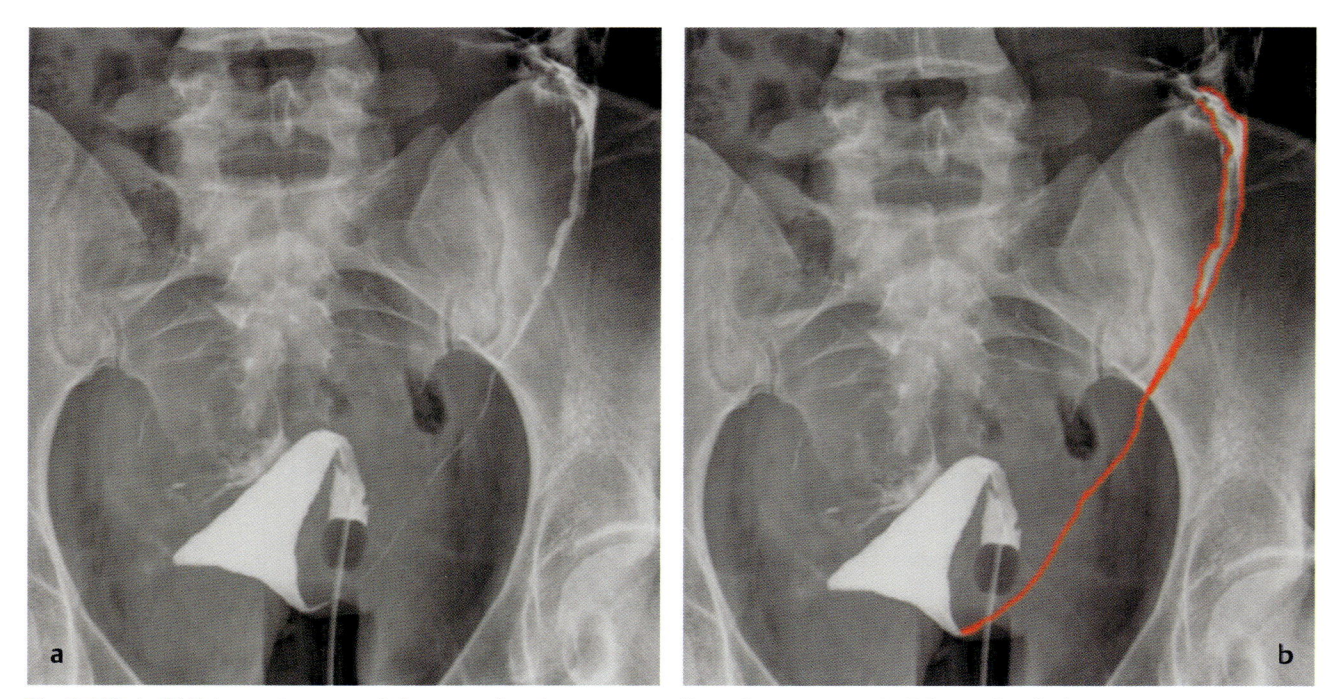

Fig. 2-190. (a, b) Tuba uterina esquerda bastante elevada, mas com calibre e formato normais. Tuba uterina direita com aspecto radiográfico e posição habituais.

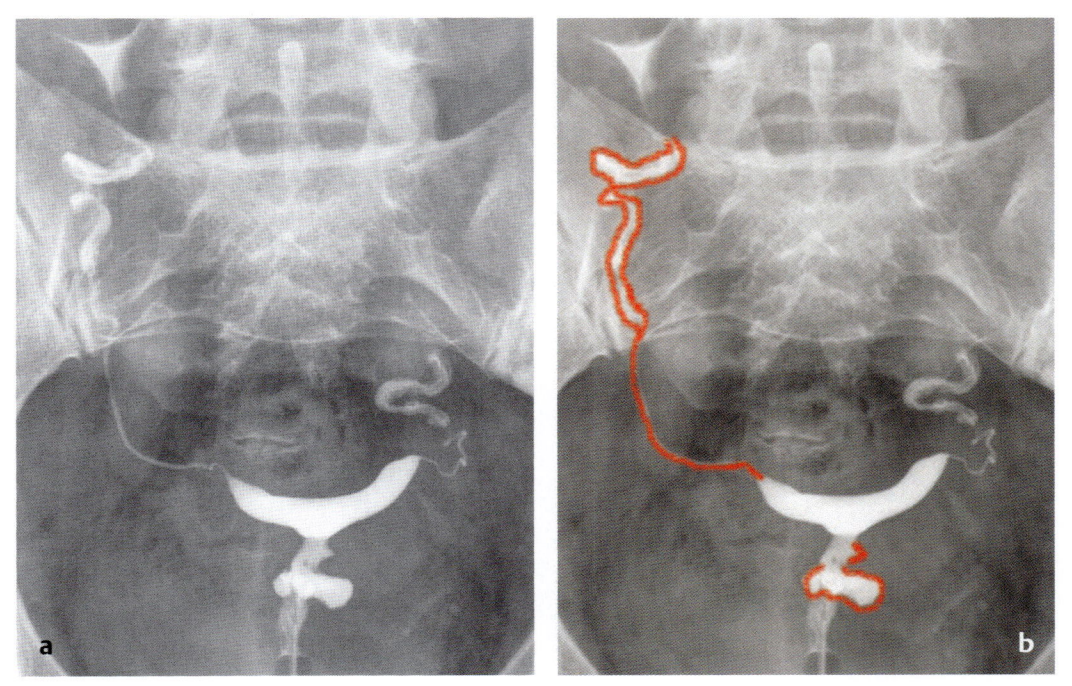

Fig. 2-191. (a, b) Tubas uterinas com calibre e formato normais, com acentuada elevação da tuba uterina direita. Notar também as imagens de adição com aspecto pseudodiverticular do istmo cervical, relacionadas a cicatrizes pós-cesáreas.

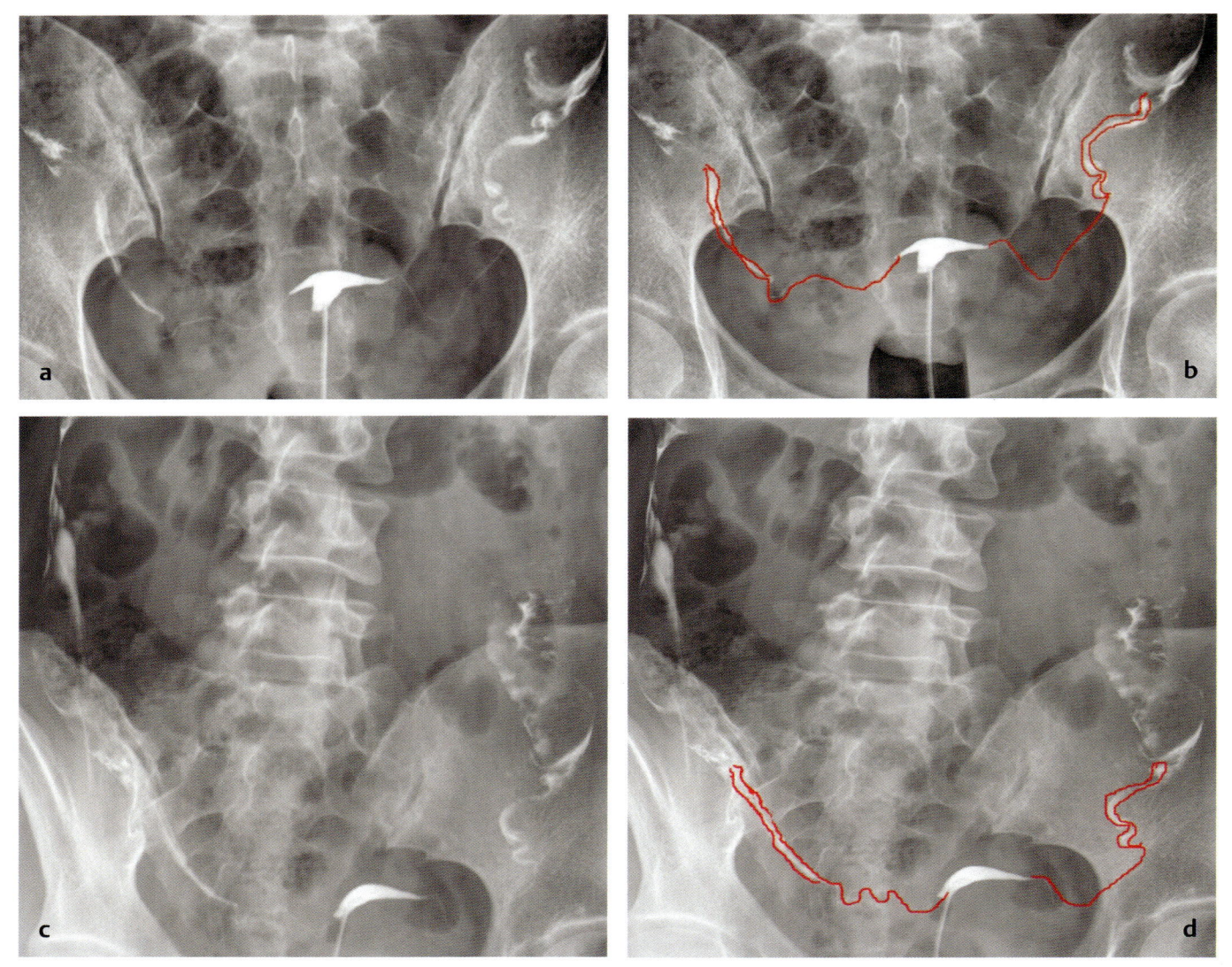

Fig. 2-192. (a-d) Elevação das tubas uterinas, com extremidades distais projetadas nos ilíacos. Ambas as tubas são permeáveis e com formato e calibre normais.

Tuberculose Genital Feminina

A tuberculose é uma doença rara em países desenvolvidos, mas com alta incidência em países em desenvolvimento.

A tuberculose genital feminina é uma doença crônica que apresenta poucos sintomas e, portanto, subdiagnosticada, mas é causa de infertilidade feminina. Seu agente etiológico mais comum é o *Mycobacterium tuberculosis*.

A disseminação mais frequente ocorre por via hematogênica ou linfática, mas pode ocorrer também por ejaculado em casos de epididimite tuberculosa.

O comprometimento das estruturas do aparelho genital feminino pela tuberculose ocorre em ordem decrescente das tubas uterinas para o endométrio, os ovários, a cérvix, o miométrio e a vagina e a vulva (na mesma proporção).[37,38]

ALTERAÇÕES TUBÁRIAS DA TUBERCULOSE À HISTEROSSALPINGOGRAFIA

Diversos são os achados radiográficos das tubas uterinas comprometidas pela tuberculose. Normalmente o comprometimento é bilateral, mas não necessariamente simétrico e envolve principalmente os segmentos ístmico e ampular, com alterações radiográficas isoladas ou em conjunto. Dentre as alterações radiográficas podemos destacar calcificações tubárias, formações diverticulares do segmento ístmico, oclusão ístmica, fístulas tubárias (mais de 50% dos casos relatados de fístulas tubárias são secundários à tuberculose tubária), enrijecimento tubário com aspecto em taco de golfe ou em cachimbo ou em arame, tuba em rosário com aspecto lobulado e comprometimento da porção distal da ampola em forma de cruz de malta ou em roseta **(Figs. 2-193 a 2-203)**.[10-39]

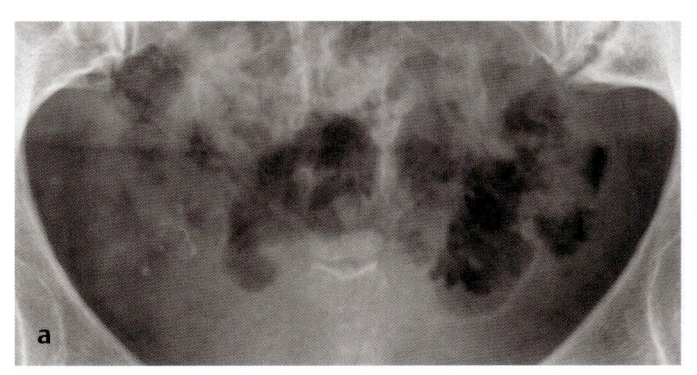

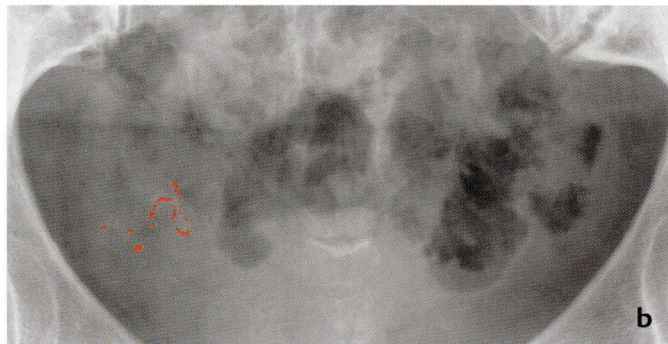

Fig. 2-193. (a, b) Múltiplas calcificações na projeção da tuba uterina direita.

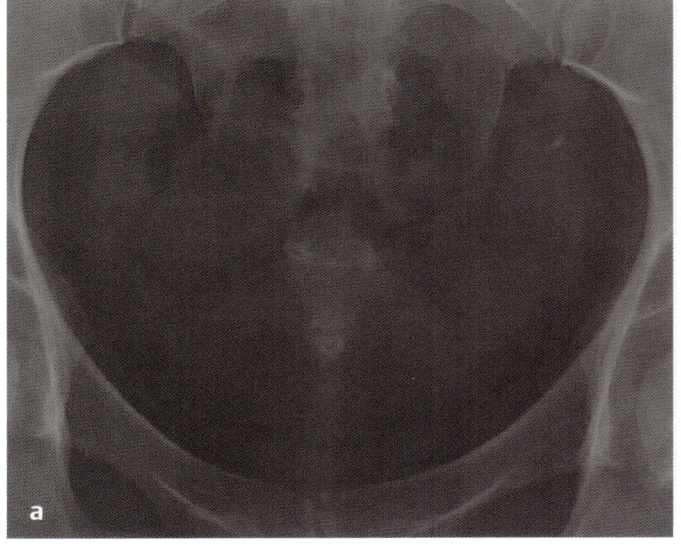

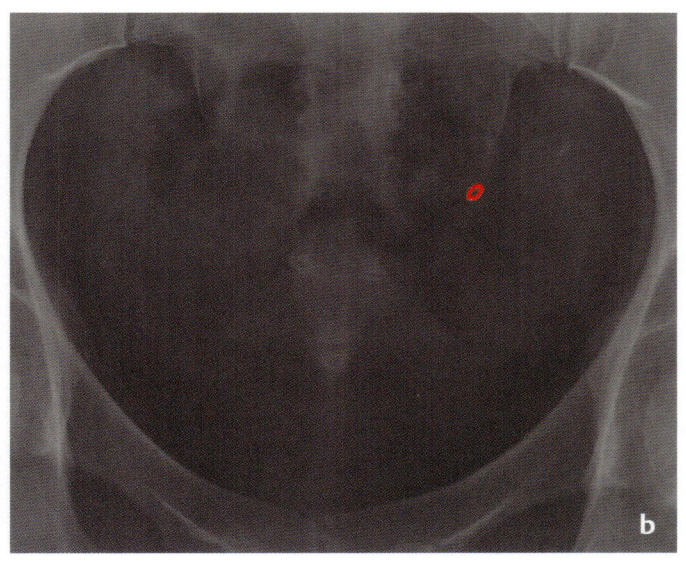

Fig. 2-194. (a, f) Calcificação alongada da fossa ilíaca esquerda projetada no segmento ampular esquerdo que é ectasiado em sua porção distal. Notar também, os divertículos do segmento ístmico esquerdo. Salpingectomia direita por gravidez tubária com comprometimento da tuba por processo granulomatoso específico (TB). Pequena imagem radioluzente do corno uterino direito, relacionada a pólipo endometrial. *(Continua.)*

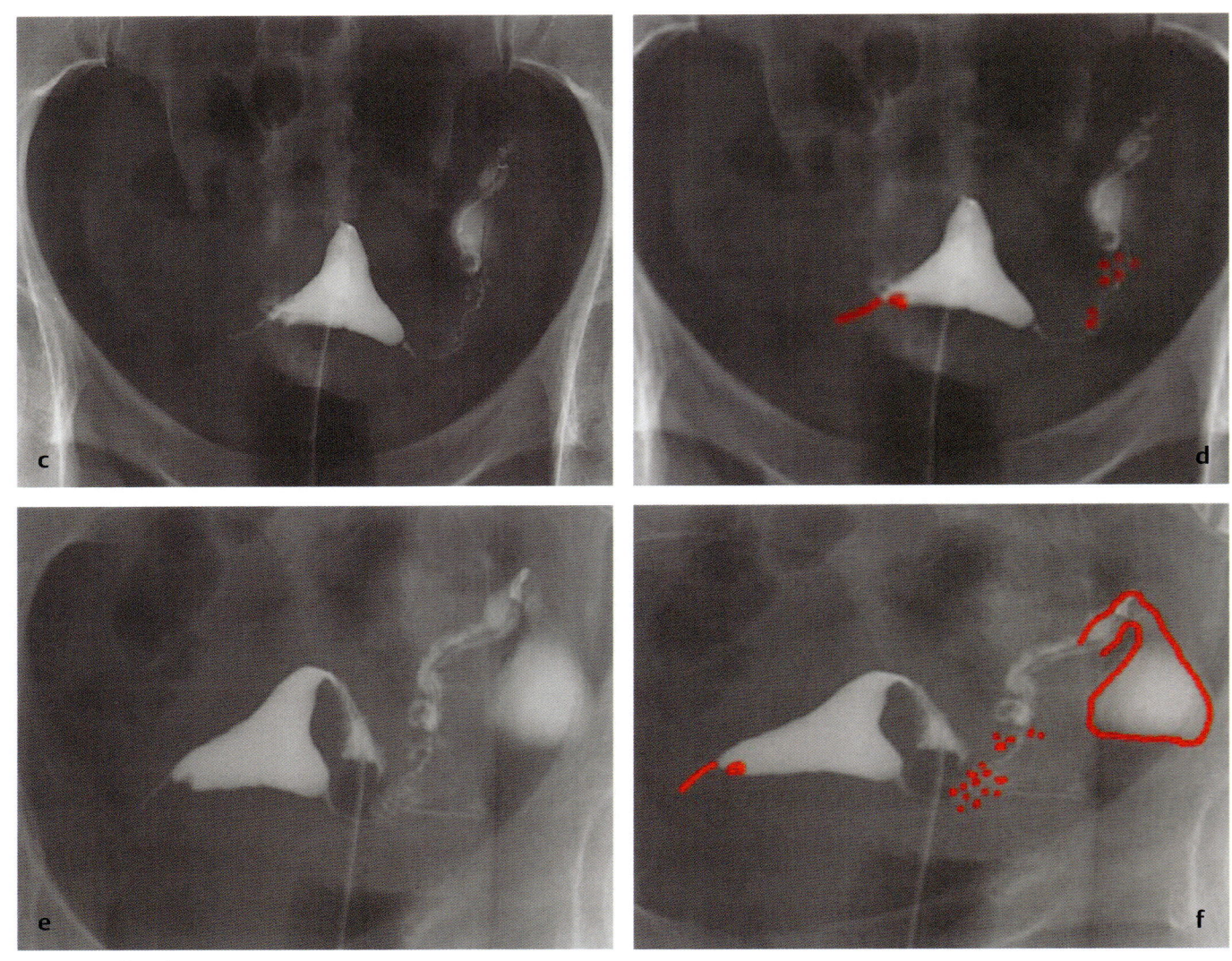

Fig. 2-194. *(Cont.)*

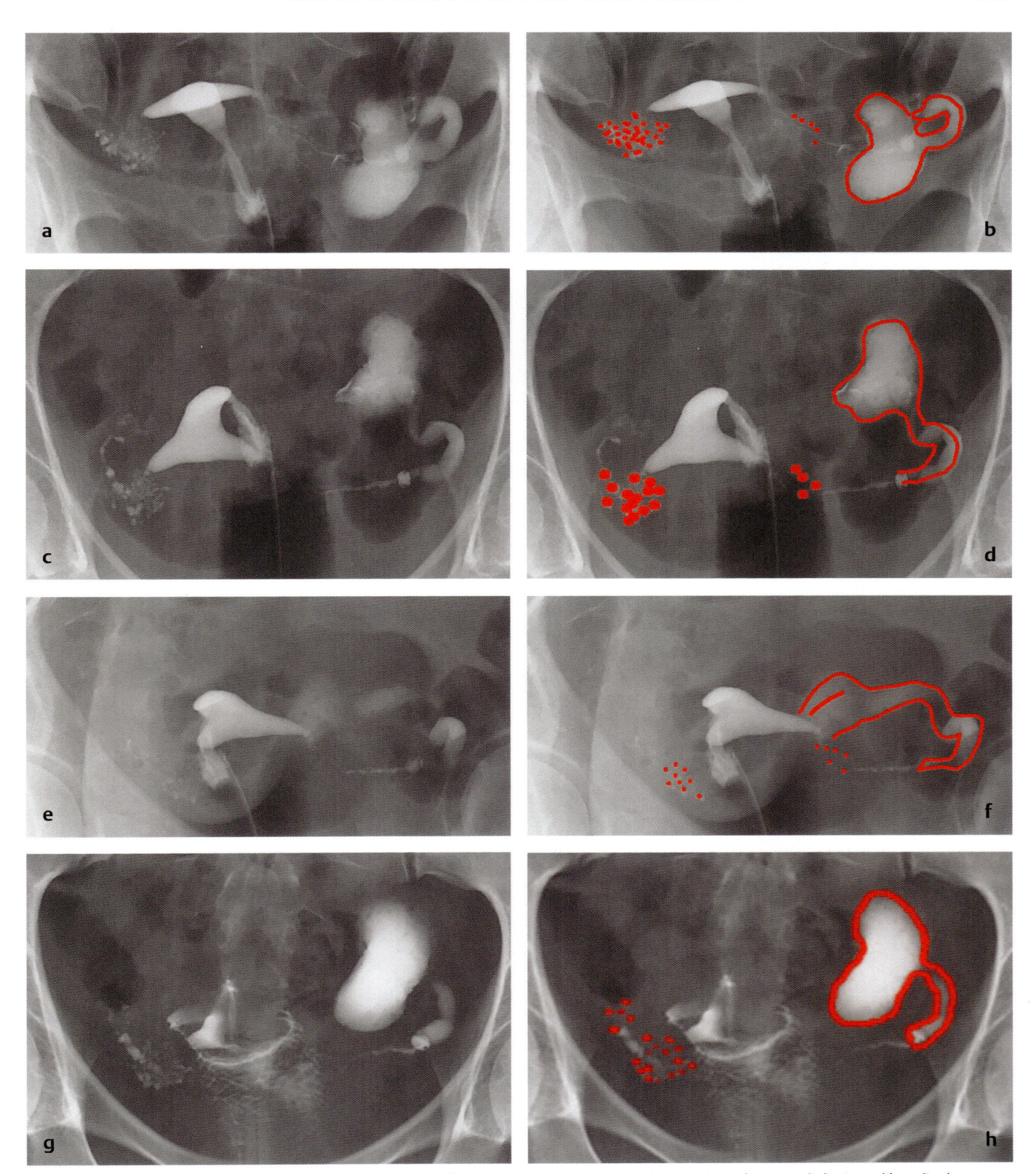

COMO INTERPRETAR O EXAME DE HISTEROSSALPINGOGRAFIA 173

Fig. 2-195. (a-h) Tuberculose tubária com lesões diverticulares bilaterais dos segmentos ístmicos, mais exuberantes à direita e dilatação do segmento ampular esquerdo. O segmento ampular direito não foi opacificado.

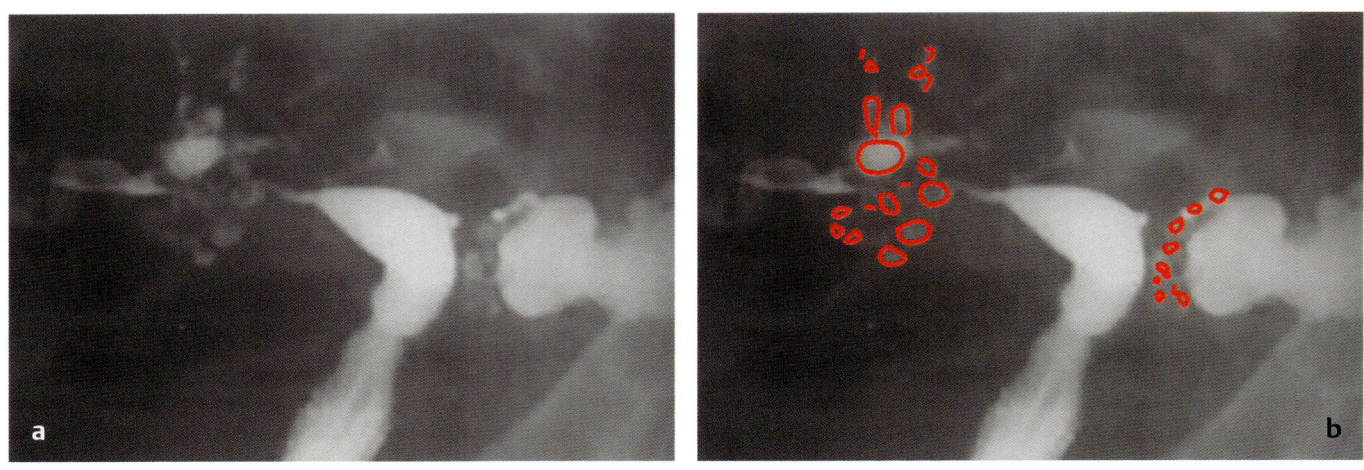

Fig. 2-196. (a, b) Formações diverticulares ístmicas bilaterais mais exuberantes à direita, associadas a dilatação do segmento ampular esquerdo. Tuberculose tubária.

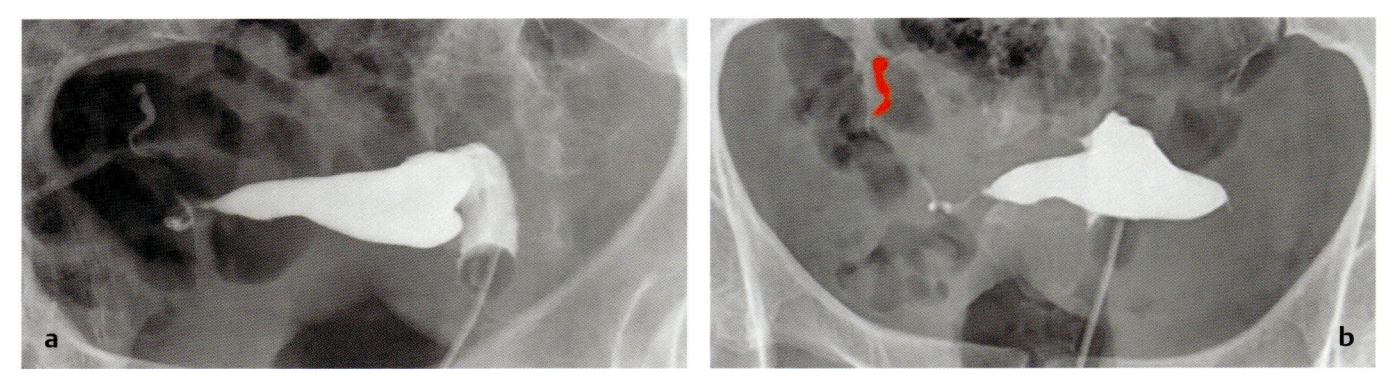

Fig. 2-197. (a, b) Tuba uterina direita obstruída com aspecto de "taco de golfe" ou "em cachimbo" relacionada a tuberculose tubária. Tuba uterina esquerda não opacificada.

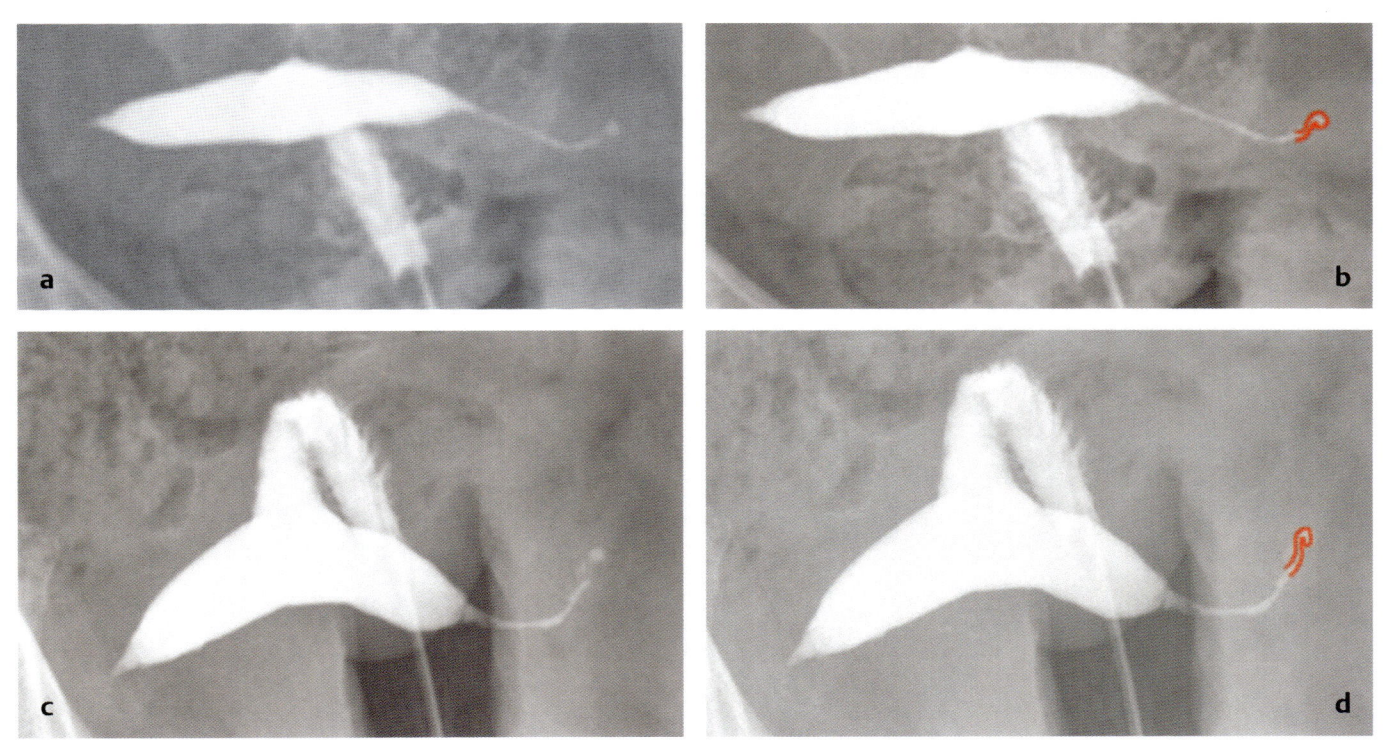

COMO INTERPRETAR O EXAME DE HISTEROSSALPINGOGRAFIA 175

Fig. 2-198. (a, b) Tuba uterina esquerda em "taco de golfe" ou " em cachimbo". Antecedente de tuberculose pulmonar. Tuba uterina direita não opacificada.

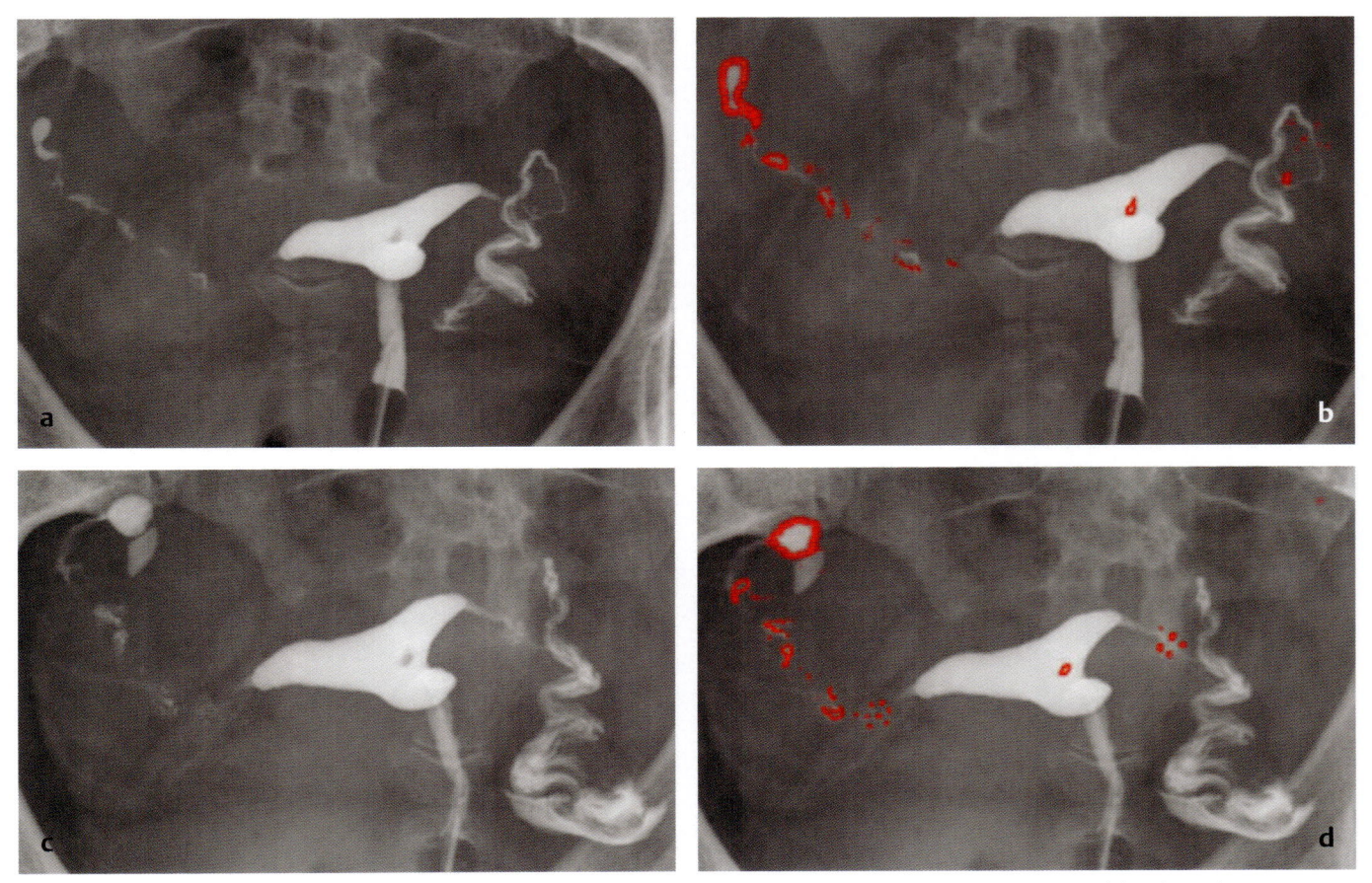

Fig. 2-199. (a-d) Formações diverticulares de ambos os segmentos ístmicos. O segmento ístmico direito apresenta também, áreas de estenoses intercaladas com áreas de dilatações focais e aspecto distal "em taco de golfe". Os achados são compatíveis com tuberculose tubária. Pequena sinéquia da cavidade uterina.

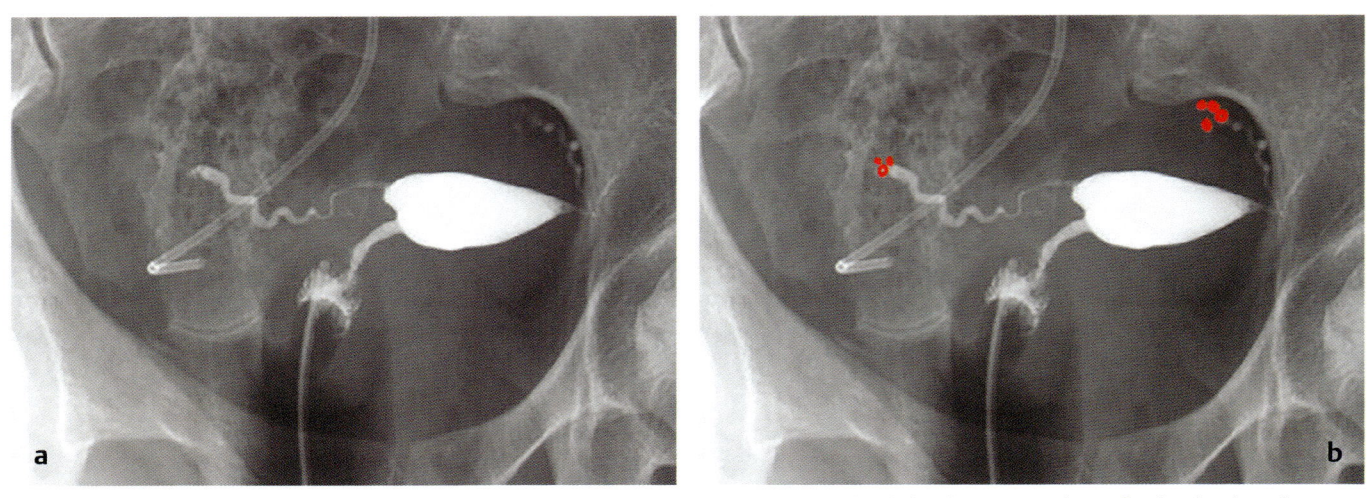

Fig. 2-200. (a, b) Tuberculose tubária com obstrução tubária bilateral, com formações arredondadas das porções distais focalizadas das tubas uterinas, com aspecto em cruz de Malta. Presença de cateter de derivação ventriculoperitoneal, por meningite tuberculosa.

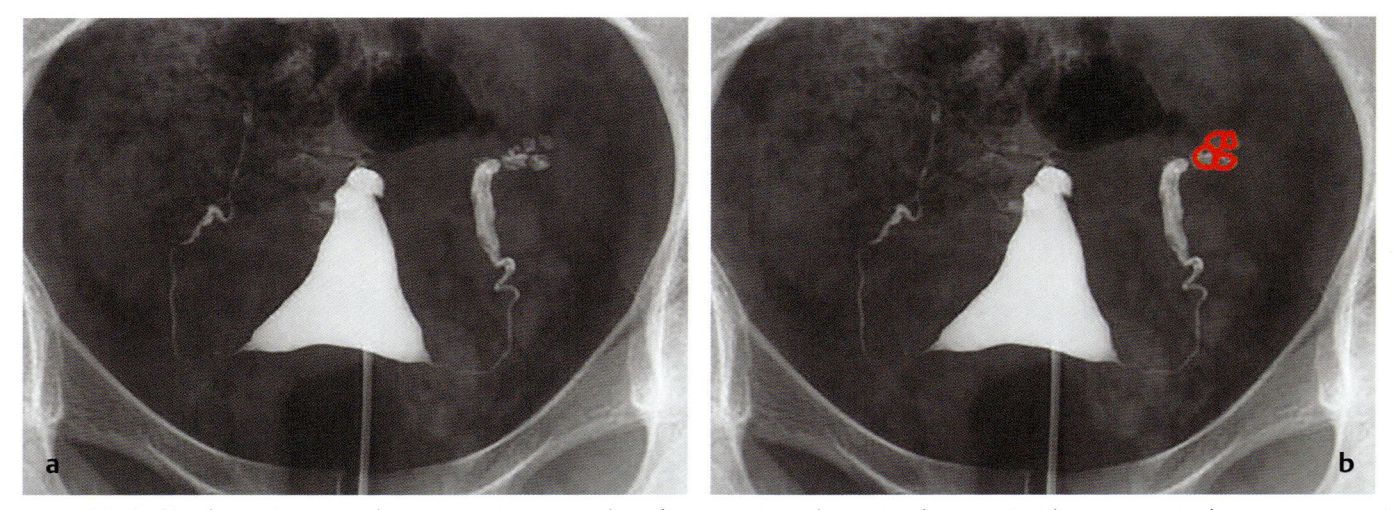

Fig. 2-201. (a, b) Tuba uterina esquerda com aspecto em cruz-de-malta ou roseta e tuba uterina direita enrijecida, com aspecto de arame.

COMO INTERPRETAR O EXAME DE HISTEROSSALPINGOGRAFIA

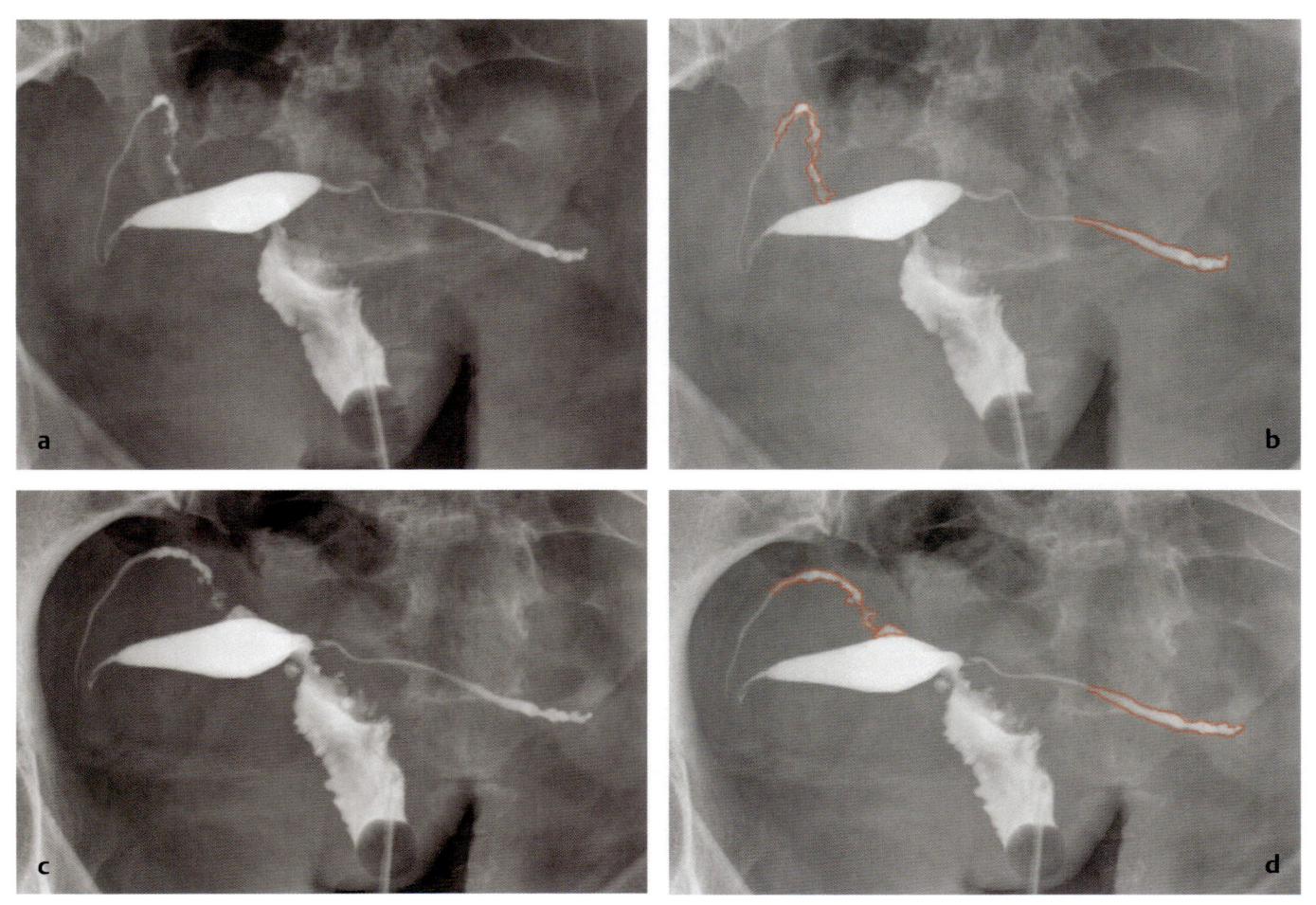

Fig. 2-202. *(a-j)* Comprometimento tubário bilateral com envolvimento dos segmentos ístmicos e ampulares com áreas de estenoses entremeadas por áreas de dilatações, conferindo a estas tubas uterinas aspecto em rosário. Antecedente de tuberculose pulmonar *(Continua.)*

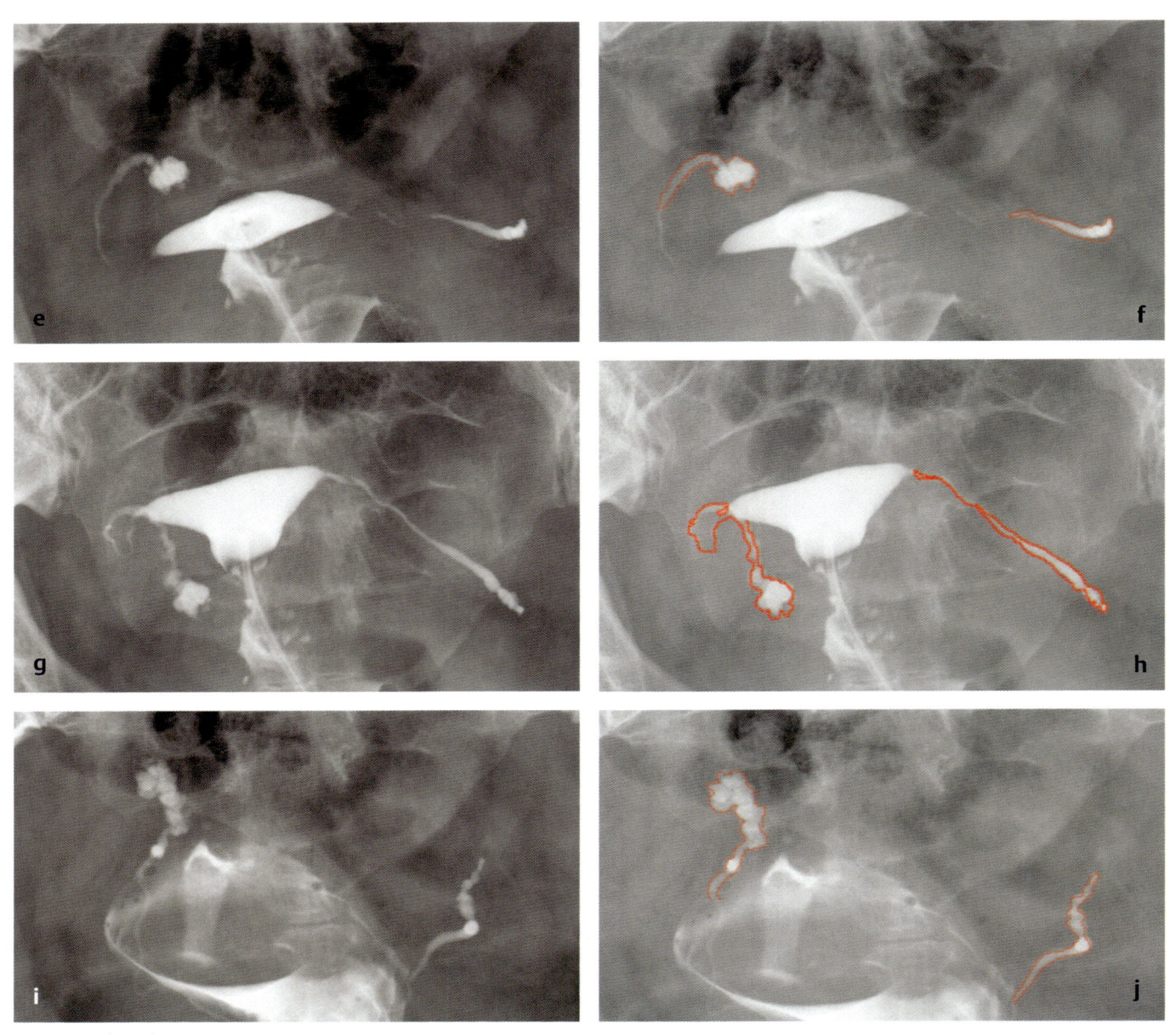

Fig. 2-202. *(Cont.)*

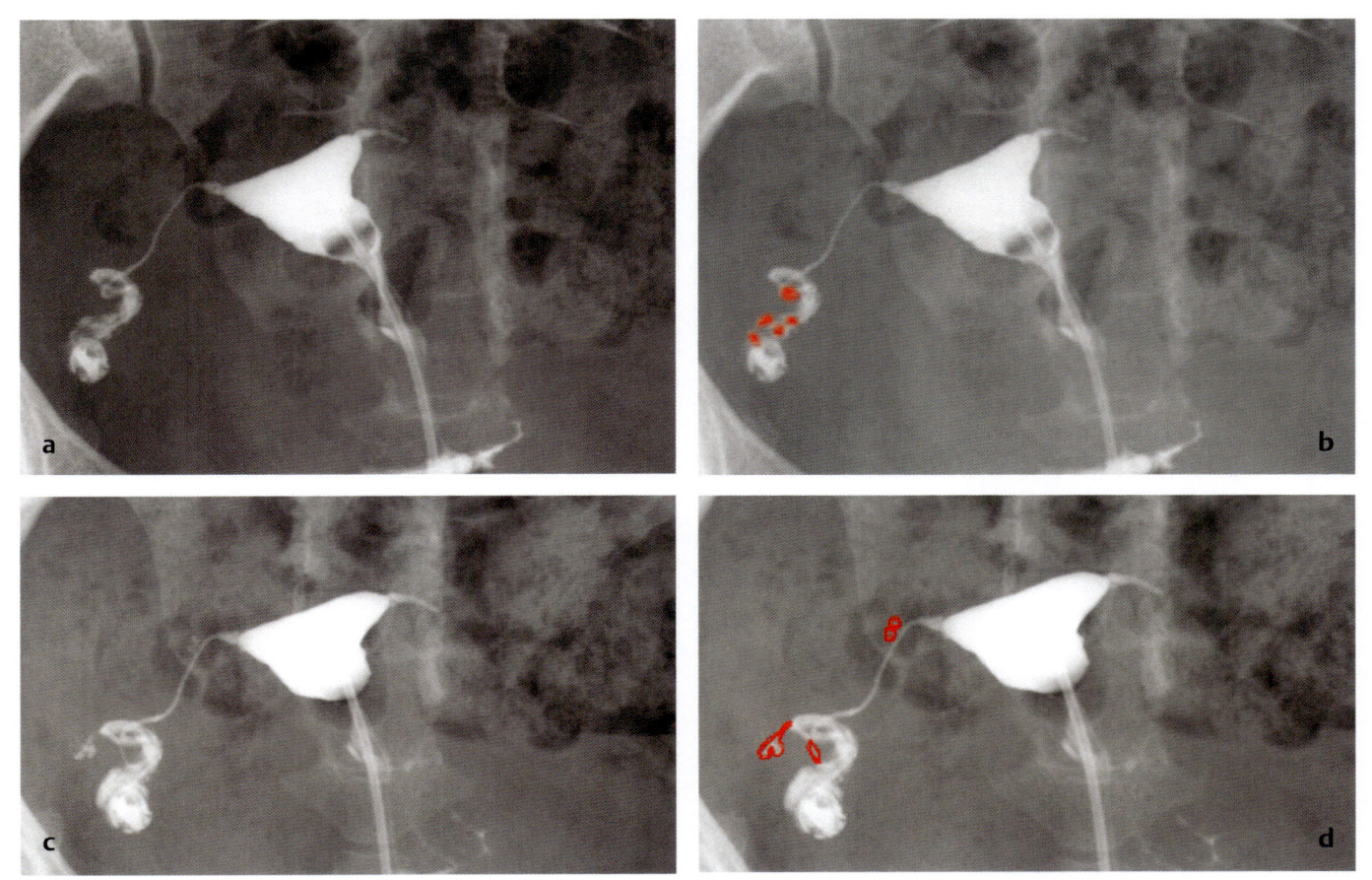

Fig. 2-203. (a-j) Formações diverticulares do segmento ístmico direito. Estruturas com aspecto tubular do segmento ampular direito, configurando fístulas tubárias. Mais de cinquenta por cento dos casos relatados de fístulas tubárias são secundários à tuberculose tubária. Tuba uterina esquerda opacificada até a porção proximal do segmento ístmico. *(Continua.)*

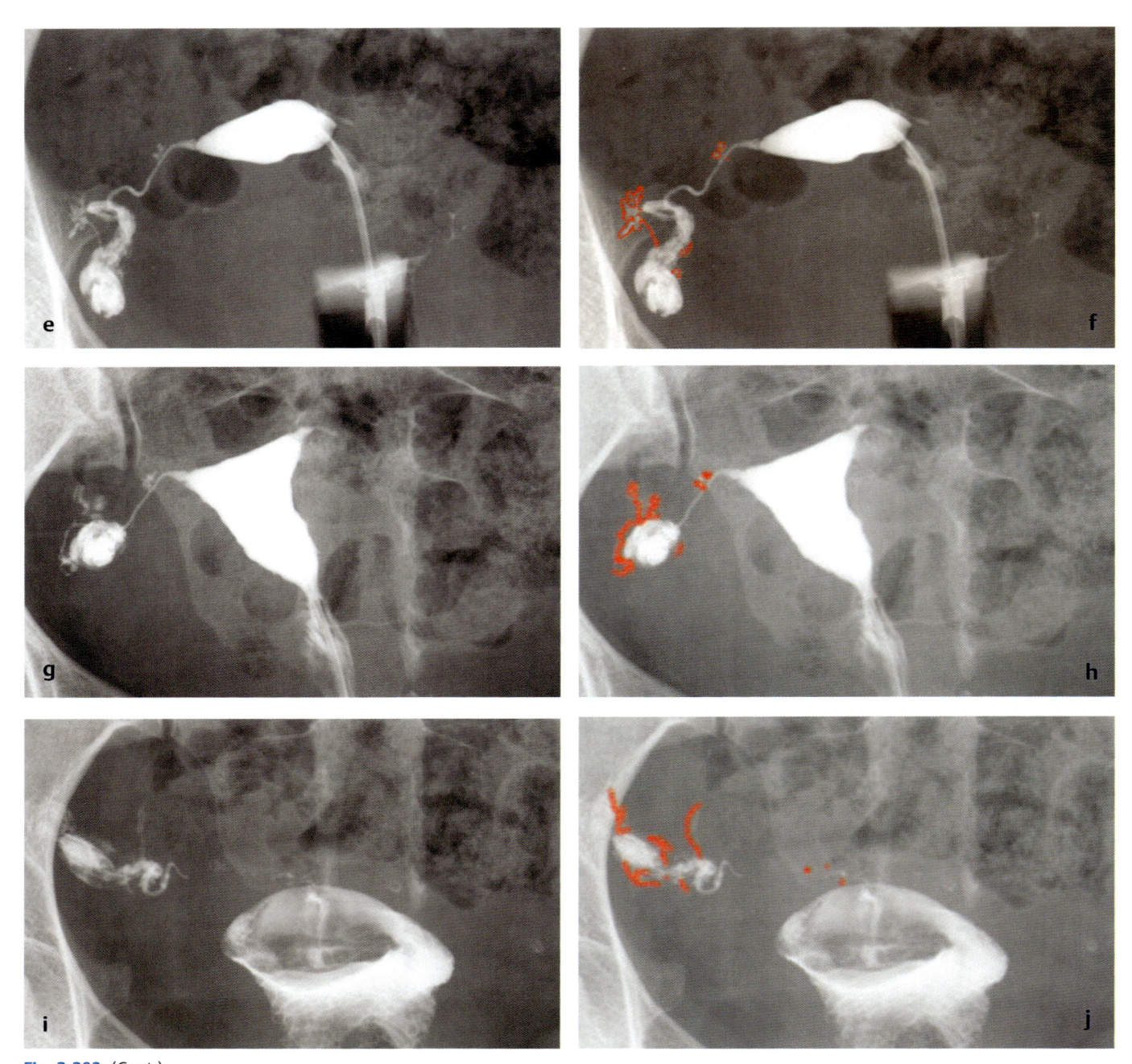

Fig. 2-203. (Cont.)

Alterações Intracavitárias da Tuberculose à Histerossalpingografia

A endometrite tuberculosa promove irregularidade do contorno da cavidade uterina e se encontrada de maneira isolada, apenas a biopsia do endométrio pode comprovar o resultado.[40]

Como consequência da endometrite tuberculosa serão encontradas sinéquias, na maioria das vezes extensas, que podem alterar o formato da cavidade e simular malformações uterinas como útero septado, útero bicorno incompleto ou útero unicorno, sendo denominadas pseudomalformações. Sinéquias uterinas severas resultam em cavidade uterina em "dedo de luva".[40]

Opacificação de estruturas vasculares periuterinas também são observadas em decorrência de ulceração dos vasos (**Figs. 2-204 a 2-207**).

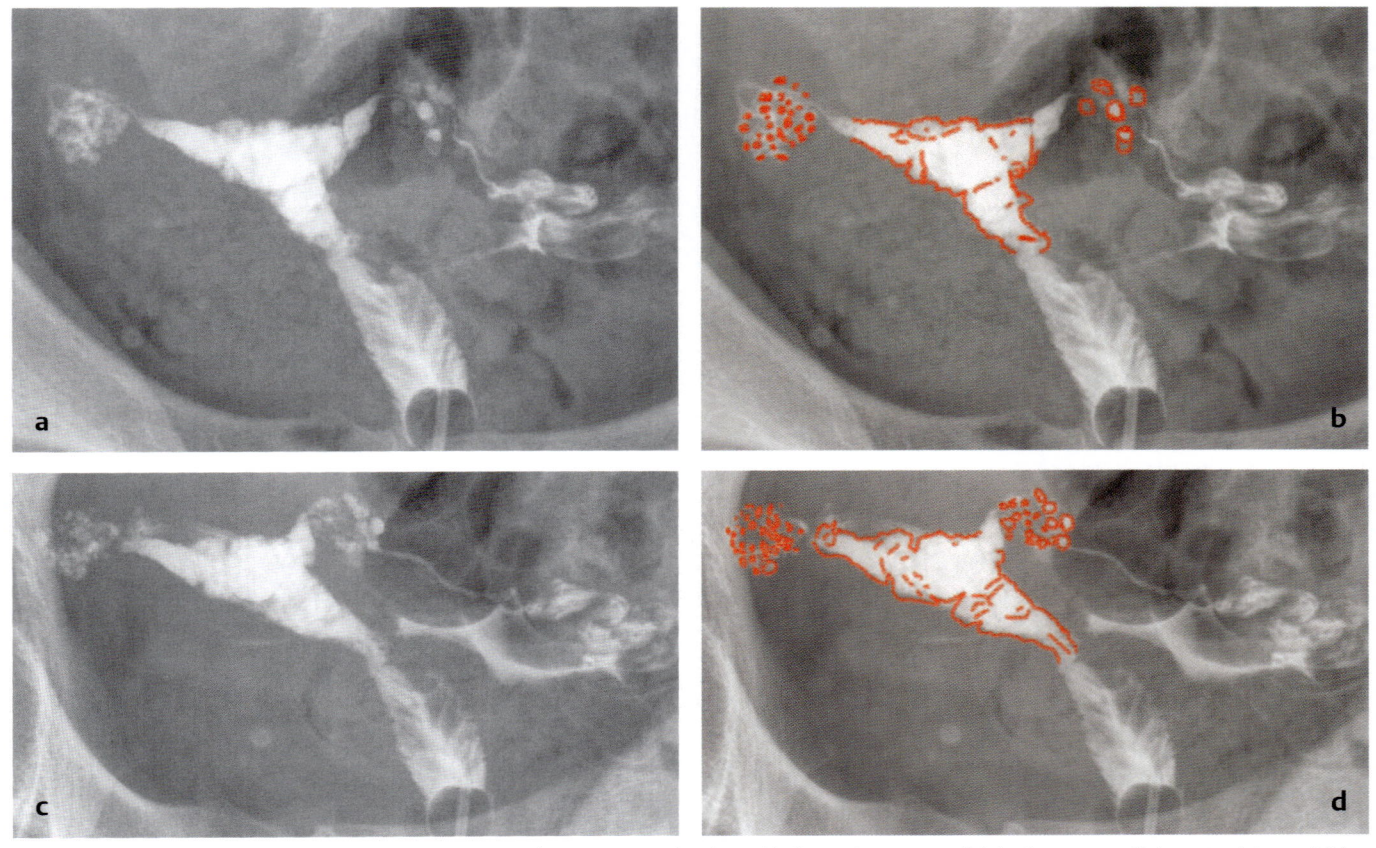

Fig. 2-204. (a-d) Endometrite tuberculosa com contorno bastante irregular da cavidade uterina, com múltiplas imagens radioluzentes intracavitárias relacionadas a sinéquias. Também são identificadas formações diverticulares dos segmentos ístmicos (tuberculose tubária). As imagens diverticulares dos segmentos ístmicos, quando isoladas, têm como diagnóstico diferencial salpingite ístmica nodosa e endometriose tubária.

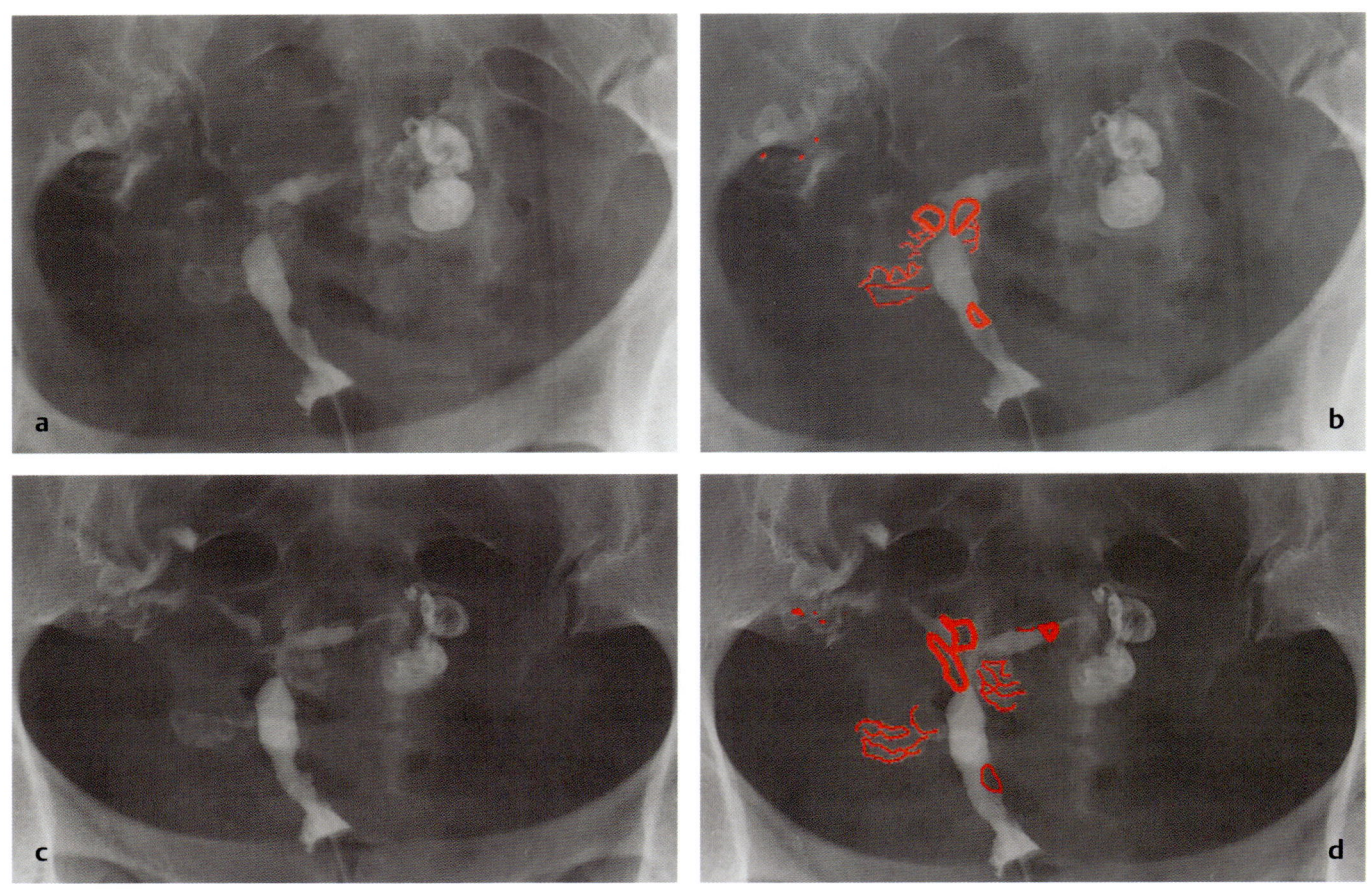

Fig. 2-205. (a-d) Sinéquias uterinas deformando a cavidade uterina e simulando útero bicorno incompleto com passagem do meio de contraste para vasos miometrais e dilatação do segmento ampular esquerdo.

COMO INTERPRETAR O EXAME DE HISTEROSSALPINGOGRAFIA

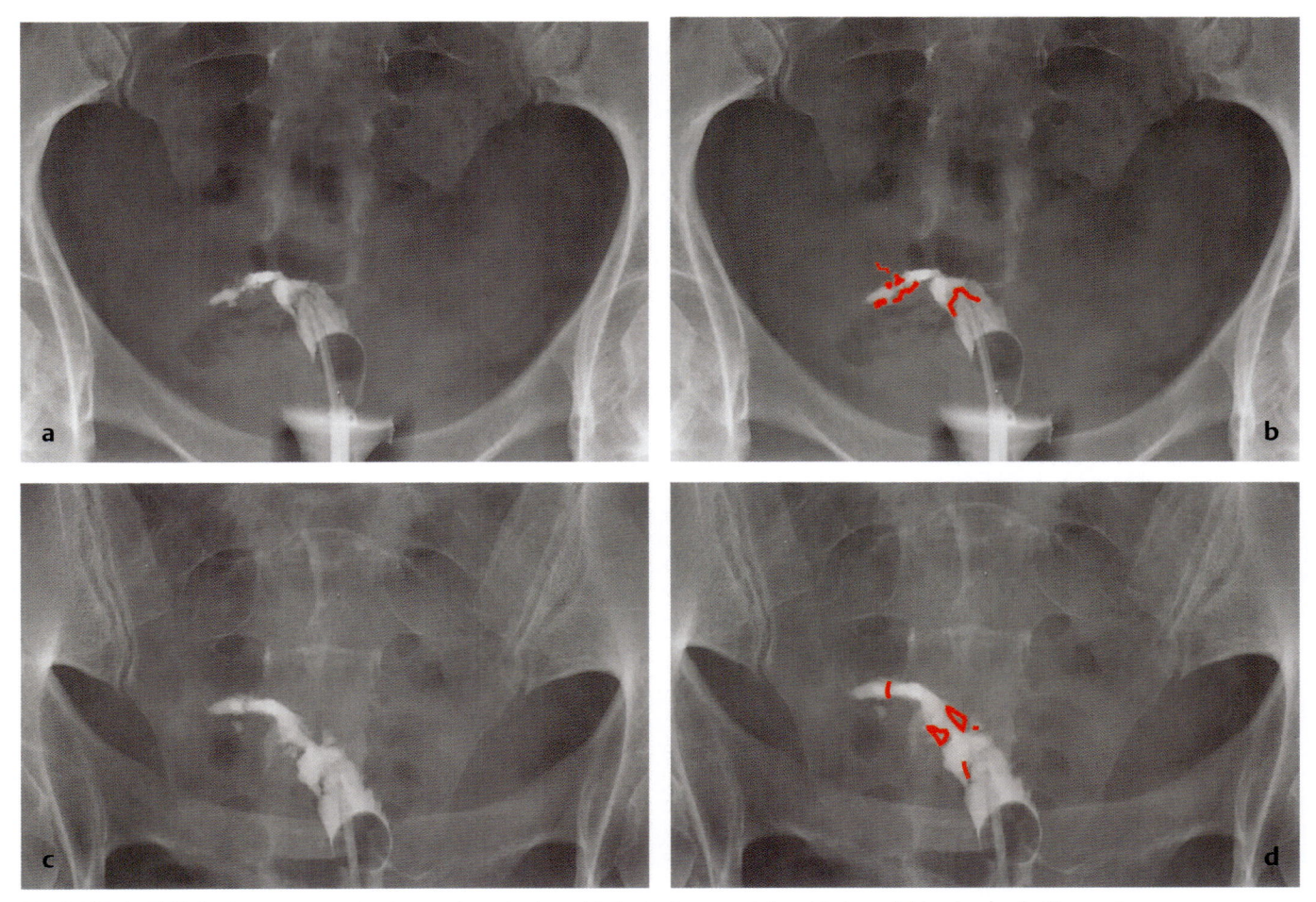

Fig. 2-206. (a-d) Sinéquias comprometendo grande parte da cavidade uterina com deformidade cavitária, simulando útero unicorno, sem progressão do meio de contraste para as tubas uterinas. Endometrite tuberculosa.

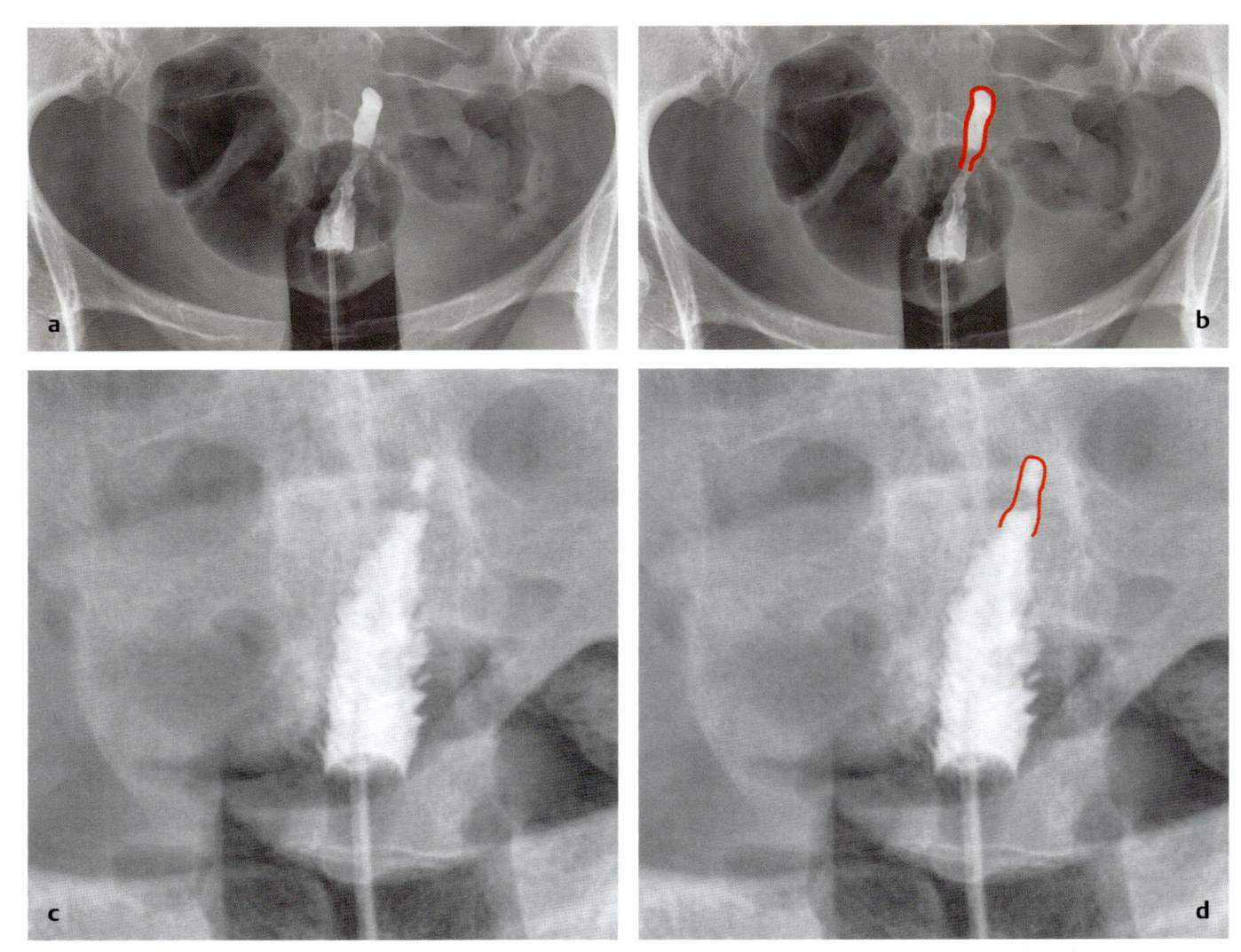

Fig. 2-207. (a-d) Dois exemplos de cavidade uterina em "dedo de luva" em consequência de sinéquias por endometrite tuberculosa, sem progressão do meio de contraste para as tubas uterinas.

ESTIGMA

Embora a histerossalpingografia seja, até o momento, um exame de imagem completamente insubstituível e, portanto, necessário na investigação em reprodução humana, carrega consigo uma marca que merece todo o esforço para ser desconstituída.

O que queremos dizer com isso?

Na maioria das vezes, quando esse exame é solicitado, é acompanhado de informações que, sem dúvida alguma, podem ser responsáveis por essa estigmatização, ou seja: exame de difícil realização, demorado e doloroso.

Como se isso não bastasse, este exame é extremamente operador-dependente e deve ser executado de forma precisa e delicada.

Tudo isso para dizer que este estigma, ou seja, esta marca que o exame carrega em si somente desaparecerá quando obtivermos uma conscientização e colaboração de todos os profissionais envolvidos no processo, desde a sua solicitação até a sua realização.

REFERÊNCIAS BIBLIOGRÁFICAS

1. Zafarani F, Ahmadi F, Shahrzad G. Hysterosalpingographic features of cervical abnormalities: acquired structural anomalies. Br J Radiol 2015 Aug;88(1052):20150045.
2. Sancho RB, Monte RS. Esterilidad e infertilidade feminina. Diagnóstico clinico y radiológico. 1ª ed. Barcelona: Editorial JIMS; 1976. p. 30-5.
3. Hernández JÁ, Pineda R, Granados Palacio LF. Hysterosalpingography: technique, findings and results from our experience[poster]. Barcelona/ES.
4. Pereira N, Hutchinson AP, Lekovich JP, Hobeika E, Elias RT. Antibiotic prophylaxis for Gynecologic Procedures prior to and during the Utilization of Assisted Reproductive Technologies: A Systematic Review. J Pathog 2016;2016:4698314.
5. Varga I, Kachlík D, Žišková M, Miko M. Lymphatic lacunae of the mucosal folds of human uterine tubes - A rediscovery of forgotten structures and their possible role in reproduction. Ann Anat 2018 Sep;219:121-128.
6. Simpson WL Jr, Beitia LG, Mester J. Hysterosalpingography: a reemerging study. Radiographics 2006 Mar-Apr;26(2):419-31.

7. Riddle N, Shutter J. Fallopian tubes. General. Normal anatomy/histology. Pathology Outlines.com [Internet]. [citado 2018 Dec 21]. Disponível em: http://www.pathologyoutlines.com/topic/fallopiantubesnormal.html?mobile=off
8. Ouyang Y, Yi Y, Gong F, Lin G, Li X. ESHRE-ESGE versus ASRM classification in the diagnosis of septate uterus: a retrospective study. Arch Gynecol Obstet. 2018 Oct;298(4):845-850.
9. Sancho RB, Monte RS. Diagnóstico clínico y radiológico. Barcelona: JIMS; 1976. p. 153-154.
10. Yoder IC. Hysterosalpingography and pelvic ultrasound: imaging in infertility and Gynecology. Boston: Little Brown; 1988. p. 19-21, p. 66-69, p. 78.
11. Patil M. Ectopic pregnancy after infertility treatment. J Hum Reprod Sci 2012 May;5(2):154-65.
12. Scapinelli A, Lugó C, Depes DB, Yatabe S, Gomes AM, Baracat F, et al. Cicatriz da cesariana: implicações ginecológicas e aspectos atuais. Femina 2009;37(7):395-8.
13. Gubbini G, Casadio P, Marra E. Resectoscopic correction of the "isthmocele" in women with postmenstrual abnormal uterine bleeding and secondary infertility. J Minim Invasive Gynecol 2008 Mar-Apr;15(2):172-5.
14. Asplund J. The uterine cervix and isthmus under normal and pathological conditions; a clinical and roentgenological study. Acta Radiol Suppl1952;91:1-76
15. Rondón WS, Carreres A, Mirón Mombiela R, Forner J, Flores de La Torre M. Hysterosalpingography for uterine morphologic findinds. Valencia/ES.
16. Smikle C, Khetarpal S. Asherman Syndrome [Internet]. StatPearls; 2019. Last Update: Feb 22/2019. [citado 2019 Mar 12]. Disponível em: https://www.ncbi.nlm.nih.gov/books/NBK448088/
17. Behr SC, Courtier L, Coutier AQ. Congenital pelvic abnormalities. Imaging of Müllerian duct anomalies. RadioGraphics 2012;32(6):E233-51.
18. Chan YY, Jayaprakasan K, Zamora J, Thornton JG, Raine-Fenning N, Coomarasamy A. The prevalence of congenital uterine anomalies in unselected and high-risk populations: a systematic review. Hum Reprod Update 2011 Nov-Dec;17(6):761-71.
19. Troiano RN, McCarthy SM. Müllerian duct anomalies: imaging and clinical issues. Radiology 2004 Oct;233(1):19-34.
20. Steinkeler JA, Woodfield CA, Lazarus E, Hillstrom MM. Female infertility: a systematic approach to radiologic imaging and diagnosis. Radiographics 2009 Sep-Oct;29(5):1353-70.
21. Chandler TM, Machan LS, Cooperberg PL, Harris AC, Chang SD. Müllerian duct anomalies: from diagnosis to intervention. Br J Radiol 2009 Dec;82(984):1034-42.
22. Brémond A, Rochet Y, Borruto F. Malfomations de l'appareil génital féminin. Paris: Relié; 2000. 4p. 78-79.
23. Glazener CM, Loveden LM, Richardson SJ, Jeans WD, Hull MG. Tubo-cornual polyps: their relevance in subfertility. Hum Reprod 1987 Jan;2(1):59-62.
24. Hunt RB, Siegler AM. Hysterosalpingography: techniques and interpretation. Year Book Medical; 1990.
25. Yoder N, Tal R, Martin JR. Abdominal ectopic pregnancy after in vitro fertilization and single embryo transfer: a case report and systematic review. Reprod Biol Endocrinol 2016 Oct 19;14(1):69.
26. Chukus A, Tirada N, Restrepo R, Reddy NI. Uncommon implantation sites of ectopic pregnancy: thinking beyond the complex adnexal mass. Radiographics 2015 May-Jun;35(3):946-59.
27. Sib SR, Ouédraogo I, Sanogo M, Kiemtoré S, Sawadogo YA, Zamané H, et al. A full term abdominal pregnancy with an isthmic tubal implantation of the placenta. BMC Pregnancy Childbirth 2018 Nov 19;18(1):448.
28. Bonahy AA, Sabbah H, Abdeljelil AB, Mahmoudi M. [Momified abdominal pregnancy]. Pan Afr Med J. 2016 Dec 8;25:230. French.
29. Jenkins CS, Williams SR, Schmidt GE. Salpingitis isthmica nodosa: a review of the literature, discussion of clinical significance, and consideration of patient management. Fertil Steril 1993 Oct;60(4):599-607.
30. Demirel E, Kelekci S, Sengul M. Salpingitis isthmica nodosa: two case reports and review of literature. Austin J Obstet Gynecol 2015;2(3):1044.
31. Noorhasan D, Heard MJ. Gadolinium radiologic contrast is a useful alternative for hysterosalpingography in patients with iodine allergy. Fertil Steril 2005 Dec;84(6):1744.
32. Savaris RF, Giudice LC. The influence of hydrosalpinx on markers of endometrial receptivity. Semin Reprod Med 2007 Nov;25(6):476-82.
33. Schlaff WD, Hassiakos DK, Damewood MD, Rock JA. Neosalpingostomy for distal tubal obstruction: prognostic factors and impact of surgical technique. Fertil Steril 1990 Dec;54(6):984-90.
34. Brunham RC, Gottlieb SL, Paavonen J. Pelvic inflammatory disease. N Engl J Med 2015 May 21;372(21):2039-48.
35. Chang MC, Shim JJ. Venous intravasation: a potential pitfall of confirmatory hysterosalpingogram following essure hysteroscopic sterilization. J Radiol Case Rep 2012 Sep;6(9):18-22.
36. Dusak A, Soydinc HE, Onder H, Ekinci F, Görük NY, Hamidi C, et al. Venous intravasation as a complication and potential pitfall during hysterosalpingography: re-emerging study with a novel classification. J Clin Imaging Sci 2013 Dec 31;3:67.
37. Grace GA, Devaleenal DB, Natrajan M. Genital tuberculosis in females. Indian J Med Res 2017 Apr;145(4):425-436.
38. Kulchavenya E, Johansen TE, Naber K. Urogenital tuberculois: classification, diagnosis, and treatment. Eur Urol suppl 2016;15(4):112-121.
39. Musset R, Netter A, Poitout P, Rinoux JE, Almeida Santos A. Atlas de histerossalpingografia. Tradução do original: Prècis d' hystérosalpingographie. Goiânia: Fundação Calouste Gulbenkian; 1977. p. 215-218.

ÍNDICE REMISSIVO

Entradas acompanhadas por um *f* em itálico indicam figuras.

A
Achado(s)
  frequentes, 161
    não relacionados a alterações estruturais, 161
      tubários, 161
      uterinos, 161
Adenomiose, 99
  focal, 149*f*
  focos de, 99*f*
  na cavidade uterina, 99
    difusa, 100*f*
    figura esquemática, 99*f*
    nas regiões, 102*f*
      cornuais, 102*f*
      fúndica, 102*f*
    severa, 104*f*
Alteração(ões)
  da cavidade uterina, 73
    adenomiose, 99
    dobras uterinas, 73*f*
    fístulas uterinas, 89
    hiperplasia endometrial, 91
    malformações, 106, 122
      müllerianas, 106
      tubárias, 122
    miomas endometriais, 74
    pólipos endometriais, 74
    pregas miometais, 73
    sinéquias, 93
    útero, 107
      unicorno, 107
  das tubas uterinas, 123, 171
    complicações pós-histerossalpingografia, 151
      com dilatação das tubas uterinas, 151
    da tuberculose, 171
    dispersão do meio de contraste, 152
      não homogênea, 152
    do segmento, 123
      intersticial, 123
      ístimico, 127
      ampular, 139
    endometriose tubária, 135
    gravidez ectópica, 155
      do segmento ampular, 155
    permeabilidade tubária, 133
      pós-salpingectomia, 133
      pós-laqueadura, 133
    reversão de laqueadura, 157
    salpingite ístmica nodosa, 135
  na radiografia simples, 46
    desvios uterinos, 54

C
Calcificação(ões)
  alongadas, 171*f*
    da fossa ilíaca, 171*f*
  com formato ovalado, 47*f*
    e aspecto heterogêneo, 47*f*
  múltiplas, 48*f*
  na pelve, 49*f*, 50*f*
    ovalada, 50*f*
  na projeção, 171
    da tuba uterina, 171*f*
      múltiplas, 171
    ovariana, 171
    tubária, 171
  vasculares, 46*f*
Cálculo
  para aquisição das imagens, 22
    do kV, 22
    do mAs, 22
Cateter
  calibre, 6*f*
  componentes do, 7*f*
  de histereossalpingografia, 3*f*
Cavidade Uterina, 2*f*, 72
  alterações da, 73
    adenomiose, 99
    alongada, 40*f*
    dobras uterinas, 73*f*
    em dedo de luva, 184*f*
    em forma de triângulo, 40*f*
    fístulas uterinas, 89
    hiperplasia endometrial, 91
    lesões na, 11*f*
    malformações, 106, 122
      müllerianas, 106
      tubárias, 122
    miomas endometriais, 74
    normal, 40
    pólipos endometriais, 74
    pregas miometais, 73
    sinéquias, 9*f*, 93
      lineares, 9*f*

cicatriz pós-cesárea, 64*f*, 65*f*
figura esquemática, 72*f*
lesões da, 91*f*
heterogêneas, 91*f*
sinéquia da, 178*f*
Cesárea(s)
cicatriz após, 62, 63*f*-67*f*
da cavidade uterina, 64*f*, 65*f*
do colo uterino, 66*f*
do istmo cervical, 62*f*, 65*f*
prévias, 64*f*
Cicatriz
pós-cesárea, 62, 63*f*-67*f*
da cavidade uterina, 64*f*, 65*f*
do colo uterino, 66*f*
do istmo cervical, 62*f*, 65*f*
Clipe(s)
cirúrgicos, 51*f*
metálicos, 51*f*
de apendicectomia prévia, 51*f*
Colo Uterino
doenças do, 55
diâmetro, 57
redução do, 57
divertículos, 61
estreitamento, 57*f*
sinéquias, 58, 60*f*
amorfas, 58*f*, 59*f*
linear, 58*f*
imagens do, 34*f*
radioluzentes, 34*f*
amorfa, 35*f*
normal, 32
cavidade uterina, 40
glândulas do, 33, 34*f*
proeminentes, 33, 34*f*
pregas palmadas, 32, 33*f*
orifícios externos do, 7*f*
tipos de, 7*f*
pólipos do, 70*f*
único, 118*f*
duplicação do istmo cervical com, 118*f*
Complicação(ões)
pós-exame, 12
pós-histerossalpingografia, 151
com dilatação das tubas uterinas, 151
Componente(s)
submucosos, 74*f*
miomas com, 74*f*
com degeneração cística, 74*f*
com isquemia central, 74*f*
Contraste, 22
acúmulo de, 152*f*
ao redor da tuba uterina, 152*f*
gadolínio como, 23*f*
meio de, 7*f*, 152, 161
administração do, 8*f*
dispersão do, 152
não homogênea, 152

passagem do, 161
para sistema linfático, 164*f*
para vasos, 161
peritonização do, 45
Coto(s) Uterino(s)
proximais, 157*f*
curtos, 157*f*
longos, 158*f*
assimétricos, 159*f*
médios, 157*f*

D
Degeneração
cística, 74*f*
mioma com, 74*f*
Desvio(s)
uterinos, 54
acentuado, 54*f*
Dificuldade(s) Técnica(s)
e como resolvê-las, 13
cateter, 13
introdução do, 13
sem progressão do contraste, 14
cavidade uterina 20
com aspecto de útero unicorno, 20
contratura da, 21
colo uterino, 13
com orifício largo, 14
curto, 14
em posição, 14
caudal, 14
cranial, 14
lateralizado, 13
orifício externo do, 17
encoberto por membrana, 18
muito estreito, 17
visibilizar o, 13
meio de contraste, 19
refluxo para a cavidade vaginal, 19
com o balão na cavidade uterina, 19
Dilatação(ões)
das tubas uterinas, 151
complicações com, 151
pós-histerossalpingografia, 151
do segmento ístmico, 127, 128*f*-132*f*
difusas, 127
focais, 127
aspecto lobulado, 131*f*
da porção distal, 127*f*
figura esquemática, 127*f*
dos segmentos ampulares, 146*f*, 150*f*
acentuada, 150*f*
das tubas uterinas, 146*f*
tubária, 147*f*
DIP (Doença Inflamatória Pélvica), 151
Dispersão
do meio de contraste, 152
não homogênea, 152
DIU (Dispositivo Intrauterino), 1

Divertículo(s)
  do colo uterino, 61*f*
Dobra(s)
  uterinas, 73*f*
Doença(s)
  do colo uterino, 55
    de grandes dimensões, 68
    diâmetro, 57
      redução do, 57
    divertículos, 61
    estreitamento, 57*f*
    sinéquias, 58, 60*f*
      amorfas, 58*f*, 59*f*
      linear, 58*f*
  do istmo cervical, 55
    cicatriz pós-cesárea, 62
    diâmetro, 55, 57
      aumento do, 55
      redução do, 57
    istmocele, 65
    miomas, 72
    peristência, 62
      do ducto Gartner, 62
    pólipos endocervicais, 70
    sinéquias, 58, 60*f*
      amorfas, 58*f*, 59*f*
Ducto
  Gartner, 62
    persistência do, 62
      parcial, 62*f*
Duplicação
  cervical, 119*f*
    completa, 119*f*
      útero septado e, 119*f*
  do istmo cervical, 118*f*
    com colo uterino único, 118*f*

E
Ectasia
  dos segmentos ampulares, 142*f*, 143*f*
    das porções distais, 147*f*
  tubas uterinas com, 151*f*
Elevação
  das tubas uterinas, 170*f*
Endométrio
  hiperplasia do, 92*f*
    aspecto polipoide, 92*f*
    simulando pólipos, 92*f*
Endometriose
  tubária, 135, 136*f*, 144*f*, 181*f*
Endometrite
  tuberculosa, 181*f*, 183*f*, 184*f*
Enovelamento
  das tubas uterinas, 166*f*
Estigma, 184
Exame
  material para, 5
    preparo do, 5
  passo a passo do, 4

F
Fístula(s)
  tubárias, 179*f*
  uterinas, 89
  uterovaginal, 89*f*
Flebólito(s), 47*f*
Formação(ões)
  diverticulares, 174*f*, 178*f*
    dos segmentos ístmicos, 178*f*
    ístmicas, 174*f*

G
Gartner
  ducto, 62
    persistência do, 62
      parcial, 62*f*
Glândula(s)
  do colo uterino, 33, 34*f*
    proeminentes, 33, 34*f*
Gravidez
  ectópica, 125, 132*f*, 136*f*, 155
    do segmento, 125, 155
      ampular, 155
      intersticial, 125
      salpingectomia por, 136*f*
  tubária, 133*f*, 135*f*, 155*f*
    recente, 155*f*
    salpingectomia após, 133*f*
    salpingectomia por, 135*f*

H
Hamartoma
  do ovário direto, 49*f*
Hidrossalpinge
  bilateral, 148*f*
    sinais de, 148*f*
Hiperplasia
  do endométrio, 92*f*
    aspecto polipoide, 92*f*
    simulando pólipos, 92*f*
  endometrial, 91, 93*f*
Histerossalpingografia
  como interpretar o exame de, 25-184
    achados frequentes, 161
      não necessariamente relacionados a alterações
        estruturais, 161
        tubários, 161
        uterinos, 161
    alterações das tubas uterinas, 123, 171
      complicações pós-histerossalpingografia, 151
        com dilatação das tubas uterinas, 151
      da tuberculose, 171
      dispersão do meio de contraste, 152
        não homogênea, 152
      do segmento, 123
        ampular, 139
        intersticial, 123
        ístimico, 127
      endometriose tubária, 135

gravidez ectópica, 155
  do segmento ampular, 155
permeabilidade tubária, 133
  pós-laqueadura, 133
  pós-salpingectomia, 133
reversão de laqueadura, 157
salpingite ístmica nodosa, 135
cavidade uterina, 72
  adenomiose, 99
  alterações da, 73
  malformações, 106, 122
    müllerianas, 106
    tubárias, 122
doenças, 55
  cicatriz pós-cesárea, 62
  divertículos, 61
  do colo uterino, 55
    de grandes dimensões, 68
    redução do diâmetro, 57
  do istmo cervical, 55
    aumento do diâmetro, 55
    redução do diâmetro, 57
  istmocele, 65
  miomas, 72
  persistência do ducto Gartner, 62
  pólipos endocervicais, 70
  sinéquias, 58
estigma, 184
normal, 26
  colo uterino, 32
    cavidade uterina, 40
    glândulas proeminentes do, 33
    pregas palmadas, 32
  istmo cervical, 32
    muco endocervical, 34
  tubas uterinas normais, 40
    alterações na radiografia simples, 46
    desvios uterinos, 54
    peritonização do meio de contraste, 45
    segmento, 41
      ampular, 43
      intersticial, 41
      intramural, 41
      ístimico, 42
como realizar o exame, 1-23
contraindicações, 1
contraste, 22
  gadolínio como, 23*f*
dificuldades técnicas, 13
  como resolvê-las, 13
    cavidade uterina, 20
      com aspecto de útero unicorno, 20
      contratura da, 21
    colo uterino, 13, 14
      com orifício largo, 14
      curto, 14
      em posição caudal, 14
      em posição cranial, 14
      lateralizado, 13
    introdução do cateter, 13
    orifício externo do colo, 17
      encoberto por membrana, 18
      muito estreito, 17
    refluxo do meio de contraste, 19
      para a cavidade vaginal, 19
    sem progressão do contraste, 14
    visibilizar o colo uterino, 13
  imagens radiográficas, 22
    cálculo para aquisição das, 22
    do kV, 22
    do mAs, 22
indicações, 1
material necessário, 3
  cateter, 3*f*
  dentro da sala de exames, 3
  para uso, 3
    da paciente, 3
    no procedimento, 3
  preparo do, 5
orientações pré-exame, 1
passo a passo do exame, 4
pós-exame, 12
  complicações, 12
  informações, 12
  orientações, 12
quando realizar, 1

I

Imagem(ns)
  do colo uterino, 34*f*
    radioluzentes, 34*f*
      amorfa, 35*f*
  radiográficas, 22
    cálculo para aquisição das, 22
    do kV, 22
    do mAs, 22
Informação(ões)
  pós-exame, 12
Isquemia
  central, 74*f*
    mioma com, 74*f*
Istmo Cervical
  com diâmetro, 36*f*, 37*f*, 55*f*
    maior que 5 mm, 55*f*
    normal, 36*f*, 37*f*
      curto, 37*f*
      longo, 36*f*
  direito, 121*f*
    em fundo cego, 121*f*
  doenças do, 55
    diâmetro, 55, 57
      aumento do, 55
      redução do, 57
    sinéquias, 58, 60*f*
      amorfas, 58*f*, 59*f*
  duplicação do, 118*f*
    com colo uterino único, 118*f*

em banda, 38*f*
muco endocervical, 34
normal, 32
pólipo do, 71*f*
Istmocele, 65

L
Laqueadura
permeabilidade após, 133
tubária, 133
reversão de, 157
Lesão(ões)
cornual, 82*f*
direita, 82*f*
diverticulares, 135*f*-139*f*
do segmento ístmico, 135*f*-139*f*
heterogêneas, 91*f*
da cavidade uterina, 91*f*
intracavitárias, 93*f*
Linfonodo
calcificado, 50*f*

M
Malformação(ões)
na cavidade uterina, 106, 122
müllerianas, 106
classificação das, 106*f*
outros tipos de, 115
tubárias, 122
Material
cirúrgico, 51*f*, 52*f*
de sutura, 51*f*, 52*f*
necessário, 3
cateter, 3*f*
dentro da sala de exames, 3
para uso, 3
da paciente, 3
no procedimento, 3
preparo do, 5
Mioma(s), 72
calcificado, 47*f*, 48*f*
parcialmente, 47*f*, 48*f*
com aspecto semilunar, 75*f*-77*f*
com componentes submucosos, 74*f*, 75*f*, 77*f*, 82*f*, 88*f*, 148*f*
com degeneração cística, 74*f*
com isquemia central, 74*f*
com comprometimento submucoso, 75*f*
com convexidade interna, 75*f*-77*f*
endometriais, 74
ovalado, 48*f*
pós-embolização de, 52*f*
molas, 52*f*
Muco
endocervical, 34

N
Nicho
peritoneal, 154*f*
tuba uterina ectasiada e, 154*f*
limite entre, 154*f*

O
Orientação(ões)
pós-exame, 12
Ovário
hamartoma do, 49*f*
direto, 49*f*
esquerdo, 50*f*

P
Pelve
calcificações na, 49*f*, 50*f*
Peritonização
do meio de contraste, 45
Permeabilidade
tubária, 133
pós-laqueadura, 133
pós-salpingectomia, 133
Persistência
do ducto Gartner, 62
parcial, 62*f*
Pólipo(s)
do colo uterino, 70*f*
do istmo cervical, 71*f*
do segmento, 123
intersticial, 123
arredondado, 123*f*
assimétricos, 124*f*
ovalado, 123*f*
unilateral, 124*f*
endocervical, 64*f*, 70, 71*f*, 82*f*, 83*f*, 86*f*, 152*f*
corporal, 83*f*
figura esquemática, 83*f*
endometriais, 74, 80*f*, 84*f*, 85*f*-88*f*, 92*f*, 149*f*, 152*f*
alongado, 84*f*
de base larga, 80*f*, 85*f*, 88*f*
do corno uterino, 84*f*
hiperplasia simulando, 92*f*
do endométrio, 92*f*
múltiplos, 85*f*
figura esquemática, 85*f*
Prega(s)
longitudinais, 43*f*, 140*f*, 145*f*, 148*f*
comprometimento das, 145*f*
do segmento ampular, 43*f*
da tuba uterina, 43*f*
espessamento das, 141*f*, 147*f*
irregular, 141*f*
indefinição das, 140*f*
miometriais, 73
palmadas, 32, 33*f*
do colo uterino, 32
Pregueado
mucoso, 139*f*
comprometimento do, 144*f*
espessado, 139*f*, 140*f*
figura esquemática do, 139*f*
normal, 139*f*
figura esquemática do, 139*f*
tubário, 139*f*

S

Salpingectomia
  permeabilidade após, 133
    tubária, 133
  por gravidez, 135*f*, 136*f*
    ectópica, 136*f*
    tubária, 135*f*
  pós gravidez tubária, 133*f*, 171*f*
Salpingite
  ístmica, 135, 144*f*, 181*f*
    nodosa, 135, 144*f*, 181*f*
      figura esquemática, 135*f*
Segmento
  da tuba uterina, 41, 123
    ampular, 43, 139*f*, 142*f*, 143*f*, 146*f*, 155
      alterações, 139*f*
      dilatação, 146*f*
      ectasia, 142*f*, 143*f*
      gravidez ectópica, 155
      pregas longitudinais, 43*f*
    intersticial, 41, 123
      alterações, 123
      gravidez ectópica, 125
    intramural, 41
    ístmico, 42, 127
      alterações, 127
      lesões diverticulares, 135*f*-139*f*
Septo
  vaginal, 119*f*
Sinéquia(s), 11*f*, 181*f*
  do colo uterino, 58
    amorfas, 58*f*, 59*f*
    lineares, 58
  do istmo cervical, 58*f*
    amorfas, 58*f*, 59*f*
  lineares, 9*f*
  na cavidade uterina, 93, 95*f*-98*f*, 178*f*, 183*f*
    com deformidade cavitária, 183*f*
    figura esquemática, 93*f*
    lineares, 94*f*
    uterinas, 182*f*
Sistema
  linfático, 164*f*
    passagem para o, 164*f*
      do meio de contraste, 164*f*
Stents
  intratubários, 53*f*, 160*f*

T

Tuba(s) Uterina(s)
  alterações das, 123, 171
    complicações pós-histerossalpingografia, 151
      com dilatação, 151
    da tuberculose, 171
    dispersão do meio de contraste, 152
      não homogênea, 152
    do segmento, 123
      ampular, 139

intersticial, 123
ístimico, 127
endometriose tubária, 135
gravidez ectópica, 155
  do segmento ampular, 155
permeabilidade tubária, 133
  pós-laqueadura, 133
  pós-salpingectomia, 133
reversão de laqueadura, 157
salpingite ístmica nodosa, 135
com aspecto, 174*f*
  de arame, 178*f*
  de taco de golfe, 174*f*
  em cachimbo, 174*f*
  em cruz-de-malta, 178*f*
  em roseta, 178*f*
com ectasia, 151*f*
ectasiada, 154*f*
  e nicho peritoneal, 154*f*
    limite entre, 154*f*
elevação das, 170*f*
elevadas, 167, 168*f*
enoveladas, 166
enovelamento das, 166*f*
figura esquemática das, 25*f*, 40*f*
  e segmentos, 40*f*
normal, 40, 141*f*
  peritonização, 45
    do meio de contraste, 45
  segmento, 41
    ampular, 43
    intersticial, 41
    intramural, 41
    ístimico, 42
obstruída, 174*f*
sinuosas, 149*f*
  com dilatação de segmentos, 149*f*
    ampulares, 149*f*
    ístmicos, 149*f*
tracionadas, 167
  superiormente, 167
Tuberculose
  alterações tubárias da, 171, 181
    à histereossalpingografia, 171, 181
      calcificações, 171
      intracavitárias, 181
  genital, 170
    feminina, 170
  tubária, 144*f*, 173*f*-175*f*

U

Útero
  arqueado, 114, 116*f*
    com colo uterino único, 116*f*
      com dois orifícios externos, 116*f*
    figura esquemática, 114*f*
  bicorno, 110, 121*f*
    bicervical, 115*f*, 121*f*
      comunicante, 116*f*, 121*f*

completo, 110f
  figura esquemática, 110f
  incompleto, 110f, 121f
didelfo, 108
  figura esquemática, 108f
figura esquemática do, 25f
pseudodidelfo, 115f
septado, 112, 113f, 119f
  figura esquemática, 112f
unicorno, 107, 117f
  figura esquemática, 107f
  direito, 117f

V

Vagina
  atrésica, 117f
Vaso(s)
  miometriais, 161f
    figura esquemática de, 161f
  opacificação de, 163f
    miometriais, 163f
    periuterinos, 163f
  passagem para, 161
    do meio de contraste, 161
      miometriais, 161f
      periuterinos, 161f